JN021935

新・社会福祉士シリーズ 9

ソーシャルワークの理論と方法(社福専門)

福祉臨床シリーズ編集委員会編
責任編集＝ 柳澤孝主・増田康弘

弘文堂

はじめに

この度、新・社会福祉士シリーズにおける本書『ソーシャルワークの理論と方法』（社福専門）を刊行することになりました。まずは、これまでの経緯を簡単に説明します。

周知の通り、2021（令和3）年度から、社会福祉士・精神保健福祉士養成施設において新カリキュラムがスタートしました。何よりこれまでの科目名にあった「相談援助」が「ソーシャルワーク」に置き換えられたことは、社会福祉士や精神保健福祉士がソーシャルワークを実践する国家資格として明確に示されたという意味において、大きなことと言えるでしょう。また、とりわけ2014年7月に改正された「ソーシャルワーク専門職のグローバル定義」以降、「社会変革と社会開発」という言葉に示されるように、ミクロからメゾ、マクロへと、包括的な支援の理論と実践が重視されています。

こうした状況を踏まえ、本書『ソーシャルワークの理論と方法』（社福専門）は、①社会福祉士として多様化・複雑化する課題に対応するため、より実践的かつ効果的なソーシャルワークの様々な理論と方法を理解する、②支援を必要とする人との援助関係の形成やニーズの掘り起こしを行うための、知識と技術について理解する、③社会資源の活用の意義を踏まえ、地域における社会資源の開発やソーシャルアクションについて理解する、④個別の事例の具体的な解決策及び事例の共通性や一般性を見出すための、事例分析の意義や方法を理解する、以上この4点を目標に据え構成されています。

具体的な本書の構成は、第1章「ソーシャルワークの社会性」、第2章「ソーシャルワークの援助関係」、第3章「ソーシャルワークと社会資源」、第4章「ソーシャルワークとネットワーク」、第5章「ソーシャルワークを支える方法」、第6章「ソーシャルワークとカンファレンス」、第7章「事例の視点」、第8章「ソーシャルワークの総合性と包括性」、第9章「ソーシャルワークのこれから」、となっています。

第1章では、ソーシャルワークは何といっても“ソーシャル（social）”：社会的である、このことを身近な事象を踏まえ再確認しています。第2章は、援助関係の意義、概念、形成方法に触れ、面接技術とアウトリーチの概説を行っております。第3章では、社会資源の活用、調整、開発について事例を踏まえ概説し、ソーシャルアクションの意義も説明しております。第4章は、ソーシャルワークとネットワーキング、コーディネーションの関連について解説しています。第５章では、ソーシャルワークを支える方法としてネゴシエーション、ファシリテーション、プレゼンテーション、の３つを挙げ、解説しています。第６章は、ソーシャルワークにおけるカンファレンスの意義を詳述しました。第７章では、ソーシャルワークにおける事例検討の仕方、さらには目の付け所や視点について概説しました。第８章は、ソーシャルワークの総合性、包括性のあり方を概説したうえで、家族支援、地域支援、災害支援について事例を踏まえて解説しています。第９章は、日本のこれまでのソーシャルワークのあり方を辛口な視点から振り返り、これからの展望を図りました。なお、第２章から第８章までの各章では、新カリキュラムに示された教育内容を網羅し詳述しております。

本書の作成においては、社会福祉、精神保健福祉の分野は当然のことながら、社会学、心理学、教育学、経営学、医学といった諸科学の幅広い素養の持ち主に執筆を依頼しました。またこの執筆陣の中には、医療や福祉、企業等の現場に身を置いた経験のある方や、現在もそれぞれの現場にかかわりをもつ方も含まれています。執筆に際しては、新カリキュラムの内容を網羅したうえで、比較的自由に各執筆者の考え、思い、願いなども展開してもらいました。これからのソーシャルワークを展開していく社会福祉士には、各執筆者の思いや願いに含まれた息吹やエネルギーに触れてほしいと思います。そして既存の理論や既定の事実を踏まえたうえで、なおかつそれらをも超え出ていくラディカルな発想と力を具体的に繰り広げていただきたいのです。各章末には「理解を深めるための参考文献」を設け、学んだことをさらに深め、豊かにしていってほしいと思います。また「コラム」を通して、ソーシャルワークを少し違った角度から見通し、ソーシャルワークのちょっとした工夫をも試みてほしいと考えました。

社会福祉士を目指している多くの方々が、そして現場で活躍する現役の社会福祉の援助職の方々が、本書によってソーシャルワークの幅広く豊かで奥深い可能性を、着実にそして時には大胆に探求して実践につなげていただくことを願ってやみません。社会福祉の援助者の道は決して楽なものではありません。むしろ辛いことも多く、険しい道のりが待ち構えているかもしれません。それでも歩を止めるわけにはいきません。少し休むことはあっても、先をしっかりと見据え、歩み続けていくことが求められます。限りなき前進：Ever Onward を続けていくこと、これが何よりも大切なのです。

2023年９月

責任編者を代表して　柳澤孝主

目次

はじめに …… iii

第1章　ソーシャルワークの社会性 …… 1

1. 人間の社会性 …… 2
   - A. 個別性と社会性 …… 2
   - B. 貧困の社会性 …… 3
   - C. 個人の内なる社会性 …… 3
   - D. 身に帯びた社会性 …… 4

2. 社会福祉サービス利用者の社会性 …… 5
   - A.「措置」から「契約」へ …… 5
   - B. サービス利用者の社会的変遷 …… 6
   - C. サービス利用者の呼称 …… 7

3. ソーシャルワークの社会性 …… 8
   - A. 児童虐待と家族関係 …… 8
   - B. ソーシャルワークの視点 …… 9
   - C.「ケースワーク関係の諸原則」の社会性 …… 10
   - D. ストレングス視点 …… 12

4. ソーシャルワークの専門性と社会性 …… 13
   - A. ケースワーク、カウンセリング、心理療法 …… 13
   - B. 個別性の尊重 …… 14
   - C. 社会福祉専門職の専門性 …… 14

コラム　野生児の問題から「社会性」を考える …… 18

第2章　ソーシャルワークの援助関係……19
1. 援助関係の意義と概念……20
2. 援助関係の形成方法……22
A. 援助関係の形成に向けての準備……22
B. 援助関係の始まり……23
C. 聴く姿勢……24
3. 面接技術……26
A. 面接の構造……26
B. ソーシャルワークにおける面接の意義……27
C. 面接を行う場所と位置関係……28
D. 面接の技法……30
E. 面接上の留意点……33
4. アウトリーチ……34
A. アウトリーチの意義……34
B. アウトリーチを必要とする対象と対応方法……35
コラム 「ありがとう」は褒め言葉？……38

第3章　ソーシャルワークと社会資源……39
1. 社会資源の活用・調整・開発……40
A. 社会資源を活用すること……40
B. 社会資源の種類……40
C. 社会資源の活用、調整……44
D. 社会資源の開発……46
2. ソーシャルアクション……48
A. ソーシャルアクションの意義と目的……48
B. ソーシャルアクションの方法……49
C. ソーシャルアクションの留意点……53
コラム 障害者福祉の世界は常にソーシャルアクション……56

第4章　ソーシャルワークとネットワーク　57

1. ネットワーキング　58

A. ネットワーキングの意味・目的・方法　58

B. セーフティネットの構築とネットワーキング　59

C. サービス提供者間のネットワーキング　60

D. 重層的な範囲(ミクロ・メゾ・マクロ)におけるネットワーキング　61

E. 多様な分野の支援機関とのネットワーキング　63

2. コーディネーション　67

A. コーディネーションの意味と目的　67

B. 方法、プロセス　69

C. 留意点　71

コラム　ネットワークのもつちから　73

第5章　ソーシャルワークを支える方法　75

1. ネゴシエーション　76

A. 社会生活とネゴシエーション　76

B. 説得のメカニズム　76

C. ネゴシエーションの手順　78

D. ネゴシエーションの戦術　80

2. ファシリテーション　80

A. ファシリテーションとは何か　80

B. ファシリテーションの類型　81

C. 話し合いのファシリテーション　82

3. プレゼンテーション　85

A. プレゼンテーションとは何か　85

B. コミュニケーションの視点から見たプレゼンテーション　86

C. プレゼンターの心構え　87

D. プレゼンテーションの具体的手順　88

コラム　「当たり前」を疑ってみよう　94

第6章　ソーシャルワークとカンファレンス……95
1. カンファレンスの意味……96
A. ソーシャルワーカーにとってのカンファレンス……96
B. カンファレンスと保健・医療・福祉の連携……97
2. ソーシャルワークにおけるカンファレンス……98
A. カンファレンスの意義……98
B. カンファレンスの展開……99
C. カンファレンスの技術……102
D. カンファレンスの事例……104
コラム　カンファレンスに求められる新たな技術……106

第7章　事例の視点……107
1. 事例検討に入る前に……108
A. 専門用語……108
B. 生活感覚、生活体験……109
C.「生活の援助」の専門性……110
2. 事例と事例性……111
A.「事例」ということ……111
B.「事例性」について……112
3. 事例分析から事例研究へ……113
A. 事例分析における「分析」と「説明」……113
B. 事例研究における「了解」と「記述」……113
4. 事例研究の二面性……114
A. 事例研究と一般性……114
B. 事例研究と個別性……115
C. サービス利用者のユニークさと援助者の基本的態度……116
5. 臨床研究における「臨床」の意味……117
A. 領域・分野としての臨床……117
B. 姿勢・態度としての臨床……117
C. 方法としての臨床と生活……118
6. 事例検討の意義・目的と留意点……119
7. 事例検討と「弱さ」の倫理……120
コラム　「事例性」としての父の死……122

第8章　ソーシャルワークの総合性と包括性……123
1. 総合性と包括性の視点からの支援……124
A. 生活課題とその多様化、複雑化の象徴としての「8050問題」……124
B. 今日的な地域福祉課題への対応……126
C. 分野、領域を横断する支援……129
2. 家族支援の実際……132
A. 家族支援のための生活課題の理解……132
B. 家族支援の目的・方法・留意点……135
3. 地域支援の実際……138
A. 地域が抱える課題と地域アセスメント……138
B. 多機関協働……142
C. 地域住民との協働……143
4. 非常時・災害時支援の実際……146
A. 非常時や災害時の生活課題……146
B. 非常時や災害時における支援の目的、方法……146
C. 非常時や災害時における支援の留意点……150
（コラム） 避難者支援の実践……152

第9章　ソーシャルワークのこれから……153
1. ソーシャルワークの現状……154
A. 日本のソーシャルワーカーのイメージ……154
B. 日本へのソーシャルワーク導入をめぐって……155
C. 日本にソーシャルワークは定着したか……156
2. ソーシャルワークの基本的考え方……158
A. 人間と社会についての考え方……158
B. 人と状況を理解するために必要な知識……160
C. 相互作用のための新しいスキル……161
3. ソーシャルワークのこれから……163
A. 日本のソーシャルワークの課題……163
B. 日本のソーシャルワーカーの課題……164
C. スーパービジョンの定着に向けて……165
（コラム） 現場で有用だったケースワーク理論……167

キーワード集……168

索引……189

ソーシャルワークの理論と方法（社福専門）(60時間)〈2021年度からのカリキュラムと本書との対応表〉

カリキュラムの内容　ねらい
①社会福祉士として多様化・複雑化する課題に対応するため、より実践的かつ効果的なソーシャルワークの様々な理論と方法を理解する。 ②支援を必要とする人との援助関係の形成やニーズの掘り起こしを行うための、知識と技術について理解する。 ③社会資源の活用の意義を踏まえ、地域における社会資源の開発やソーシャルアクションについて理解する。 ④個別の事例の具体的な解決策及び事例の共通性や一般性を見出すための、事例分析の意義や方法を理解する。

教育に含むべき事項	想定される教育内容の例		本書との対応
大項目	中項目	小項目（例示）	
①ソーシャルワークにおける援助関係の形成	1 援助関係の意義と概念	●ソーシャルワーカーとクライエントシステムの関係	第2章1節
	2 援助関係の形成方法	●自己覚知と他者理解 ●コミュニケーションとラポール	第2章2節
	3 面接技術	●面接の意義、目的、方法、留意点 ●面接の場面と構造 ●面接の技法	第2章3節
	4 アウトリーチ	●アウトリーチの意義、目的、方法、留意点 ●アウトリーチを必要とする対象 ●ニーズの掘り起こし	第2章4節
②ソーシャルワークにおける社会資源の活用・調整・開発	1 社会資源の活用・調整・開発	●社会資源の活用・調整・開発の意義、目的、方法、留意点 ●ニーズの集約、提言、計画策定、実施、評価	第3章1節
	2 ソーシャルアクション	●ソーシャルアクションの意義、目的、方法、留意点	第3章2節
③ネットワークの形成	1 ネットワーキング	●ネットワーキングの意義、目的、方法、留意点 ●セーフティネットの構築とネットワーキング ●家族や住民、サービス提供者間のネットワーキング ●重層的な範囲（ミクロ・メゾ・マクロ）におけるネットワーキング ●多様な分野の支援機関とのネットワーキング	第4章1節
	2 コーディネーション	●コーディネーションの意義、目的、方法、留意点	第4章2節
④ソーシャルワークに関連する方法	1 ネゴシエーション	●ネゴシエーションの意義、目的、方法、留意点	第5章1節
	2 ファシリテーション	●ファシリテーションの意義、目的、方法、留意点	第5章2節
	3 プレゼンテーション	●プレゼンテーションの意義、目的、方法、留意点	第5章3節

教育に含むべき事項	想定される教育内容の例		本書との対応
大項目	中項目	小項目（例示）	
⑤カンファレンス	1 カンファレンス	●カンファレンスの意義、目的、留意点	第6章1節
		●カンファレンスの運営と展開	第6章2節
⑥事例分析	1 事例分析	●事例分析の意義、目的	第7章1節
	2 事例検討、事例研究	●事例検討、事例研究の意義、目的、方法、留意点	第7章2節
⑦ソーシャルワークにおける総合的かつ包括的な支援の実際	1 総合的かつ包括的な支援の考え方	●多様化、複雑化した生活課題への対応 ●今日的な地域福祉課題への対応 ●分野、領域を横断する支援	第8章1節
	2 家族支援の実際	●家族が抱える複合的な生活課題 ●家族支援の目的、方法、留意点	第8章2節
	3 地域支援の実際	●地域が抱える複合的な課題 ●多機関協働 ●地域住民との協働 ●地域アセスメント	第8章3節
	4 非常時や災害時支援の実際	●非常時や災害時の生活課題 ●非常時や災害時における支援の目的、方法、留意点	第8章4節

注）この対応表は、厚生労働省が発表したカリキュラム（令和2年3月6日）の内容が、本書のどの章・節で扱われているかを示しています。
なお、社会福祉振興・試験センターの「令和6年度（第37回試験）から適用する社会福祉士国家試験出題基準（予定版）」で変更された箇所にアミ掛けをしてあります。中項目「コーディネーション」は、大項目「③ネットワークの形成」の中項目から、大項目「④ソーシャルワークに関連する方法」の中項目に変更になっています。
全体にかかわる項目については、「本書との対応」欄には挙げていません。
「想定される教育内容の例」で挙げられていない重要項目については、独自の視点で盛り込んであります。目次や索引でご確認ください。

第1章 ソーシャルワークの社会性

ソーシャルワーク専門職にとっての“ソーシャル：social”の意味を確認し直す。ソーシャルワークの代表的な理論、社会・歴史的脈絡、社会問題との関連性、他の対人援助職との比較対照、これらを通して、ソーシャルワークにとっての社会性、社会的なものの特徴、および他の専門職との共通性も把握して、ソーシャルワークの専門性を理解する。

1

ブトゥリムのいう「人間の社会性」について理解する。人間の内なる社会性について確認する。

2

社会福祉サービス利用者の社会・歴史的変遷を把握する。アメリカ社会における医療サービス受給者との比較検討を通して整理する。社会福祉サービス利用者の呼称・敬称と援助関係との関連を理解する。

3

ソーシャルワーク活動の社会性について、児童虐待問題を通して明確にする。援助関係の社会的脈絡について、「ケースワーク関係の諸原則」を手がかりに把握する。

4

ソーシャルワークの専門性を、カウンセリングや心理療法と比較してその特徴を明確にする。医療や看護の専門性との比較検討を行う。

1. 人間の社会性

A. 個別性と社会性

ブトゥリム
Butrym, Zofia T.
1927-2017

すでに本シリーズの中でも何度か指摘しているように、**ブトゥリム**は、ソーシャルワークの価値前提として、人間尊重、人間の社会性、変化の可能性の3つを挙げている[(1)]。特にここでは、ブトゥリムの指摘する人間の社会性ということを手がかりにして、ソーシャルワークの社会性の端緒を明確にしておきたい。

ブトゥリムは、人間の社会性を極端に否定する個人主義的見解も、また人間の独自な個別性を、社会に同化されるものとしての存在という立場から否定する社会科学者の発想も、ともに否定する[(1)]。単純化の弊害を恐れずに指摘すれば、個人と社会の問題を、個人の個別性を排除する社会も、社会的なるものを無視する個人も、両者が両立し得ないものという前提に立つ見解には、いずれにも否定的な姿勢を示している。ブトゥリムが人間の社会性を指摘する場合には、その前提に、対立するものとしての個人（個別性）と社会（社会性）との関係ではなく、個別性と社会性とを両立し得るものとして捉えている。このことは、さまざまな意味で社会的な側面からクライエントの個別化の姿勢をとり、ソーシャルワーク活動を進めていくソーシャルワーカーにとっては決定的に重要なことである。

このように指摘すると、個人と社会との適応主義的妥協を推し進めていくのが、ソーシャルワーク活動の骨子であると誤解されてしまうのでは、という疑念を抱く人もいるかもしれない。ブトゥリムの主張はもちろん、個人と社会との適応主義的妥協を表しているものではない。そうではなく、クライエントへの個別化の姿勢を尊重する、ということは、他の人とは異なるクライエント自身の特性をあくまでも尊重し、必要に応じてさまざまな社会的側面（制度・政策、地域社会状況、家族関係等）に働きかけることを意味する。場合によっては、こうした社会的側面の改善・変革をも説くことを表している。これは、以降に示すソーシャルアクションの項で触れることなので、ここでは深入りしない。

個人と社会のあり方に触れてソーシャルワーカーはどのような姿勢・態度でそこに臨んでいけばよいのか、以下に社会性の例を挙げて記述してみよう。

B. 貧困の社会性

貧困による生活苦という問題から考えてみよう。貧困の問題は古典的には、個人の怠惰にその原因があり、その原因を除去すれば問題解決できるとする考え方があった。ところが、現代社会におけるいわゆるワーキング・プアやホームレスの問題は、個人の怠惰にその発生理由を求めることができるだろうか。労働量に値する収入が見込めず、家族のメンバーを経済的に支えていけない場合、個人の怠惰の問題を解決できれば何とかなるということだろうか。片やマネーゲームによって巨万の富を短時間のうちに得る者がいるこの格差社会にあっては、個人の性格や癖、習慣などに貧困の原因を見出すことが不可能であることは、誰の目にも明らかなことである。

ソーシャルワーカーという援助者はこのような場合、どのように介入するのだろうか。貧困の問題を少しでも改善していくことで、その当事者の“その人らしさ”を遂げていくという意味での**自己実現**への道につながるのであれば、その当事者の個別性へと働きかける**個別化**の態度でもってその当事者に積極的に介入していく。他方、社会的サービスの活用といった社会資源を活かしていく道を同時に考えていく。つまり、現存する社会資源を個人に対立するものとして拒否することはせず、むしろ当事者がその人らしく暮らしていけるという意味の個別性を支えて、社会的手段として活用しようとする。さらに、個々の貧困問題に取り組んでいくうえで、「格差社会」を改善していくことが不可欠であることがわかれば、多少時間をかけてでも住民運動や市民運動などの当事者運動に働きかける。そして、それらの運動と連動・連携し合いながら地域社会を動かしていく**ソーシャルアクション**の手法も射程に入れ、少しずつでも格差社会の改善に努める。こうしたことも、ソーシャルワーカーの役割に含まれる。ソーシャルワーカーは、このような意味で、個人のもつ個別性を社会的手段によって支え、その当事者の個別性と社会性を同時に育んでいく存在でもある。

自己実現
self-actualization

個別化
individualization

ソーシャルアクション
social action

C. 個人の内なる社会性

ブトゥリムのいう、両立し得るものとしての個人と社会を前提にした「人間の社会性」とはこのように、ソーシャルワーカーの活動そのものの中に具現化し得るものである。

個人の内なる社会性についても触れておこう。

たとえば、社会問題化して久しい学校社会におけるいじめの問題を考えてみる。

ヴァルネラビリティ
vulnerability
グループの成員と異なる特徴をもつことによって、攻撃されやすいこと。いじめられやすさ。脆弱性。

いじめ問題の発生要因として、学級の雰囲気などを始めとする「いじめの許容空間」、いじめっ子の内なる「いじめ衝動」、いじめられっ子の「**ヴァルネラビリティ**」、の3つが挙げられる。「いじめの許容空間」とは、受験競争などで教室内が過度の緊張状態に陥っている状況や、それとは対照的に最低限のルールも守れない慣れ合い状態などをいう。「いじめ衝動」は、一見すると個人の心理状態と理解されがちであるが、その成り立ちは家庭内の抑えつけの強さ、友人間のストレスフルな状況、などといった対人的な条件から生まれる場合が多い。「ヴァルネラビリティ」は、たとえば障害などの生物的要件が発生源となることもあるが、生物的要件である障害が他者からどのように見られるかという、社会的要件が伴うときに、それとして成立する。「いじめの許容空間」は、複数の人間によって共有されているという意味で、そのものが社会的なものである。いじめっ子の内なる「いじめ衝動」は、個人の心理として単純に片づけられるようなものではなく、いじめられっ子の存在があるからこそ膨れ上がってくる、二者間で共有化された"社会心理"である。「ヴァルネラビリティ」とは、生物的なものや個人の属性そのものの中に"いじめられやすさ"として現れるものであると同時に、いじめっ子の「いじめ衝動」と遭遇したときにいじめられっ子の存在そのものの"いじめられやすさ"として社会的に意味づけられる。この意味で、いじめっ子の「いじめ衝動」といじめられっ子の「ヴァルネラビリティ」は、それぞれが互いの性質を志向し、影響し合うとき、いじめ現象として発現する対の要素である。したがって、「いじめ衝動」も「ヴァルネラビリティ」も、互いに関係し合うときに初めて意味をもつ「人間の内なる社会性」ということになる。

D. 身に帯びた社会性

メルロ-ポンティ
Merleau-Ponty, Maurice Jean Jacques
1908-1961

今は亡きフランスの現象学的哲学者**メルロ-ポンティ**による、「われわれが実存しているというただそれだけのことでわれわれが接触しており、あらゆる対象化に先立ってわれわれが自分に結びついたものとして身に帯びている社会的なものにまで立ち返らねばならないのだ」[2]という指摘は、人間に関する諸現象を、認識以前の人間の社会性にまで立ち返って把握することの必要性をも説いている。いじめの現象も、いじめっ子の個人心理としての「いじめ衝動」と、いじめられっ子の個人の属性としての「ヴァルネラビリティ＝脆弱性」とを、それぞれ別個に分析し把握した後に、二次的に結びつけて理解するというやり方では、事象に即した把握方法とはならない。「いじめ衝動」も「ヴァルネラビリティ」も、メルロ－ポンティのいう「身に帯びた社会性」という人間存在の基盤となる次元から捉えようとするとき、それぞれがそれぞれを抜きには生起し得ない「心理」であり「属性」であることが了解でき、問題を解き明かしていくときの端緒に立てる。ブトゥリムの言う「人間の社会性」は、こうした人間存在の根本的な社会性から光を当てられるとき、ソーシャルワークの価値前提としてより一層大きな意味をもってくる。

2. 社会福祉サービス利用者の社会性

A.「措置」から「契約」へ

人間存在の根本的な現象としての「人間の社会性」といった前節の視点を踏まえたうえで、ここではより具体的に、社会福祉サービスの対象となる、その利用者（クライエント）の社会的な特質について概観しておこう。

いわゆる社会福祉六法は、生活困窮者、高齢者、障害者などを「社会的弱者」と規定したうえで、必要と申請に応じて「社会的弱者」への行政処分としての福祉の「措置」へと導く。第二次世界大戦後の日本社会における公的な意味での社会福祉とは、基本的には上記の範囲内で行われるものであった。それは社会福祉サービスというよりも、お上（かみ）から民（たみ）への、文字通り「措置」に相当する。その「措置」の対象は、福祉の「対象者」であって、社会福祉サービスの「利用者」ではなかった。1970年代後半から1980年代にかけて、福祉の「措置」の対象に代わって、「利用者」という言葉も聞かれるようになった。1980年代から始まるいわゆる社会福祉改革が進行していくに従って、社会福祉サービスの「利用者」という言葉を耳にする頻度は多くなった。しかし、法制度上は福祉の「措置」の対象という扱いが依然として続き、2000（平成12）年の社会福祉法の成立から社会福祉サービスの「利用者」の本格化が始まったのである。これは、社会福祉サービス提供者とその受給者との間で交わされる契約に基づいて、その受給者は文字通り、社会福祉サービスを利用・選択する主体としての「利用者」となったことを意味する。そして、こうした動きそのものが社会福祉サービス利用者の社会的特質を物語る。社会福祉サービスの利用者のあり方は、以前から継続して変わらない社会的位置や地位にあったわけではない。過疎化、都市化、核家族化、高齢化といった社会の動きの中で、社会福祉制度とそれに伴う社会福祉サービスのあり方が問われる中で、変化してきたことを示すのである。

B. サービス利用者の社会的変遷

ところで、アメリカ社会における医療サービスの受給者の呼称は、**患者**から**クライエント**（顧客、依頼人）、そして近年では**消費者**と変わってきている[(3)]。この変化は、医療サービスを受ける側の主体性と自立性の要求の現れと理解でき、当然のことながら治療的援助関係のあり方も変化してきていることを物語っている。その背景にあるのは、アメリカ社会における医療サービス受給者の社会的位置づけの変化である。病気による痛みや種々の苦しみ、先行きへの不安などに忍耐強く耐える存在としての患者は、医療者からの治療的援助に対して有無の言えない受苦的存在であった。ところが、1960年代の公民権運動の影響による社会的弱者の権利意識の拡大や、医療分野への市場経済の一層の浸透、先端医療機器の導入による医療の分業化などとともに、権利を主張する市民としてのクライエント、需要・供給バランスにおけるサービスの消費者、といった側面がより一層強調されるようになったのである。

もちろん日本の社会福祉サービスとその受給者のあり方が、アメリカ社会における医療サービスとその受給者の関係と全く一致するということではない。しかし、福祉の「措置」の対象者という受身の存在から、社会福祉サービスの「利用者」へ、というサービス受給者の変遷とその社会的浸透とともに、その主体性と自立性の一層の高まりと併せて、社会福祉サービスの提供者側の整備が進めば進むほど、消費者としての位置づけも、より鮮明になっていくだろう。そのような意味で、アメリカ社会における医療サービスとその受給者のあり方は、日本の社会福祉サービスのあり方を占う試金石になり得るものである。とともに、医療であれ社会福祉であれ、そのサービスの受給者あるいは利用者が多分に社会から影響を受けつつ変化していく社会的存在であることを明確にする。

さらに、日本の精神保健福祉を含む社会福祉の領域では、かつてないほど当事者（主体・主権）が強調されるようになってきた。**ピア・カウンセリング**や**セルフ・ヘルプ・グループ**などの**ピア・サポート**の登場、居住空間を中心にした生活の主体者としての高齢者、障害者、児童のあり方を尊重する各種**グループホーム**の取組み、パートナーシップを尊重する精神保健福祉領域における**クラブハウスモデル**の試行、これらは当事者を中心にした援助形態、あるいはそれ以上に生活形態そのものの変革を迫るあり方

患者
patient

クライエント
client

消費者
consumer

患者（patient）
先に挙げた英語のpatientは、忍耐強い、辛抱強い、等を表す形容詞でもある。

受苦的存在（ホモ・パティエンス）
homo patiens

権利を主張する市民（患者の権利章典）
Patien's bill of rights
アメリカ病院協会（1973年）。

ピア・カウンセリング
peer counseling
職場や学校などで仲間同士で行うカウンセリングのこと。

セルフ・ヘルプ・グループ
self help group
「自助グループ」とも呼ばれる。共通の問題や課題を抱える人たちが、自分の問題を自分で解決するために形成するグループをいう。

ピア・サポート
peer support
ピア・カウンセリングやセルフ・ヘルプ・グループを含む、当事者の仲間同士の援助活動全般をいう。

グループホーム
少人数で生活をしながら支援を受ける形態をいい、高齢者、障害者それぞれの領域で制度化されている。

クラブハウスモデル
club house model
精神障害回復者の自助活動をベースに相互支援を重視する、総合的かつ効果的な地域リハビリテーションモデルとして注目されている。

である。そしてこれまでの援助形態にはない成果を収めてきていることも事実である。社会福祉サービスの「利用者」が、さまざまな社会的情勢の中で、また紆余曲折を含む歴史的変遷を経て、より生活の主体者としてのあり方を社会的存在としてのあり方から問われ続けてきた結果として、現在の姿にまで至っている。

C. サービス利用者の呼称

身近な対人援助サービスにおける利用者の敬称や呼称の中にも、援助者と利用者の相互的なかかわりとそれを含む状況が明らかになる場合がある[4]。たとえば、高齢者の社会福祉施設において、入所している高齢者をどのように呼ぶことが適切かについては、以前から問題になることがあった。たとえば、鈴木太郎という入所者をどのように呼んだらよいか。入所している高齢者の人格を尊重して「鈴木さん」と、いついかなるときも敬称をつけて呼ぶことが適切であるとする考え方がある。他方、作品展などで名称を入れる場合は「鈴木太郎殿」となるし、普段職員とのかかわりの中では「鈴木さん」になる。特に気心の知れた職員との間では「太郎ちゃん」というのがあっても不思議ではない。前者の入所者の人格を重んじて苗字の後に敬称をつけるとする考え方からすれば、後者の「太郎ちゃん」という呼び方は当人の人格を尊重していないことになる。

こうした話題を筆者が担当するソーシャルワーク演習の中で取り上げると、出席している学生からいろいろな意見が出てきて興味深い。その時々に応じて呼び名を変えていくことが、その人への個別化の態度として相応しいと主張する学生がいる一方で、自分自身の母親が年老いて高齢者の社会福祉施設に入所したことを想定してみると、20代のスタッフから自分の親が「〜ちゃん」と呼ばれることはどうしても抵抗がある、という学生も出てくる。できる限り当事者である高齢者の本音の部分を聞き出して、その意向に沿って呼び方を決めるのが一番であるとの意見を言う者も出てくる。看護ケアのあり方をその存在論的基盤から問い続ける西村ユミ[5]は、ある看護師が、難病患者のケアに取り組む際の相手の呼び方に関するエピソードを紹介している。最初は呼び方が決まらないが、相互のかかわりが深まってくると、自ずとその呼び名が決まってくるという。「〜さん」と無難な線に落ち着く場合もあれば、呼び捨てが一番適切になることもあるという。言ってみれば、看護師とその受け持ち患者との関係が深まれば深まるほど、その対応のあり方や呼称等は自ずとはっきり表れてくるのだという。お互いの関係が深まらないうちは、看護師はどのような対応をしていいのかわからないし、もちろん患者の呼び方もわからず、いわゆる当たりさわりのない対応・呼称に留まるのだというのである。

これら呼称の是非はともかく、呼称によってサービス利用者のあり方が変わってくるということ、関係の深まり具合から呼び方が決まること、いずれもサービス利用者のあり方は援助者とのかかわりによって、対人的・社会的に変化し得る事態であることを物語っている。先に指摘した社会・歴史的脈絡から、サービス利用者のあり方が決まってくるということとあわせて、身近な対人的な次元でも、社会的存在としてのサービス利用者の姿が浮き彫りにされるエピソードである。

3. ソーシャルワークの社会性

A. 児童虐待と家族関係

1節で、貧困問題の社会性について見てきた。ここではまず、解決すべき問題の社会性について、児童虐待の問題を取り上げてみよう。

児童虐待に関しては、問題そのものの社会性もさることながら、援助活動を進めていくうえでも、解決への糸口として社会的な脈絡へと訴えていく必要のある問題である、という認識が不可欠である。

児童虐待の問題は、各種メディアでも報じられることが多くなった。その内容はおおむね、残虐性、非道徳性、危険性、特異性を強調する場合が多い。そして、関係諸機関（特に警察と児童相談所）の早期介入の失敗や、制度上の不備などに非難が集中する傾向も強い。こうした面からの問題の指摘や批判・非難が的を射ている場合も少なくない。しかし、その家族関係の内面に少しでも踏み込んでいくと、問題の別の側面が見えてくる。あまりにも関係が近すぎて当たり前になって自明性の中に埋もれている家族関係に足を踏み入れていくことは、普段は当たり前すぎてかえって見えにくくなっている家族の社会的側面に足を踏み入れていくだけに、抵抗感が強いことも事実である。

加害者である親は多くの場合、自分自身の行為が「しつけ」の範囲内であると認識している。気がついたときに子どもを瀕死の状態や死へと至らしめてしまった、といった具合である。「しつけ」は、社会学的には「**社会化**」の一形態で、「ある社会集団の成員（通常大人）がその社会集団へ

社会化
socialization

の新参者（通常子ども）に対して、日常生活における習慣・価値観・行動様式などを、教え、習得させる過程」(6)である。「しつけ」は、日常性の中で行われる親から子どもへ向けての社会的行為そのものである。もちろん「しつけ」を言い訳にして自分の暴力行為を意図的に隠蔽する親もいるだろう。ところが、子どもへの虐待という認識が全く欠け、「しつけ」であることを疑わない親も数多く存在する。この場合、「しつけ」という名の子どもへの虐待が、家庭という密室空間において日常化されていることになる。しかも、虐待の加害者である親は、かつてはその被害者であったというケースも少なくない(7)。虐待の被害者である子どもは、親との依存関係が災いして、虐待されたにもかかわらず、親をかばいさえする。やさしく愛すべき親である時間が多いからである。

日常化され自明となっている家族関係の中で発生する虐待に対して、警察や児童相談所の早期介入という社会的行為の制度的基盤の強化はもちろん大切である。しかし、それ以上に求められるのは、自明視・日常化された家族関係の中で起こる虐待の問題を、特に親がいかに自覚化できるか、ということにかかっている。**児童虐待防止法**の施行以来、全国の児童相談所に寄せられる虐待に関する相談件数は急増した。憂慮すべき事柄である。けれども見方を変えれば、それだけ児童虐待に関する家庭内の認識も深まった可能性もある。公的機関レベルの啓蒙・広報活動とともに、インフォーマルな次元で、場合によっては口コミ活動を通して、児童虐待の認識を深めていくことが、その予防や早期発見・早期介入につながる有力な手段になるかもしれない。

児童虐待防止法
正式名称は「児童虐待の防止等に関する法律」（2000〔平成12〕年11月施行）。

B. ソーシャルワークの視点

児童虐待や貧困問題など、ソーシャルワークの対象となりうる諸問題は、すでにそのもの自身が社会的脈絡の中で発生し浸透していく側面を強く含みもつ。こうした問題への非難や批判、攻撃はこれまで多くあった。こうした非難、批判、攻撃にも肯ける点があるものの、それだけでは、援助の視点、特に社会的な側面から個別の問題を考えていくソーシャルワークの視点は展開できない。一般に考えられる以上に、上記のような問題が、われわれの対人関係や家族関係の次元で日常的・自明的に浸透していることを自覚化し、「他人事」ではなく身近にある問題として考えていくことを促すことも、ソーシャルワークの重要な視点である。こうした視点を踏まえて、援助関係の中から見えてくることを次の話題として検討してみよう。

C.「ケースワーク関係の諸原則」の社会性

ケースワーク関係の諸原則
日本では「ケースワークの原則」の名称で定着している。ここでは、原典に“casework relationship”の語が示されていることから､あえて直訳の「“ケースワーク関係”の諸原則」とした。さらに、この“関係”は、社会性の端緒としてあらわれてくるものとしても注目している。

援助関係を検討していくうえでは避けて通れないもの、また古典的な意味でも重要視されてきたものとして、「**ケースワーク関係の諸原則**」がある。具体的な援助活動を展開していくためにも、絶えず立ち返らなければならないソーシャルワークの原則として、この「ケースワーク関係の諸原則」は現在も光を放つ。社会的側面や社会的脈絡という視点から、「ケースワーク関係の諸原則」を再検討する。

受容
acceptance

個別化
individualization

「ケースワーク関係の諸原則」の中心的原則の位置にある「**受容**」と「**個別化**」は、ブトゥリムの言う人間尊重という価値前提に直結するものである。そして、人間の社会性にも深くかかわる援助者の基本的態度・姿勢である。受容は、援助者が利用者を、そのあるがままの姿において真正面から引き受け、しっかりと受けとめていこうとする援助者の基本的態度である。利用者が行ってきた行為が違法か合法か、利用者を取り巻く状況が険悪なものかどうか、こういったことを重要であると了解しつつも、まずは利用者の存在そのものを認めていこうという態度、すなわち人間尊重の姿勢が貫かれている。同時に、裏を返せば、これまでこの利用者が、自分のあるがままの姿において、他者からその存在そのものを引き受けてもらった経験に乏しいか、皆無に等しいがために、他者からあるがままの姿において認めてもらいたい、という社会性にかかわる要求と欲求とが、援助関係においても横たわっている、ということになるのではないだろうか。

非審判的態度
nonjudgmental attitude

「**非審判的態度**」の必要性も、他者からの裁かれるような態度以前に、自分の素顔をそのままに受けとめてほしいという要請（無意識的な場合もある）をどのように捉えるかという、受容の原則と軌を一にしている。したがってここでは、これ以上非審判的態度については触れないことにする。

他の誰でもない、かけがえのない存在として利用者を認める援助者の態度は、それだけでも利用者にとって大きな支えとなる。この個別化の態度は、1人の自立した人間として利用者を認め、将来他者との慣れ合いに巻き込まれそうになったときでも、自分という人間を利用者自身が主張していける、その礎となるのが援助者の基本的態度である。個別化は、他者との「つながり」や「共通性」を求める社会性以上に、他者との「違い」を認め合いつつも、その他者としっかりした協働関係を構築していけるような社会性の構築へとつながるものである。もちろん、互いを互いのままに認め合うといった「受容」の原則とも通底し合う。

利用者（クライエント）の自己決定
client self-determination

個別化の態度は利用者の自立性を涵養する源になるが、「**利用者（クライエント）の自己決定**」という場合にも、個別化が涵養する社会性と共通する点がある。発達的な視点からすれば、人間は紛れもなく、特に母親との依存関係の中で生まれ育つ。しかし、この依存関係が成人後も過度に続く場合、母親もその子どもも援助的介入の必要性が生まれる。互いが１人の人間として、適度な距離をとった関係や付き合いが必要になる。こうした自立した関係の中で、それぞれが自分なりに自身の問題を考え判断し、決定していけるようになる。援助者・利用者間の関係の対等化（適度な距離とつながりを保てる援助関係）を図ることによって、利用者側の自己決定を求める動きは、たとえば医療における**インフォームド・コンセント**がその典型例である。また社会福祉における**ノーマライゼーション**は、援助関係を支え、その背景となっている個人と社会との関係の正常化を訴えるものである。たとえば、障害を背負って生きている個人が、社会のさまざまなタイプ（物理的、制度的、情報的、心理的など）の障壁を乗り越えていこうという努力を通して、自立した生活の中で自らの判断で物事を決定していくときの訴えを支える、いわば「条件整備」といえるかもしれない。

インフォームド・コンセント
informed consent

ノーマライゼーション
normalization

近年強調されるようになった「共生」や「共生社会」にとって欠かせない原理にも、これまで触れてきた受容、個別化、自己決定という考え方やあり方が含まれ、求められてもいる。ノーマライゼーションにおいて主張される「共生」原理は、社会を構成するさまざまな個人個人が互いにその存在を認め合う（個別化、自己決定）、しかも“違和感なく”認め合う（受容）姿勢や態度が不可欠のものになっている。

「**秘密保持**」とは、人間生活に固有の、しかも不可欠の社会性という前提があるからこそ必要な態度である。自立した個人は、他者との親密で信頼できる関係を望む一方で、適度な距離を保つことを求める存在でもある。この要求は極めて健全で、個人の権利でもある。適度な距離には、他人に知られたくないこと、触れられたくないこと、等のプライバシーを守りたいという要求が含まれる。これが守られない援助関係は破綻を招く。

秘密保持
confidentiality

援助関係における感情の問題は、生理的なものである以上に、社会的な問題である。フロイト以来の精神分析が形を違えて指摘しているように、援助関係における**転移・逆転移**の問題は、その是非はともかく、そこにかかわる人間を動かす、そして変えていく原動力になり得る。ここでは精神分析の考え方には深入りせずに、「ケースワーク関係の諸原則」という範囲内で、感情の問題に触れておく。

転移
transference

逆転移
counter-transference

「**意図的な感情の表出**」は、利用者の感情表現を重視し、援助者による共感的理解の態度や「**統御された情緒的関与**」を求める。特に、苦しい、辛い、泣けるものなら思い切り泣きたい、といった否定的な感情は、多くの場合、人前では表に現せず、抑えられてしまう場合が圧倒的に多い。援

意図的な感情の表出
purposeful expression of feelings

統御された情緒的関与
controlled emotional involvement

助者はむしろ、利用者にそれらを思い切って自由に表に現すことを促し、働きかける。あるいは、そういった場所の確保や真正面から応えられる（引き受けられる）存在を探す。場合によっては援助者自らが引き受け、認める。それらの感情が抑えられてしまう場合は、表面上は解決したかのように見える問題も、利用者本人も気づかないままに、その問題にまつわる感情だけが取り残され、利用者自身の体験時間はその人の内にいつまでも滞ったままの状態になってしまうことになる。過去に起きた辛い体験や悲しい出来事に向けて、抑えてきた感情が解放でき、たとえば思い切り涙を流すことによって、その過去に滞っていた本人の体験時間が流れ出し、生気を取り戻した人は数知れない。こうした困難や危機、苦境、挫折などを、苦労しながら乗り越えてきた人は、驚異的な人間的・人格的成長を見せ、将来の苦労さえ糧に変えていける存在になり得る。ここで大切なのは、否定的な感情を表に現すにしても、それを正面から引き受けてくれる人がいなければ意味をなさないということである。ただ当たり構わずぶつけるだけなら、それは感情の垂れ流し状態にすぎず、例えて言えば、着陸するところのない飛行機と同じようなものである。感情は捌（は）け口となるところがあるからこそ、落ち着きもすれば解決に向かうこともある。この着陸地点や捌け口となるのが援助者である場合もある。利用者の感情表現を的確に受けとめ引き受けるためには、当の援助者の情緒的関与は適度にコントロールできる状態になければならない。

D. ストレングス視点

ストレングス視点
strengths perspective

近年ソーシャルワークにおいて、**ストレングス視点**というものが注目されている。社会福祉サービス利用者の障害や病理の側面、わかりやすく表現すれば利用者の「できない」側面に注目し、それらに向けて治療や訓練やさまざまな強化を施し、「できない」部分を可能な限り埋め合わせ、もとの状態に近づけていくという立場が、従来のアプローチである。ストレングス視点は、当事者の残存機能や健常な部分、いわゆる「できる」こと、希望ややる気といった心理的側面、それらを潜在力、メリット、力として正当に見極めたうえで、適切にそれらに働きかけ、具体的な日常の生活世界で、工夫を凝らしともに歩んでいく、というアプローチである。

考えてみれば、「ケースワーク関係の諸原則」は、当事者・利用者の姿をあるがままに引き受け（受容）、他の人とは違うその人の特性を見極め、働きかけ（個別化）、否定的な部分をもそれを的確に受けとめることにより強みに変える（意図的な感情の表出、統御された情緒的関与）。そして、少しずつでも自身の道を歩める（自己決定）よう寄り沿っていくためのガイドラインと捉えられる。そうであれば、ストレングス視点の端緒はすでに半世紀以上前に芽生えていたことになる。当事者の力となる潜在性を、その人の社会性という脈絡の中で見出し、それを援助関係の中で活用し、ターゲットとなる地点も見据えながらその社会性を見届けていく。援助活動の始まりと展開、そして終着点となるところ、いずれも人間の社会性という綴れ織の中で繰り広げられる一連のストーリーが脈打っている。

4. ソーシャルワークの専門性と社会性

A. ケースワーク、カウンセリング、心理療法

社会福祉の専門性、特にソーシャルワークの専門性という観点から、社会福祉専門職の社会的意義について以下で検討する。その際、**社会福祉士と精神保健福祉士の専門性**に関しては、すでに本シリーズの別のところで詳しくまとめられている。ここでは社会福祉以外の援助領域との対照を通して、社会福祉におけるソーシャルワークの特徴を明確にしておこう。

すでに古典ともなっている**アプテカー**のソーシャルワーク論によれば[8]、ケースワーク（ここでは、ソーシャルワークの技法のうち原理的に中心を占めるものとして捉えることとする）、カウンセリング、心理療法はそれぞれ互いに重複している側面が多いが、それぞれに独立した領域をもつ体系でもある。ケースワークは対象となる個人の社会生活の側面に主に焦点を合わせ、社会関係といった面を重視した制度・政策に基づく社会的諸サービスを有効に活用する方法である。心理療法は、対象となる個人の心の状態をパーソナリティの深層部から規定する１つの病理として捉え、その治療を目的とした精神医学的治療技術・方法である。カウンセリングは、心理学を主たる基盤にした援助技術・方法である。心理療法が精神疾患という病理的側面を主な対象とするのに対して、カウンセリングは個人の不適応状態の改善に努める。また、ケースワークの社会関係に着目した生活支援に対して、カウンセリングは主に個人の人格的側面に注目しながら、心理的支援によってパーソナリティの変容や問題解決を意図する技術・方法の体系である。

社会福祉士と精神保健福祉士の専門性
➡増田康弘「3. 社会福祉士と精神保健福祉士の専門性」柳澤孝主・増田康弘編『ソーシャルワークの基盤と専門職』新・社会福祉士シリーズ 6, 弘文堂, 2021, pp.19–29 を参照。

アプテカー
Aptekar, Herbert H.
1906–1974

B. 個別性の尊重

これらの区別は、決して絶対的なものではなく相対的なものである。個別性の尊重といった共通面をもちながらも、その重視の仕方はそれぞれに異なる。ケースワークよりもカウンセリング、カウンセリングよりも心理療法は、個人のより内面、パーソナリティの深層面、こころの無意識的側面などを縦に掘り下げていく個別性、いわば垂直的個別性を重視する。これに対して、心理療法よりもカウンセリング、カウンセリングよりもケースワークは、個人の社会的側面を重視し、必要に応じて医療、保健、看護、労働、司法、教育などとの積極的連携を行う。これは、個人の社会生活に重点を置いた、横に広がる社会的な水平的個別性を重視するものである。

医療や看護の援助活動と社会福祉におけるソーシャルワークとの違いに関してはどのようになっているのだろうか。医療と看護の援助内容に関しては、よく知られているのでここでは省略する。医療も看護も形態は異なるが、医療という領域、看護という領域をそれぞれ固有の領域とし、その領域内において対象となる個人の個別性を重視する点で共通する。

それでは社会福祉におけるソーシャルワーク固有の領域というものはあるのだろうか。生活への援助あるいは支援を謳っているのだから、「生活」が固有の領域であるということは可能である。ところが生活といった領域は、先に挙げた医療、看護、保健、労働、司法、教育、住宅、栄養等といったそれぞれの領域が重なり合った全体的・構成的なものである。医療や看護のいう固有の領域と同次元では語れない領域が「生活」なのである。医療や看護も、それぞれ対象となる個人の個別性を重視するという意味では、先に指摘した心理療法やカウンセリングと共通する。医療も看護も、固有の領域を設定し、その領域の細分化を図りつつも、その領域内で個別性を重視する。いわば領域内個別性を尊重する。ソーシャルワークは、固有の領域はもたないものの、それぞれの領域に跨る、いわば領域間個別性を重視する。個人が社会の中で生活することは、さまざまな領域・分野に跨りながら、個人のうちでそれらを上手に調整し、組織し、マネジメントすることを意味する。そのことが難しくなった人の生活の援助を行うのが、ソーシャルワーカーである。

C. 社会福祉専門職の専門性

固有の領域をもたないということは、既存の領域の専門性とは異なる専門性をもつことも意味する。医療や看護の専門職化やその国家資格化に比べると、社会福祉の専門職化、特にその国家資格化が大幅に遅れた理由の1つは、固有の領域がはっきりせず、したがってその専門性も一般には把握されなかったことが挙げられよう。社会福祉の専門性は、固有の領域を設定し、その領域に専心し掘り下げていくという従来型の専門性ではなく、言ってみれば領域と領域とをつなぎ合わせ、連携・協働を促進するような総合化の担い手としての専門性ということができよう。

社会福祉専門職の国家資格化は、遅ればせながらも実現した。社会福祉専門職の専門性は前述した特性をもちながら、①価値と倫理、②知識、③技術、の3者から構成されている。②と③は本シリーズの他の巻で詳述されているので、以下では①の、特に倫理にかかわることに若干触れておく。

ソーシャルワークの過程とそれに係る知識と技術
➡坂野憲司・増田康弘『ソーシャルワークの理論と方法』新・社会福祉士シリーズ8，弘文堂，2021を参照。

「倫理」とは、漢字の元来の意味は、「なかま」（倫）の間で「物事の筋道を立てる」（理）ことであった。倫理学者・哲学者として高名な**和辻哲郎**がその著『人間の学としての倫理学』を構想したときも、この、人と人との「間に生きる存在」を人間にとっての本質的宿命として把握し、人と人との関係の中で生起する物事の筋道を探求することが倫理学の主題と考えた。倫理に相当するヨーロッパ語ethica（ethics, Ethik）は、ギリシア語のethos（エートス）に由来し、人間の集団内で成立する生活の秩序としての習俗を意味している。これと姉妹概念に相当するMoral（道徳）は、moraliaの訳語で、エートスに相当するラテン語がなかったため、キケロが習俗や行状を表すmos, mores（複数）からmoraliaをもって倫理に当たるものとしたのは有名な話である。こうしてヨーロッパ語のethica（倫理）とMoral（道徳）はほぼ同義である。日本語の道徳は儒教の影響が強く、道徳心とか道徳意識のように、個人の内面性を表す言葉として使われることが多い。日本語の倫理が、先に指摘したように、仲間や人と人との間柄（関係）を表す言葉として、いわば社会的志向性（社会性）が強いのに対して、道徳はどちらかというと個人的内面性（個人性）の強い概念として理解することができる。このように語源的に整理すると、日本語からもヨーロッパ語からも、倫理（学）が人間と人間との関係や間柄、ひいては社会性の解明を試みる点で共通している点が多い(9)。

和辻哲郎
1889-1960

語源的な事柄に少し長く触れてしまったが、それは、社会福祉専門職の専門性を構成するものとして、倫理が重要な位置を占めていることに注目したかったからである。倫理が社会的志向性の強いことと、他の専門職と比較しても、その倫理綱領（社会福祉士の倫理綱領）を重要視していることとの間には、何らかの関係があるのかもしれない。古典的三大専門職（医師、弁護士、聖職者）と同様に、ソーシャルワーカーの仕事は、相手となる人の「弱さ」にかかわる特徴をもつ。特にソーシャルワーカーの仕事は、相手の人の生活上の弱さにかかわり、その多くが極めて社会的色彩の強い事柄である。だからこそ、その専門性を構成する重要な要素として倫理を謳い、その倫理綱領を人一倍重要視し、しかもその倫理綱領のほぼ全面にわたり「社会正義」の必要性を説き、ソーシャルワーカーの社会的使命と社会的責任性とを明確にしているのである。社会福祉専門職の専門性は、こうして徹頭徹尾、社会性の脈絡の中で重要視され、自らの専門性そのものが社会性から構成されているものだと言えよう。

注)

(1) ブトゥリム，Z. T. 著／川田誉音訳『ソーシャルワークとは何か―その本質と機能』川島書店，1986，pp.59-66，pp.61-63.
(2) メルロ＝ポンティ，M. J. J. 著／竹内芳郎・木田元・宮本忠雄訳『知覚の現象学2』みすず書房，1974，p.231.
(3) 佐藤純一「『病い論』あるいは『患い論』への覚書（二）―『病いを語ること』を語ることについて」『季刊パテーマ』第11号，ゆみる出版，1984，p.95.
(4) 岡田玲一郎「日常性における老人」『対人関係としての親子関係』立教大学社会福祉研究所モノグラフ No.2，立教大学社会福祉研究所，1989.
(5) 西村ユミ『語りかける身体―看護ケアの現象学』ゆみる出版，2001，pp.126-127.
(6) 見田宗介・栗原彬・田中義久編『社会学事典』弘文堂，1988，p.369.
(7) 斎藤学『家族の闇をさぐる』NHK 人間大学 1989　7月-9月期，日本放送出版協会，1998，pp.55-65.
(8) アプテカー，H. H. 著／坪上宏訳『ケースワークとカウンセリング』誠信書房，1969，pp.108-135.
(9) 倫理と道徳の語義的理解に関しては以下を参考にした。
金子晴勇『倫理学講義』創文社，1987，pp.14-18.
山崎正一・市川浩編『現代哲学事典』講談社，1980，pp.644-648.

理解を深めるための参考文献

- **渡辺一史『なぜ人と人は支え合うのか―「障害」から考える』ちくまプリマー新書, 2018.**
  映画化された『こんな夜更けにバナナかよ』の著者が、日常生活者の視点から「障害」や「援助」について、体験を踏まえて語り綴る。社会福祉専門職にとって“目から鱗”の事象が数多く登場する。
- **宮本和彦編『臨床に必要な家庭福祉―家庭福祉論』福祉臨床シリーズ11, 弘文堂, 2007.**
  家族を自明のものと捉えず、必要に応じて解体することによってその再生を図る、臨床家庭福祉のラディカルな視点がふんだんに盛り込まれた著書である。家族関係を「変化」の視点、「生成」の視点から問い直すことによって「ともに」生きる道を模索する。
- **市野川容孝『社会』思考のフロンティア, 岩波書店, 2006.**
  “社会的”なものとは何か。“ソーシャル”なものとは何か。社会学者による、歴史的かつ体系的に、しかもコンパクトに整理された著書である。

コラム 野生児の問題から「社会性」を考える

1797年頃、南フランスのタルヌで発見されアヴェロンで保護された野生児ヴィクトール、1828年にドイツのニュルンベルクで発見されたカスパー・ハウザー、1920年インドのミドナプール付近のジャングルで保護されたいわゆる“狼に育てられた子”アマラとカマラ、これら野生児の存在をご存知だろうか。発見された当初、法学者、神学者、教育学者、医学者などからの関心を集め、長期にわたる人間的かかわり（社会性）の欠如のもたらす人間への影響はいかなるかたちとして現れるのか、さまざまな角度から検討された。知覚や感覚機能の状態、言葉の習得状況、人間的な感情、知的発達の状況など、人間の通常の発達段階からすると、野生児は大幅に遅れているか全く欠如していた。現在でも、それぞれの出自や遺棄理由などに関して諸説が行き交っているが、そうした諸説、憶測はさておき、幼少期から親あるいはそれに代わる存在との人間的接触が欠如した場合、人間はいかなる影響を受けるのかということに関しては明確であるといえよう。いわゆる社会性の欠如による人間への弊害は、生理的な感覚・知覚機能から、発達的な言語習得、知能・思考機能の獲得と成長、人間的な感情表出にまで及んでいるのである。

ある新聞記事（2008〔平成20〕年10月30日読売新聞夕刊）に、小学生時から統合失調症の母親に軟禁された女性の例が報道されている。2006（平成18）年に保護された時点では、8年にも及ぶ自宅軟禁状態の影響から、精神的な障害があり、自力では動けず、会話なども十分にできない状態だったという。社会性の欠如による人間への影響はここでも明らかである。その後2年間に及ぶ知的障害者更正施設における入所生活によって、現在は日常会話ができる程度に回復した。先に紹介した野生児や狼に育てられた子の例でも、発見・保護の後のさまざまなそして懸命な人間的働きかけによって、感覚・知覚機能の獲得、会話をはじめとする言葉の習得、人間的な感情の表出など、それぞれ差はあるものの相当程度まで回復していった。人間的な働きかけや接触による社会性獲得の成果といってもよい。野生児の例や軟禁状態に晒された女性の例は、人間（利用者）への人間（援助者）による働きかけであるソーシャルワーク活動を進めていくわれわれにとっても、社会性という人間存在の根本的な問題に関して、多層面にわたり“他山の石”となる重要な問題を提示している。

第2章 ソーシャルワークの援助関係

社会状況の変化とともに、福祉ニーズは多様化してきている。ソーシャルワークの援助関係は、困難を感じている人が、その人の生活の中でどのようにその困難を感じているのかを理解しなければならない。そのためには、そこに接近することであり、それが援助の出発点となる。取りこぼしのない援助のためにソーシャルワーカーがどのようにかかわっていけばよいかを学ぶ。

1

ソーシャルワークの視点で捉える援助関係とは何か、他の領域の援助関係との違いからソーシャルワーカーとクライエントの関係について理解を深めていく。

2

援助関係の形成に向けてどのような準備があるのか、援助関係を築いていくためにソーシャルワーカーに求められる姿勢を理解する。

3

面接の構造、面接を行う場所や位置関係、面接で使われる技法の意味について理解を深めていく。

4

近年、制度や政策の中に示されるようになってきたアウトリーチ。必要とする援助が届かない背景にはどのようなことがあるのか、援助する側が積極的に届けていく意義を理解していく。

1. 援助関係の意義と概念

ソーシャルワークにおける援助関係は、援助を求めているクライエントとそのクライエントの援助者となるソーシャルワーカーとの関係からなる。しかしながらその援助のあり方は、他の援助関係とは違った様相を呈している。ここではまず、身体障害者の抱える問題を例に、その問題にかかわる医学、リハビリテーション学、福祉学それぞれの学問・領域の中でどのように扱われているのかを見ることで、ソーシャルワークにおける援助関係の固有の視点について見ていこう[(1)]。

医学が扱う人間の生（life）とは、生理・生物学的レベルへと還元された個体における「**生命体としての生**」であり、極端な場合は「臓器としての生」に代表されるような「身体の部分的な生」である。医学的な治療は、身体的な機能不全からの回復を目的とするため、障害は「**生理・生物学的な不全・欠損**」（impairment）として捉えられることが多く、こうした状態に対してこれ以上の悪化を抑えたり、その進行を遅らせたりするような働きかけが行われる。医学における援助関係では、一般に、患者は治療や管理の対象であり、医師のコントロールの及ぶような治療空間や管理的な空間の中に置かれる。

リハビリテーション学の主たる関心は、人間の身体的機能や人間が所持している能力にある。この学問が扱う障害とは、個人のもつ身体的な能力や機能の障害といった「**機能障害**」（disability）にかかわるものであり、人間の生（life）も個人レベルでの「**機能的生**」にかかわる問題である。医学が扱う「欠損としての障害」は、その種類と程度にもよるが、日常生活における私たちの種々の行動に制限や不自由さを呼び起こすものであり、個人的に体験されるのが「機能障害」である。この不自由さの緩和や克服、さらには新たな能力の開発をも含め、個人のもつ身体的な残存能力に働きかけていくのがリハビリテーションである。この援助関係においては、訓練を行う人と訓練を受ける人との関係、いわば教師と生徒との関係といったある種の教育学的な関係ともいえる。

福祉学においては、制度・政策論的次元とソーシャルワーク的次元の2つの次元に分けて見ていく必要がある。制度・政策論が扱う人間は、制度・政策的な「措置の対象者」として位置づけられる。障害は制度・政策で定義づけられ、分類されたものに当てはまるか否かで判断される。当てはまれば、社会的に「障害者」として位置づけられ、その生（life）は、社会の側が設定した生を個人が生きるといった「**適応的生**」として位置づけ得る。他方、ソーシャルワークが扱う人間は固有の人間関係の中で固有の生活世界を築いてきた人間であり、ソーシャルワークが扱う「障害」の中心は、impairment や disability を抱えたその人物が社会的存在として社会生活を生きようとするときに現れてくる障害、つまり具体的他者や家族や組織との関係の中に現れてくる「**社会的（社会関係上の）障害**」（handicap）である。障害を抱えた人間が社会的存在として社会生活を生きるということは、これら三重の障害を抱えて生きるということであり、以前とは異なる変貌した身体的基盤をもって、かつての自己や人間関係や生活世界の再構築を図り、新たな「**社会的生**」を創出していく過程であるとも言える。ソーシャルワークにおける援助関係では、全体的な自己の問題、共同世界の問題、生活世界の問題、等々すべてを含み込んだ「生きられる世界」の再構築化を支援していくことが求められていく。

このように医学、リハビリテーション学、福祉学のうち制度・政策論的次元、ソーシャルワーク的次元それぞれの人間の生と障害に対する捉え方が異なっている。

ソーシャルワークの援助の出発点は、問題や課題を抱えている当事者の「**生きられる世界**」にいかに接近していくかということにあると言えよう。その当事者が真に必要とする援助を実践しようと思うならば、その当事者が生活や病気や障害をどう体験しているのか、家族や仕事のことなどをどのように感じているのか、現在どのように生きがたいのかということの了解が必要となる。当事者が真に必要とする援助が生まれてくる基盤は、当事者の「生きられる世界」の中にある。したがってソーシャルワーカーにまずもって要求されるべき姿勢（構え）は、生きがたいと感じている当事者の**体験的現実**や生活世界に接近し、そこへ積極的にかかわっていく動き（姿勢）であり、その現実への鋭く細やかな観察から当事者にとっての問題に迫り、その共有化を通じて問題解決への糸口を共に探るという姿勢である。このプロセスに不可欠な要素は、当事者との対話、生活世界への細やかな観察力、当事者が体験している事柄や生きがたさへの感受性である。またそのプロセス自体は、問題の共有化のプロセス、相互主体化のプロセス、生活の再構築化へ向けての共同作業だと言えよう。その当事者が今までどのように生きてきたのか、そして現在どのように生きがたいのかということの了解なしには、将来その当事者が生き得るように、その地平を共に探り、築き上げていくような援助などとても実現しようがないのである。

生きられる世界
これまでに作り上げてきた自己や他者との関係や生活のしかた全体を指す。

2. 援助関係の形成方法

A. 援助関係の形成に向けての準備

ソーシャルワークの援助関係は、問題や課題を抱えている当事者と援助者となるソーシャルワーカーとが出会ったところから始まるものではなく、それぞれが準備をしていくところから始まっている。その準備段階は、援助関係の初期の状態に影響を与える。

問題や課題を抱えている当事者側の準備段階は、当事者自身でも、また身近な人やものの助けを借りてでも、何らかの方法で解決しようとしたがうまくいかず、専門職の援助が必要だと感じたときから始まっている。しかし、その専門職にめぐり会うまでの過程に、別の意味の困難が伴う場合も少なくない。困ったときに助けてくれる専門職の存在を知っていても、その困難に適切な援助をしてくれる専門職を探し出す情報量には個人差がある。また専門職を探し出す過程において、当事者自身が率先して探し出そうとしたのか、周りの人からの提案によりやむなく探し出したのかなど、どのくらいのモチベーションをもってかかわったのかも、その後の援助関係に影響を及ぼす。問題や課題を抱えた当事者とソーシャルワーカーが出会ったとしても、当事者はソーシャルワーカーに対して期待だけでなく、不安や懸念、不信感をもっていることすらある。初対面の人とすぐには打ち解けられないように、「この人にまかせられるか」どうかを見定めるのは当然のことである。当事者はそのような複雑な思いを抱えながら、慣れない、もしくは見知らぬところへやってきた客人なのである。

一方、援助する側にも準備がある。当事者が選んできた機関だとしても、その選択が妥当であるかどうかは、援助を提供する側が判断しなければならず、もしその機関の性質上、援助ができないのならば、その理由を伝え、適当な機関を紹介する必要がある。また援助関係を結ぶのであれば、誰が担当するのかを検討しなければならない。どのような立場で、どのような働き方をしているのか、現在どれくらいの業務を抱えているのかなどによって、受け入れることができるケースが決まってしまうこともある。さらにソーシャルワーカー自身の能力やバックアップ体制のあり方も援助関係に影響を及ぼす。客人である当事者に最初に対応するのは予約担当の職員や**受理面接**を行う**インテーカー**という場合もある。ソーシャルワーカーは

インテーカー
intaker
最初の面接（インテーク）を行う人。

当事者が出会うであろう職員との関係も普段から築き上げておくことが大切である。それが援助者側の準備と言える。

B. 援助関係の始まり

問題や課題を抱えている当事者がソーシャルワーカーと契約を結ぶことによって、援助関係における**クライエント**として位置づけられる。クライエントと位置づけられた後も、自分の問題解決を援助者であるソーシャルワーカーに委ねてよいかどうかを確認する作業は続く。丁寧な対話と細かな観察力、さらに感受性をもって、生きがたいと感じているクライエントの体験的現実や生活世界に接近し、クライエントにとっての問題の共有化を通じて、問題解決の糸口を探る姿勢、すなわち、ソーシャルワーカーの「よく聴く」という姿勢がその後の援助関係を継続していくかどうかの判断材料となる。

クライエント
client
「顧客」という意味もある。

人との関係はコミュニケーションによって形成されている。コミュニケーションには、言葉によるコミュニケーション（**言語的コミュニケーション**）と表情や身振り、手振り、あるいは声の抑揚など言葉以外のコミュニケーション（**非言語的コミュニケーション**）とがある。その比率には諸説あるが、言語的コミュニケーションが全体の 20 ～ 30%といわれ、非言語的コミュニケーションのほうが占める割合が大きい。つまり言葉によって会話し、関係を築いているようであっても、言葉以外の部分がコミュニケーション活動に大きな影響を及ぼしているのである。

言語的コミュニケーション
verbal communication

非言語的コミュニケーション
nonverbal communication

特に情報量の多い非言語的コミュニケーションは、ソーシャルワーカーの聴く態度（姿勢）の良し悪しに表れやすい。相手が話しているときに身を乗り出したり、話しの合間にうなずきや相づちを入れたりすることは、「話を聴いてくれている」と感じさせる聴き方である。一方、視線をはずしがちだったり、腕を組んだり、足を組んだり、頬杖をついたり、上体をそらすような座り方をしたりなどは、「話を聴いてくれていない」「私のことを軽んじているのではないか」と感じさせる聴き方であり、聴く態度（姿勢）としては相応しくないものである。また言語、非言語も含めて、発信者と受信者との間で伝達し合う情報は、それぞれの価値観や所属する社会や文化の違いなどによって、イメージするものや意味にずれが生じることもある。そこで、情報の発信者と受信者、すなわちソーシャルワーカーとクライエントとの間で意味を埋め合わせる必要がある。

「きく」は「聞く」「聴く」「訊く」と表記することができるが、それぞれに意味がある。「聞く」は音が耳に入ってくることであり、「訊く」は

「訊問（尋問）」が示すように、一方がもう一方に対して知りたいことを矢継ぎ早に尋ねることである。「聴く」とは、相手のことを理解しようとすることであり、相手の言いたいことの内容、言わんとしている問題点、その人独自のものの見方・考え方、気持ち・感情に積極的に耳を傾けることであり[2]、心と目も使って集中的に聴くことである。

ソーシャルワーカーは、自分の耳や目といった自分自身のあらゆる部分を使って、クライエントの発しているすべてを聴こうとすることが求められているのである。知らないことに対して真摯で、好奇心に満ち、粘り強く向かっていくからこそ、クライエントを大切にし、それぞれの共感性と独自性が発揮される関係を築けるのである。このように、よく聴くことによって、ソーシャルワーカーとクライエントとの間に信頼が生まれ、関係が築かれていく。そうした**信頼関係（ラポール）**は、ソーシャルワークのような対人援助を展開していくために必要なものである。そのため、援助関係の初期の段階では、信頼関係を築くことに重点が置かれている。

信頼関係（ラポール）
rapport

C. 聴く姿勢

援助関係において大切な信頼関係を築き、そして信頼関係を崩さず、援助を必要とする当事者の生活世界に接近していくということは、当事者である他者を理解することでもある。ソーシャルワーカーに求められている「聴く」姿勢について、**ロジャーズ**が示した3つの要素、無条件の積極的関心、共感的理解、純粋さ[1]から考えてみよう。

ロジャーズ
Rogers, Carl Ransom
1902–1987
アメリカの臨床心理学者。来談者中心療法(client-centered therapy)の提唱者。

まず、**無条件の積極的関心**とは、相手のことを批判したり説得したりするのではなく、相手の立場を尊重すること、温かさをもってひたすら聴くことを意味している。そのとき、ソーシャルワーカーは一時的に自分の価値観を横に置いておく必要がある。価値観は普遍的なものではないため、クライエントの価値観と異なることもある。だが、どちらの価値観が正しいという判断はできない。判断しようとすると、相手を批判、説得したくなるのである。初めての出会いのとき、ソーシャルワーカーは、その出会いを成功させるべく自分のエネルギーと時間を全面的にクライエントに注ぎ、できる限りの関心を示すのである。非言語的コミュニケーションもフルに活用して、クライエントが援助を求めるまでの過程の中で味わってきたであろう労をねぎらい、歓迎していることを示していく。この姿勢は、援助関係の中で継続される。

2つ目の**共感的理解**とは、クライエントの世界を「あたかも（as if）」ソーシャルワーカーの世界として体験する、つまりは相手が経験したことをそのままにはわからないが、相手の枠組みに沿ってわかろうと努めることである。ここでもソーシャルワーカーは自分の価値観を横に置かなければ、「あたかも相手と同じように」感じたり、考えたりすることはできない。「あたかも」とは、相手のことをありのままに受けとめながらも、相手と同じようになってしまわず、巻き込まれていない状態をいう。平木は「あたかも」の質がなければ、共感ではなく、同感・同情であると区別し、「自分は相手のことがよくわかるとか、相手の身になって共感することができると自負する人」のほとんどは、共感しているのではなく、同感・同情していると指摘している(2)。

この２つの要素では、自分の価値観の扱い方が鍵となる。誰もがそれぞれに価値観をもっている。共通する社会や文化の中では、同じような価値観を身につけているだろうが、一人ひとりの価値観を見ていくと、全く同じということはないはずである。ただ同じような価値観に接し、細かな違いを指摘することなくすごしていると、自分の価値観が普遍的なものだと錯覚しやすい。時折、他者の価値観に違いを見つけてしまうと、相手の価値観を否定したり、非難したり、自分の価値観を押しつけたりしたくなるのである。しかし、それぞれの価値観を否定することなく、尊重することも可能なはずである。そのためには自分の価値観、こだわりがどのあたりにあるのかを知っておくと、相手との違いに気づきやすい。援助関係において、ソーシャルワーカーは自分の価値観を横に置き、自分の価値観をあらかじめ知っておくことで、自分とは異なる相手の価値観を受けとめることができるようになるのである。

よく聴いて**他者理解**を深めるためには、相手から情報を多く発信してもらえるようにしなければならない。否定や非難されることのない安心して話ができる場が提供されることはもちろんだが、**自己開示**を促すような適切な質問もしていく。うなずきや相づち、相手の言葉を繰り返すことも、話しやすさにつながる。さらに話を聴いて、わかったと思っていることを、「私は～というように理解したのですが、これでいいですか」と確認することも大切である。このとき、確認したことが相手の言わんとすることであれば、話していることが伝わったと相手も安心できるであろう。逆に相手との間に異なる意味やニュアンスがあったとしたら、相手に再度説明を求めればよい。相手を理解するには、相手からの情報だけでは十分に理解できないこともあるし、こちらの受け取り方を確認する必要もある。確認した結果、誤りがあれば修正すればよい。ソーシャルワーカーの受け取り方が正解か不正解かをそれほど気にする必要はない。

３つ目の「**純粋さ**」とは、ソーシャルワーカーが自分自身の感情に十分

純粋さ
genuineness

に気づき、ありのままの自分を理解しようとすることである。ソーシャルワーカーは自分自身に嘘をついてまで相手に共感的な態度を示したり、温かく振る舞ったりしないことが大切である。自分では気づきにくいのだが、嘘をつくと態度が硬くなったり、不自然になったりしやすい。いくら専門家でも、よく知らない相手との関係を築こうとしているのだから、クライエントはよく観察し、ソーシャルワーカーの嘘を見抜く鋭い力をもっている。嘘をついた、もしくは嘘をつこうとしている態度にソーシャルワーカー自身が気づき、そうした感情があることを認め、自身の問題としてスーパービジョンなどを通して解決していく必要がある。

また、対人関係においては、よく相性の良し悪しを言うことがあるが、ソーシャルワーカーはそれを乗り越えて関係を築いていく。そのためには自分の感情をごまかすのではなく、向き合うことが必要である。それが「純粋さ」につながる。ソーシャルワークの中では、「**自己覚知**」といわれ、行動などの表面的なものだけでなく、感情といった内面的なものを含んだ自己理解が、ソーシャルワーカーの養成過程ならびに継続的な課題として位置づけられている。積極的な関心や共感的理解を示すことで、信頼し合えるような深い関係を築きながら、家族や友だちといった個人的な親しい関係とは異なる独特の関係を築く。共感できないとか、好感をもてないクライエントだとしても、ソーシャルワーカーが自分の気持ちを冷静に見つめられるならば、そうした感情をコントロールすることができる。たとえ自分自身だけでできなくとも、**スーパービジョン**や事例検討会などで指導や助言を求め、改善することができるだろう。

自己覚知
self-awareness

スーパービジョン
supervision
スーパーバイザーに指導を受ける関係。個別に指導を受けるほか、集団で受ける場合もある。

3. 面接技術

A. 面接の構造

面接はさまざまなところで、さまざまな目的のもとに行われている。入社試験や入学試験のような選抜を目的とした面接もあれば、調査を目的とした面接もある。これらの面接は、面接者のニーズに基づき構成される。面接は、その面接状況の構造化の視点から、非構造化面接、構造化面接、半構造化面接の3つに区分することができる。

非構造化面接とは、事前に面接の内容を全く決めず、面接場面で臨機応変に面接する形である。面接の中で自由な会話がなされるため、面接において必要な情報収集をしていくために、ラポールの形成や質問の構造化など、面接者の力量に左右される場合が多い。その対極にあるのが、**構造化面接**である。事前に質問内容や面接の順序などを明確に決め、その通りに面接する形である。必要とする情報収集はしやすいが、面接の中で語られる内容は、構造化した枠組みに制約を受ける場合が多い。**半構造化面接**は、構造化面接と非構造化面接の中間的な形であり、ある程度事前に面接内容を決めているものの、面接の詳細に関してはそのプロセスの中で臨機応変に判断される。面接の中でさらなる疑問や深掘りしたいことについてより詳細な質問なども行われ、その半構造化したプロセスの中から情報を収集する方法である。

B. ソーシャルワークにおける面接の意義

ソーシャルワークにおける面接には、クライエントが社会的に適応していくために必要な福祉サービスの提供やそれらを通して援助する**処遇面接**がある。処遇面接では、福祉サービスへどうつなげていくかに目を向けてしまいやすいが、面接者であるソーシャルワーカーとクライエントとの間に信頼関係を築き上げ、問題解決へとつないでいく過程で実践される援助技術としての面接なのである。処遇面接に対して、心理的な問題を中心に扱い、医療・社会福祉・教育・司法などの専門機関や施設で行われる**治療面接**もある。クライエントのパーソナリティの表層部分と社会関係をソーシャルワークが、パーソナリティの深層をカウンセリングや心理療法と役割分担するのではなく、クライエントの全体像をどのように捉えていけるかが援助の鍵となるであろう。1人ですべてを担うのは難しいが、ソーシャルワークという自己の専門性を基盤として、隣接領域であるカウンセリングや心理療法の基本的な知識をもつことで、ソーシャルワークの展開における限界を見極めることができるようになるだろうし、さらに自分と同じ専門性をもつ人だけでなく、異なる専門性をもつ人との連携の必要性を認め、求めていくようになるかもしれない。そうすれば、面接を含めた援助技術という共通項をもった専門職同士の協働も活発になるだろう。

処遇面接
処遇につなげていく面接。例としては、福祉事務所の職員による経済的困窮者に対して行われる生活保護法に基づく生存権の保障と自立助長や、居住型施設での施設生活への適応を促すことや対処に向けての調整などを指す。

人は語ることで、緊張が和らぐ、安心感が得られる、気持ちの整理がつく、問題解決の手段につながる、自分を肯定的に考えることができるようになる。だからこそ、ソーシャルワーカーには話しやすい聴き方が求められている。面接を通して、話をするだけでなぜ問題解決が図れるのかといえば、問題を抱えて硬くなった自分の心の内を第三者である面接者に語ることで、それがクライエントにとって鏡となり、自分自身の気づきや発見につながり、問題への対処方法を見出すものだと考えられるからである。ソーシャルワークは対人関係の中で展開される援助技術であるため、客観性と科学性が求められる一方で、クライエントの体験的現実や生活世界といった主観的なものを理解していくことも求められている。クライエントの体験的現実や生活世界とは、クライエントの性格だけでなく、どのような社会生活を送っているかも関連している。面接を通しての援助では、ソーシャルワーカーの助言によってクライエントの変化を生み出すのではなく、クライエントが主体で、ソーシャルワーカーはその伴走者としてかかわることが必要である。

C. 面接を行う場所と位置関係

[1] 面接室での面接

面接を行うに当たっては、援助者とクライエントとの関係といったソフト面と面接を実施する場所といったハード面のどちらも、クライエントを迎え入れるための準備として必要な条件である。クライエントが自分の抱えている問題を安心して見ず知らずの他人に話す場として、配慮された空間が求められるはずである。だがハード面での配慮がなされているところが少ないと白石は指摘し、**望ましい面接室の条件**を7つ挙げて、クライエントを大切に思う気持ちを表すことの意義を示している[(3)]。

その条件とは、①面接室は独立した部屋で、面接内容が漏れず、かつ外の音が聞こえないこと、②面接室に相応しい配色がなされていること、③できれば窓があり、適切な明るさをもつ部屋であること、④適当な広さがあること、⑤特に治療面接では面接に1時間程度の時間を費やすことから、座りやすい椅子を用意すること、⑥面接室内は花や風景画などを飾り、殺風景で事務的な感じを与えないような配慮された家具や調度品があることを求めている。さらに⑦面接室は、クライエントにとって心理的に入りやすいところに配置するよう、機関や施設の性格によって配慮する必要性があると述べている。

[2] 生活場面面接

生活場面面接とは、クライエントが生活する場面、すなわちクライエントの居宅や居室、ベッドサイド等で行う面接のことである。生活保護・公的扶助にかかわる面接では、クライエントの居宅を訪問して行われること（**居宅訪問面接**）が重視されている。それは、クライエントの生活環境も観察できることから、虐待等のリスクの発見につながったり、クライエントの生活全般の情報を具体的に知る機会にもなったりする。だが、面接室では設定しやすい時間の枠が居宅等では設定しにくかったり、クライエント以外の人が近くにいて面接の中身を深められなかったりすることもある。

施設や医療機関での生活場面面接を行う際には、面接内容が漏れないよう配慮しなければならない。クライエントの身体面にも配慮し、面接時間等の設定にも配慮が必要である。

［3］位置関係

ソーシャルワーカーとクライエントの位置関係は、面接でのクライエントの話しやすさにつながる。**図2-1**は、面接者とクライエントの座る位置と視線の向きを矢印にして示したものである。どの位置関係が話しやすいかは、クライエントによって異なるが、①のように正面で向き合うよりも、②のように90度の角度、もしくは③のように斜めになってハの字の位置関係で座ったほうが、クライエントに緊張感や不安感をもたらしにくいとされる。特に日本人は、人と話すときに相手と目を合わせるのはときおりだけである人が多い。それは日本人の多くが視線恐怖気味だからだという説もある。だからこそ、多くの人に②と③の位置関係が好まれる。ときどき視線を交わすことによって、面接者が自分に関心をもって聴いてくれている、という安心感をクライエントが得られるからである。また④の位置関係は、車いす介助をしたときの介助者と介助される人との位置関係でもあり、精神分析の父とされる**フロイト**が行った自由連想法での面接者とクライエントとの位置関係になる。

フロイト
Freud, Sigmund
1856-1939
オーストリアの精神科医。

また⑤のように横向きで並ぶのも、互いの視線を合わせにくいが、存在を近くに感じる位置関係であるため、距離感を小さくしたいと思っているクライエントにとって、好まれる位置関係である。子どもや認知症の高齢者に対する面接では、この位置関係で行うことが多くなる。

⑥のような背中合わせの位置関係は、非言語的コミュニケーションがかなり少なくなることから、相手の様子がわかりにくく、面接の位置関係としては好まれないものである。しかしながら、電話相談を想定して行う際のトレーニングとしては、この位置関係でロールプレイを行うことが効果的である。

また、視線の高さも影響する。ソーシャルワーカーがクライエントを見下ろすような状況では、クライエントは話しにくい。クライエントが小さな子どもや、座っている状態のとき、もしくはベッド上に横になっている状態のとき、視線の高さを近づけるため、腰をかがめたり、腰かけたりす

図 2-1　ソーシャルワーカーとクライエントの位置関係

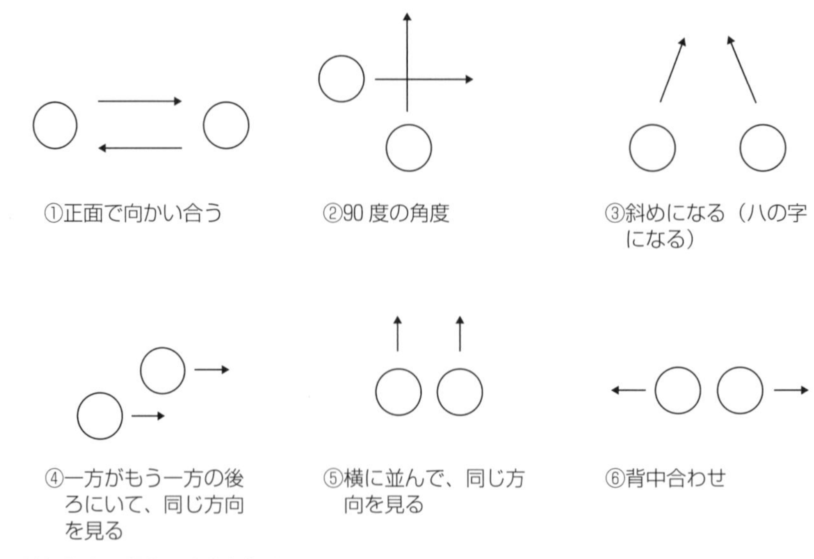

注）矢印は視線の方向を指す。

出典）筆者作成.

ることが求められる。

さらに二者関係の距離にも配慮が必要である。「パーソナルスペース」(4)と呼ばれる安心できる空間を誰もがもっている。そのスペースを無視して安易に近づきすぎることは避けるべきである。

D. 面接の技法

アイビイ
Ivey, Allen E.
1933–

さまざまな理論に基づき、多くの面接技法が存在する。ここでは**アイビイ**によって開発された**マイクロ技法**（**図 2-2**）を中心に見ていこう。マイクロ技法の基礎となるのは「**基本的かかわり技法**」である。それには、文化に適合した視線の位置、話をよく聴いているという態度をクライエントに伝える身体言語、クライエントの話題に関心を向け、それを妨げない言語的追跡、声のトーンといった非言語的コミュニケーションを中心としたかかわり行動がある。加えてクライエントをよく見るとしたクライエント観察技法があり、基本的傾聴の連鎖と続く。基本的傾聴の連鎖には、「開かれた質問と閉ざされた質問」「はげまし、いいかえ、要約」「感情の反映」「意味の反映」が含まれる。

閉ざされた質問
「閉じられた質問」とも呼ばれる。

傾聴というと、聴くだけと思われることもあるが、相手を理解するために聴くことであるので、わからないことは尋ねていくしかない。その方法として「**開かれた質問**と**閉ざされた質問**」がある。「閉ざされた質問」と

図 2-2　マイクロ技法の階層表[5]

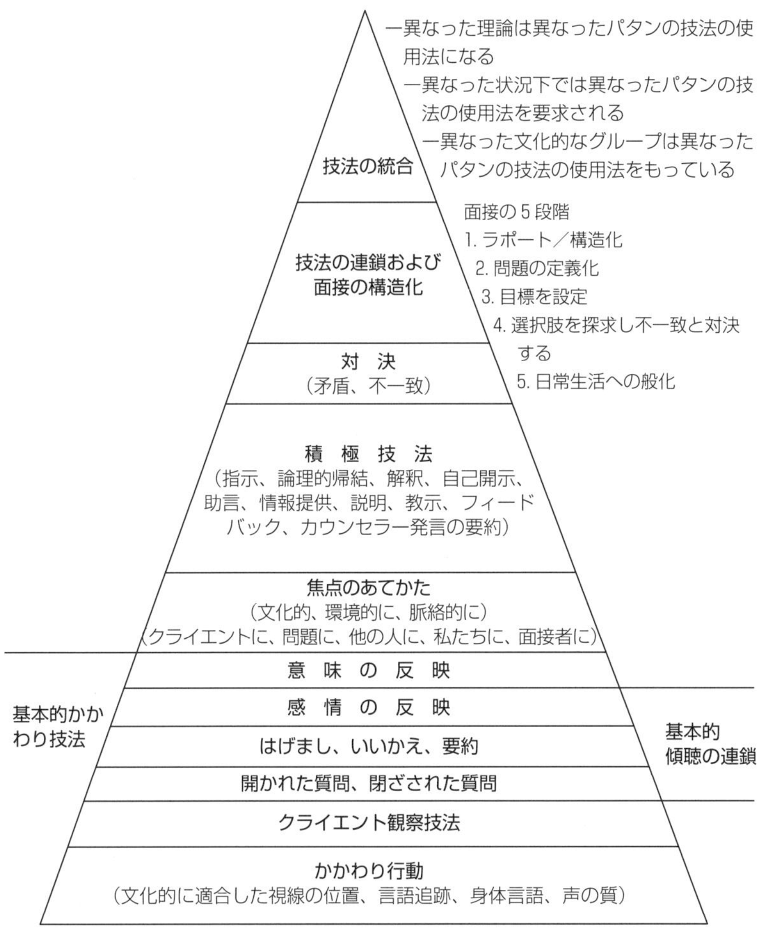

1. かかわり行動とクライエントを観察する技法は、効果的なコミュニケーションの基礎を形成しているが、これはかならずしも訓練のはじめがふさわしい場所であるというわけではない。
2. かかわり技法（開かれた質問と閉ざされた質問、はげまし、いいかえ、感情の反映、要約）の基本的傾聴の連鎖は、効果的な面接、マネジメント、ソーシャルワーク、内科医の診療時の面接やその他の状況下でたびたび見出される。

出典）アイビイ，A. E. 著 / 福原真知子・椙山喜代子・國分久子・楡木満生訳編『マイクロカウンセリング』川島書店，1985，p.8.

は、「はい」か「いいえ」で答えられるような質問の仕方である。詰問にならないような工夫が必要である。限定された情報しか得られないものの、言葉による説明が難しいクライエントに対しては有効である。一方、「開かれた質問」は、クライエントが自由に答えられる質問の仕方である。自由度が高い分、質問の趣旨に合っていない答えが返ってくることもあるだろう。そうしたときは「閉じられた質問」も交えて尋ねていくと、必要な情報が得られるであろう。質問するうえでは、「なぜ」「どうして」といった質問に注意を払うべきである。理由を尋ねる疑問詞であるが、投げかけられた人にとっては責める言葉として受け取られることがある。具体的な問題点を挙げて、一緒に考えるように尋ねるとよい。

「はげまし、いいかえ、要約」は、面接に来たクライエントが話しやすいように工夫するものでもある。相づちを打つ、順接の接続詞を使う、クライエントの言葉を繰り返すことや、クライエントの気持ちに沿って表情や身振りを合わせることも有効である。

「感情の反映」は、クライエントの発した言葉からクライエントの感情や意味することを言語化していくことである。それを手がかりとして、クライエントが根底にある自分の感情に気づくことを目指すのである。多くの場合、人の感情は喜び、怒り、悲しみ、不安といったものに分けられる。面接者がそうした感情をキャッチし言葉にしてクライエントに伝えることは、クライエントの気持ちに共感を示すことにもなる。

「意味の反映」はクライエントの感情や思考、行動の背景にある、意味を見出すことを手助けする。

「要約」は、面接の中での交通整理のようなものである。何が起こっているのか、面接の中で話題を変える前の整理であったり、混乱しているときには話をまとめるものであったり、面接に方向づけと一貫性をもたせるためのものである。

かかわり技法の中には記述がないが、話を終えるときには、クライエントに話したことに対するねぎらいの気持ちを伝え、言い足りないことや気にかかっていることがないかも尋ねていくと、援助関係としてもよいものになると考えられる。また面接者への要求が出されることもある。わからないことやできないことについて、きちんと伝えることも必要である[(4)]。

再びマイクロ技法に戻るが、かかわり技法の先にはクライエントの話の流れを方向づける「焦点の当て方」や、クライエントに特別な行動をするように指示したり、クライエントが抱えている問題に対する新たな枠組みを与える解釈をする「積極技法」へと続く。さらにその上位には、クライエントの行動の矛盾や不一致の部分を捉えて、心の葛藤の再検討を促す「対決」がある。ここまでの「かかわり技法」「焦点の当て方」「積極技法」「対決」といった4つの技法の習得を通して、多様な技法の連鎖が必要に応じて起こり、面接の構造化が図られ、「技法の統合」による自由自在の活用が可能になると考えられている。効果的な面接を展開させるために、いろいろな技法の長所を取り入れたものだが、平木は、マイクロ技法を面接者の力量にかかっている技法だと指摘している。

面接技法はこの他にもたくさんある。熊倉は、「面接者は専門理論のネットワークの中に身を置き、それと私の考えをつき合わせてクライエントと話し合う」[6]とし、著名な先人たちの理論と自分自身の考えの間には矛盾やジレンマがあり、それを実践の中で折り合いをつけていくと示している。著名な先人たちが編み出した理論から、自分にとっての軸となる理論や技法を見つけ、身につけていくことが大切である。さらに、自分が実践の場で考え導き出せるような学びも必要である。そして、矛盾やジレンマを感じながらも、かかわり合い、問い続けていくことが必要なのである。

E. 面接上の留意点

面接はコミュニケーションによって展開されていく。言語的コミュニケーションだけではなく、非言語的コミュニケーションも含んだものであることはいうまでもない。そして、私たちは言語による情報を一義的に捉えてしまいやすいため、言語的コミュニケーションがまだ発達途上の子ども、加齢や障害によってコミュニケーションがうまく図れない人、これらの人との面接には困難を感じやすい。

たとえば子どもに関して、言語化できなかったり、言語そのものが貧弱であったりする場合、言葉に頼りすぎると、ある特定の思いに固執してしまうこともあるので、非言語的コミュニケーションでの意思疎通にウエイトを置いたアプローチの検討が必要になる。また症状や問題行動によって、何かを伝えようとする子どももいるので、そのメッセージを探っていく必要もある[7]。

また問題を抱えた本人ではなく、周りにいる家族などがその問題を語る場合もある。語られた内容が現象的に正確であっても、本人にしかわからない背景があることを、ソーシャルワーカーは理解しておく必要がある。家族を1つのシステムとして扱う家族療法では、問題を抱えた人を**IP**と呼ぶが、その意味は「患者とされた人」である。IPを含む家族が面接の場で一堂に会することができるならば、IPの問題について家族一人ひとりがどのように思い、どのようになって欲しいのかをIPが整理して知ることができるし、逆にIPが問題（とされていること）をどのように思い、どのようにしたいのかを家族が知ることができる機会を面接者は与えていく。しかしながら、問題を抱えた本人のコミュニケーションに障害があったり、未熟であったりする場合には、面接者は問題を抱えた本人と家族との通訳になっていくことも求められる。

IP
identified patient または index patient の略。

4. アウトリーチ

A. アウトリーチの意義

援助の多くは、援助を求める人が援助をする人のもとへ出かけていき、援助が必要であることを伝えることから始まる。福祉学の制度・政策論的次元で見れば、援助を求められてから、それが用意された援助に適うかどうかを判定して、適うのであれば援助の対象となる。しかし、援助を求めようにも求めに行くことができない人もいる。そういう人に対して、援助する側が情報や支援を積極的に届けていくことが**アウトリーチ**の意義と言える[8]。また、既存の制度や法律では対応が困難な「制度の狭間」に陥る人がいることを踏まえ、取りこぼしのないようにするためにもアウトリーチが必要と考えられている。

アウトリーチ
outreach

アウトリーチとは、「外に手を伸ばす」という意味で、かつては問題や課題を抱えている当事者の日常生活の場に出向く訪問支援全般がアウトリーチと表現されてきた。社会福祉の分野では支援が必要であるにもかかわらず支援が届いていない人に対して、援助する側が出向いて行って積極的な働きかけによって情報や支援を届けることをいうように、その定義は広がってきている。制度の狭間にあって十分な支援につながらないケースに対しても、アウトリーチによるかかわりができるように方向づけられている。近年の制度・政策の中には「アウトリーチ」によるかかわりが明文化されてきている。

2003（平成15）年度から進められてきた「**精神障害者地域移行支援特別対策事業**」等の事業は、受け入れ条件が整えば退院可能な精神障害者の退院支援や地域生活支援を行ってきた。しかしながら精神障害者が地域生活をしていくに当たり、医療へのアクセスが十分でなくなったり、地域の中で孤立したりすれば、病状に悪影響を及ぼす。そこで、生活に支障や危機的状況が生じないためのきめ細やかな訪問（アウトリーチ）や相談対応を行うことが必要とされてきた。2011（平成23）年には「**精神障害者アウトリーチ推進事業**」も展開され、地域生活を維持するために精神障害者自身に寄り添う医療と生活支援を提供する仕組みが整えられてきている。

生活保護に至る前の自立支援策として2015（平成27）年に創設された**生活困窮者自立支援制度**では、その制度の中核をなす**自立相談支援事業**において、ひきこもりなどの社会参加に向けてより丁寧な支援を必要とする人への支援の強化を図るために、「アウトリーチ等の充実」が加えられている。

社会福祉の分野では制度や分野ごとの従来の「縦割り」や「支える側」「支えられる側」という関係を超えて、地域社会や一人ひとりの人生の多様性を前提とし、人と人、人と社会がつながり支え合う取組みが生まれやすいような環境を整える、新たなアプローチとして**地域共生社会**が推進されている。地域共生社会では、市町村がそれぞれの実情に応じて包括的な支援体制を整備するため、①断らない相談支援、②参加支援（社会とのつながりや参加の支援）、③地域づくりに向けた支援、を一体的に実施する事業を創設している。この事業全体の理念の１つには、アウトリーチを含む早期の支援がある。支援ニーズが明らかでない本人・世帯については、断らない相談支援の機能に位置づけるアウトリーチによる支援など、継続的につながり続ける伴走の機能により、関係性を保つというものである。これらの機能を地域社会の実情に応じて整備しつつ、市町村全体でチームによる支援を進め、断らない相談支援体制を構築していく。また、地域づくりに向けた支援を行うことにより、地域社会において、誰もが多様な経路でつながり、参加することのできる環境を広げる。

地域共生社会の推進にも明記されたことで、アウトリーチが社会福祉の多様な領域で行われるようになってきていると言える。制度や窓口を設けるだけでは、援助の枠組みから取りこぼれてしまう人がいる。そうした人に積極的に支援を届けるという姿勢は、行政よりもNPOや民間団体の方が活発に行ってきた。路上でホームレス状態にある人に声をかけたり、家出している若者に向けて声をかける「夜回り活動」といった、ソーシャルワーク活動につなげるためのアウトリーチも実施されている。アウトリーチによって予防的なかかわりや問題の早期介入が可能になってきている(9)。

B. アウトリーチを必要とする対象と対応方法

若者支援を展開し、アウトリーチによる活動を拡げていくための調査等を行っているNPOが、当事者が助けを求められない要因を４つにまとめている(9)。

１つ目としては、支援が必要な若者の対人不信感である。対人不信感は、大人を含む周りとのコミュニケーションでの傷つきの積み重ねや、過去に支援を受けた際の傷つきの経験によってもたらされる。「人には話したくない」「大人や支援者は信頼できない」「人を頼ったり人に支援されることが嫌だ」などの心理が背景にある。また幼い頃から虐待を受けたり、頼れる人が周りにおらず「助けて」と声を上げることができない状況に置かれ続け、「助けを求めてもムダだ」「自分なんてどうせ助けてもらえないに決まっている」と、その状況から抜け出すための行動を起こしにくくなってしまうという「**学習性無力感**」を抱いている場合もある。こうした若者への援助として、「一見支援に見えない入り口を設ける」ことと「若者の価値観やニーズを受け止める姿勢を見せる」ことの2つが挙げられている。対人不信感が強い若者へ「助けて」と声を上げるようすすめることは非常にハードルが高いものである。「一見支援に見えない入り口」は、そうした若者に「人に頼る」「支援を受ける」という意識をもたせずに、支援のきっかけづくりになると考えられる。若者が積極的に興味をもてて、対等な関係で接点をもてる入り口を設けることで、心理的な抵抗感を和らげる効果が想定される。また「若者の価値観やニーズを受け止める姿勢を見せる」ことは、「この人になら話せるかもしれない」といった信頼関係の構築に効果的だと考えられる。支援に直接関係のないことでも、若者が普段から興味をもっていることを受容する姿勢を見せることで、若者本人によるスムーズな自己開示が期待できるとも指摘している。

学習性無力感
アメリカの心理学者セリグマン（Seligman, Martin E. P.）が1967年に犬を使った実験から、自分の意志では変えることができない困難な状況に置かれ続けた経験は、自分はどうすることもできない、状況を変えることができない無力な状態であると思い込んでしまう、という無力感も学習されることを明らかにした。

2つ目には、支援を阻む**社会的偏見**と相談のタブー視を挙げている。若者支援が取り組む課題は、ひきこもり、障害、疾患、犯罪、妊娠、虐待、生活困窮など、個人的な人間関係やプライバシーにかかわるものが非常に多い。これらの課題を抱える若者の中には、周りの目を気にして、問題について相談することが難しいケースも多くある。また当事者の家族も、「周りには恥ずかしくて相談できない」「どうしたらいいかわからない」と感じ、問題を家族で抱え込むケースも多いという。支援に当たっては、このような社会的な偏見があることを念頭に置きつつ、心理的要因に働きかけ、不信感や支援への抵抗感を和らげる取組みが必要である。「自分は支援を受ける対象である」「支援の専門家に指導される」といった感覚を抱かせずに、支援を提供できる関係を構築する工夫が重要であるという。

3つ目としては、時間や場所のアクセスの困難さが挙げられる。たとえばフルタイムで働いている**ワーキングプア**の若者が、平日の昼間に労働相談の窓口に訪れることは難しいであろう。相談窓口に行くたびに書類を書いてたびたび訪れるのは、時間や金銭面で大きな負担となり、継続的な支援も難しくなる。地理的に離れていれば、なおさらそのような難しさが生じる。このように時間や場所のアクセスが悪いと、制度や支援について知っていて利用を望んでいても、利用が難しい。メールやチャットを用いたオンライン相談や、オンラインでの手続きシステムの整備によって、支援

ワーキングプア
working poor
働いて収入を得ているものの、その収入の水準が低く、生活が困窮している人のこと。

へのアクセスが大幅に改善されると考えられる。

4つ目には、必要な人に情報が伝わらないという状況が挙げられる。何らかのサポートが必要な際に、自分で必要な支援の情報を集める余裕がない場合もある。たとえば、抑うつ状態になると援助を求める力（援助要請能力）が弱まっていくことがある。また、情報を知っていても、間違った理解や難しい説明によって利用から遠のくことも考えられる。これに関しては、チラシやポスターなど、広く多くの人に情報を届けられる広報手段だけでなく、必要としている人の目に触れやすい広報手段を用いたり、当事者の心理に寄り添った文面を活用するなど、情報発信の工夫が必要だという。企業のマーケティングの手法に倣い、届けたい相手の人物像や行動パターン、普段使っているツール等を分析すること、情報発信の効果を測定することが、継続的な実施と改善につながると示唆している。

日本の自殺者数は一時期に比べ減少傾向にあるものの、若年層の自殺者数は横ばいの状況が続いていることから、自殺対策の中で若年層をターゲットとした政策も組まれてきている。「命は大切」や「親が悲しむ」といった道徳的なアプローチでは若者に響かない。自殺のリスクの高さは援助希求の低さとも関連していることから、各地の小中学校で「**SOSの出し方教室**」といった自殺予防のプログラムが展開されている。2017（平成29）年7月に閣議決定された**自殺総合対策大綱**では、若年層の自殺対策として、「ICT（情報通信技術）も活用した若者へのアウトリーチ策を強化する」ことが明記された。その後の**座間市における事件**などをきっかけに、SNSや検索連動広告を用いたアウトリーチや、SNSを活用した相談事業などが、自殺対策のみならず、若者支援の分野で広がりを見せている(9)。

SOSの出し方教室
若年層の自殺予防対策の1つとして各地で展開されている。つらい状況にある、と支援を求めてもよいことや、どのように支援を求めていけばよいかを伝えている。

座間市における事件（座間9人殺害事件）
2017年10月に発覚した連続強盗殺人・死体遺棄事件。逮捕当時27歳の男性が、自殺願望のあった若い女性とSNS上で交流し、自殺幇助をほのめかし誘い出し、8人を殺害した（残る1人は被害女性の知人男性）。公判で犯人は殺害の承諾を得ていないと証言し、2021（令和3）年1月に死刑判決が確定している。この事件はインターネットが発端であると政府も見解を出し、ICTを活用した自殺予防対策の強化とSNSを利用した犯罪の再発防止策の強化が打ち出された。

注）

ネット検索によるデータ取得日は，2022年12月20日.

(1) 柳澤孝主編『臨床に必要な社会福祉援助技術』福祉臨床シリーズ2，弘文堂，2006，pp. 24–26，pp. 143–144.
(2) 平木典子『カウンセリングとは何か』朝日新聞社，1997，p. 48，p. 46.
(3) 白石大介『対人援助技術の実際—面接技法を中心に』創元社，1988，pp. 18–23.
(4) 大野裕・田島美幸『こころのスキルアッププログラム』独立行政法人国立精神神経医療センター認知行動療法センター，2013.
(5) アイビイ，A. E. 著／福原真知子・椙山喜代子・國分久子・楡木満生訳編『マイクロカウンセリング』川島書店，1985.
(6) 熊倉伸宏『面接法（追補版）』新興医学出版社，2003，p. 99.
(7) 宮本和彦編『現代の児童福祉』福村出版，2000，pp. 112–120.
(8) 特定非営利活動法人OVAウェブサイト「福祉分野でのアウトリーチ活動の定義と意味」2019年6月4日.

(9) 特定非営利活動法人 OVA ウェブサイト「アウトリーチの実践に今日から使えるメソッド集―子ども・若者に効果的に支援を届けるための4つのポイント」2018.

理解を深めるための参考文献

● **熊倉伸宏『面接法（追補版）』新興医学出版社，2003.**

心の相談のための面接法をまとめた著書であるが、その原点は人との出会いであるとしている。単なるハウ・ツーではなく、人間を学ぶことの意味も深められる内容である。

● **岩間伸之『対人援助のための相談面接技術―逐語で学ぶ 21 の技法』中央法規出版，2008.**

対人援助に必要な相談面接技術を理解し、実践に活かせるように解説されている。また相談援助の逐語記録とそれに対する指摘もあり、面接の奥深さと難しさも味わえる著書である。

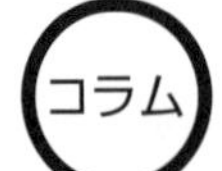

「ありがとう」は褒め言葉？

ある当事者団体の電話相談では、研修を受けた会員がボランティアで相談を受けていた。相談活動を支える団体の事務局から「相談電話に対して苦情が入った」と筆者に連絡があり、相談員への指導を依頼された。

苦情の対象となった相談員 A さんは相談を受けるようになってまだ日の浅いボランティアであった。A さんに相談時のかけ手の反応を尋ねると、A さんの記憶がはっきりしなかった。最後には「ありがとうございました」と言われ、うれしかったと言った。そこで「ありがとう」は感謝の意なのだろうかと投げかけてみた。当然そうだという A さんに、他の場面を想像してもらった。すると「もう結構」という意味があることに気づいた。

そのかけ手はアドバイスが欲しかったわけではなかったと思われる。それなのに同じような経験だと張り切ってしまった A さんは自分の思いを相手かまわず話していたのであろう。

この事例で言いたいのは、対人援助をしていくうえでは、褒められたときでさえも、自分の対応、特に聴く姿勢について、これでよかったのかと問い続けていかなければならないということである。褒められたと喜んでいるだけでは、よい聴き手とはなれないのである。

第3章 ソーシャルワークと社会資源

ソーシャルワーク実践では、利用者のニーズや権利を守るために公的・非公的サービスと連携を図る必要がある。これらは社会資源と呼ばれる。社会資源を活用して種々の社会的変革を促すための援助技術の大切さを学んでいこう。

1

社会資源は私たちの周りに多数存在する。近年は、地域住民が主体となった社会資源の開発が活発である。社会資源の種類や特徴を捉え、地域社会の特性を活かした社会資源の開発、活用と維持におけるソーシャルワーカーの役割を学ぶ。

2

ソーシャルアクションの歴史と事例を踏まえながら、当事者のエンパワメントを活用する意義を理解し、日本の社会福祉政策の課題と当事者主権の重要性を学ぶ。

1. 社会資源の活用・調整・開発

A. 社会資源を活用すること

私たちは、家族や友人、近隣・地域住民、同僚などさまざまな人びととかかわり、家庭で寝起きをし、学校や職場へ通い、居住する地域の行政機関や公的施設を利用したり、店で買い物をしたりして生活を営んでいる。

そして、日常生活における食事ひとつとっても、メニューの選択→食材選び→食材の調達→調理→盛りつけ→食事といった複数の過程を経て行われている。この当たり前に行われている行為が困難になったとき、私たちはどのように生活を整えるのだろうか。

社会資源とは、社会福祉に関連しているものだけにとどまらず、多種多様の資源を指す(1)。地域社会には、多くの社会資源が存在し、さまざまなサービスや援助資源がある。人的資源も親近者、地域住民、各種専門職など当の本人を取り巻くさまざまな関係者がいる。自らの生活行為の一部あるいはその多くが困難になったときには、これらを活用し、生活を成り立たせていく必要がある。

また社会資源を活用するためには、ソーシャルワーカーの存在も重要である。ソーシャルワーカー自身も社会資源ではあるが、他との違いは、利用者とともに社会資源を選択し、コーディネートする力を保持していることである。ソーシャルワーカーは、利用者となる人のこれまでの生活、ニーズを十分にかつ的確に捉えながら、その人の生活を支援する役割をもっている。そのためソーシャルワーカーは、より多くの社会資源に関する知識や情報を持ち合わせていることが必要である。

B. 社会資源の種類

[1] 社会資源の分類

トーマス
Thomas, D. N.

社会資源は、私たちが生活する周りに多数存在している。白澤政和は、**トーマス**の分類方法(2) を取り上げ、「地域の社会資源は、住民に対して財政的、社会的、近隣扶助的な価値を有し、①物質、②商業的サービス、③組織的サポート、④内的なサポートの4つに範ちゅう化している」と述べている(3)。

社会福祉において社会資源とは、生活ニーズを充足・解決するために活用される人材や物資の総称をいい、トーマスの提唱する分類の③、④がそれに当たると考えられる。その具体的な分類は、人的・物的・制度的・情報的資源などがあり、社会福祉では、法律・制度、施設供給主体、設置主体、構成要素、目的など視点の持ち方により、さまざまな分類の仕方がある。

[2] フォーマルな社会資源とインフォーマルな社会資源

(1) フォーマルな社会資源

フォーマルな社会資源とは、法制度を源とした社会福祉機関・施設、病院などに所属する専門職によって提供されるサービス等を指す。専門的で安定したサービス提供が可能であるが、その反面、法制度に基づいたサービス提供であるために、突発的な出来事に対応ができない、細部まで介入することができないなど、柔軟性に欠けることや人間関係の構築、ニーズ把握、契約や手続きにより、サービス提供までに時間がかかるという欠点をもつ。

専門職は、サービス提供の担い手としてかかわることが先行するため、利用者との間に信頼関係がすぐには成立しない。利用者は、困ったことを解決してくれる専門職であることは理解していても、初めて会う人に自分をさらけだすことは難しいであろう。そのため、専門職には、サービス提供の前に利用者のニーズや悩みを聞き出すための人間関係を築くことが必要となる。つまり、フォーマルな社会資源として利用者にかかわり、資源を活用してもらうために、利用者をアセスメントしながら、信頼関係を構築する力が求められるのである。

(2) インフォーマルな社会資源

インフォーマルな社会資源とは、非専門的な制度化されていない援助資源やそれを提供する人やものを指す。家族や親戚、友人、知人、近隣住民、会社の同僚など、本人がこれまで形成してきた人間関係を基盤とするものである。また、これらよって構成される支援をインフォーマル・サポートという。

インフォーマルな社会資源と位置づけられる人と利用者は、すでに人間関係が成立している場合が多いため、困っていることには、すぐに対応できる利点をもつ。また身近な人の支援は、利用者に安心感を与え、心理的なサポートも期待できる。しかし本人と家族、かかわる人びとの状況は、変化することがあり、サポートの継続性や安定性への疑問があることは否めない。

図 3-1　フォーマル、インフォーマルな社会資源のつながり

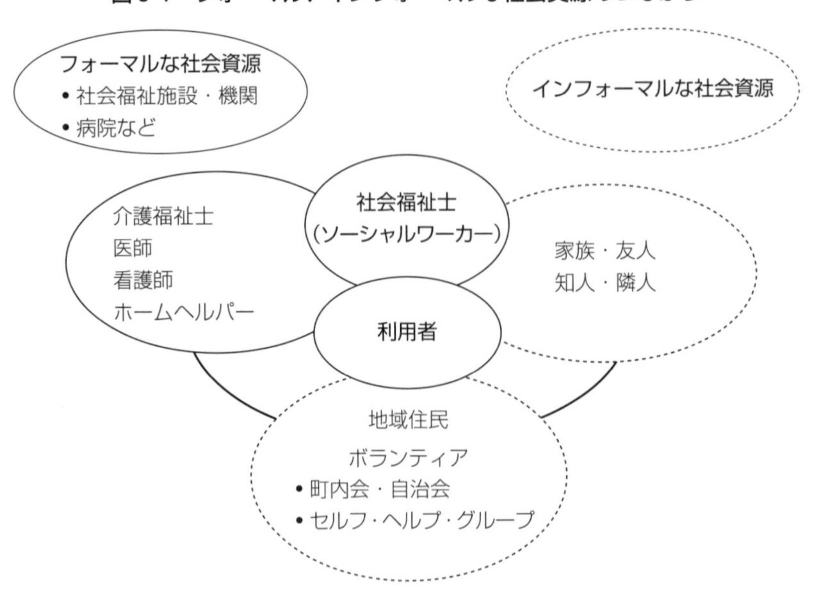

出典）筆者作成.

かつて日本社会では、地縁、血縁など、それぞれが築いた相互的な支えをもって、地域生活が成り立っていた。しかしながら、近年では、都市化や核家族化により地域社会のつながりが弱体化し、このようなインフォーマルな社会資源にもコーディネート機能が必要となっている。このコーディネート機能には、ミクロなネットワーキングやケアマネジメントも含まれ、客観的な立場で利用者の状況やサポートの体制を判断し、かかわる人びとの関係性の変化やサポートの安定性、過剰なサポートになっていないかなどに留意しながら調整が行われる。

セルフ・ヘルプ・グループ
self help group
同じような問題や生活課題・悩みを抱えた人びとが、相互に援助し合い、わかち合うことで、それらを自分達で乗り越えようとする自主的なグループをセルフ・ヘルプ・グループまたは自助グループという。

その他、ボランティアや自治会・町内会、**セルフ・ヘルプ・グループ**、相互扶助団体など、地域住民や同じ目的を持った人びとが意図的に構成・組織し活動しているものもインフォーマルな社会資源の中に含まれる（**図 3-1**）。

[3] 供給主体による分類

(1) 制度

利用者や家族が利用することのできるサービスの源となるものが各種制度である。法や条例を根拠とし、事業所や施設が設立され、各種サービスが提供されている。

また自治体が警備会社や宅配業者、と遠方に住む家族と連携し、高齢者の見守りや所在確認を行うサービスも行われている。

図 3-2　独居の高齢者を支えるソーシャル・サポート・ネットワークの例

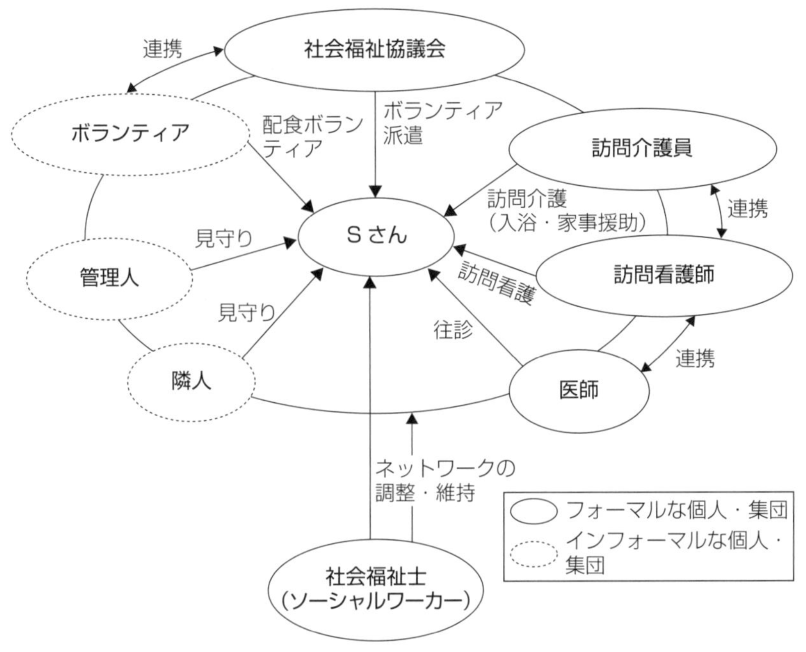

出典）筆者作成.

(2) 社会福祉機関・施設

社会福祉機関や施設は、法や制度、事業に基づき、サービスを提供する。同種類のサービスでも行政、社会福祉法人、医療法人、株式会社などの企業やNPO法人等、異なる運営母体で行われている。たとえば、社会福祉法人や医療法人は、主な施設を所有しながら、複数の事業を展開している場合が多い。

(3) 個人・集団

個人や集団には、インフォーマルなもの、フォーマルなものと2種類ある。前者には、利用者がこれまで築いてきた身近な人びととの人間関係や、地域社会の住民が独自に形成した集団を媒介としたインフォーマルな人的資源が含まれる。一方で、後者は、公的な制度やサービスを利用することによって出会う専門職であり、この専門職をフォーマルな人材資源という。

以上のような個人および集団による支援をソーシャル・サポートといい、その連携を**ソーシャル・サポート・ネットワーク**という（**図 3-2**）。

(4) 資金

資金は、個人にとっては生活を支えるものとして欠かせないものであり、団体向けには活動継続のために必要になる。個人向けには制度による各種保険給付金、社会手当や年金などは見逃せない。団体向けには社会福祉協

クラウドファンディング
crowd funding
インターネットを介して不特定多数の人びとから少額ずつ資金を調達する方法。

議会等を窓口とした助成事業や社会貢献として資金援助を行う企業も見られ、**クラウドファンディング**による形態も身近になっている。

資金は、サービスや物に形を変えたり、目に見えない形で人びとの関係性や生活、活動を支えたりするものである。活用の仕方によって、その効果は変わるため、ソーシャルワーカーは、個人・団体を取り巻く状況をアセスメントし、資金に関する情報提供や活用にも目を向けることが必要となる。

C. 社会資源の活用、調整

[1] 社会資源とソーシャルワーカー

社会資源に関するソーシャルワーカーの主な役割は、社会資源の活用と調整、開発にあるといえる。ソーシャルワーカー以外の機関やそれらに所属する人びとは、それぞれ役割が固定されており、利用者に自ら援助を申し出たり、その範囲以外のサービスを提供したり、他の社会資源との調整を行う機能は持ち合わせていない[(3)(4)]。また利用者や家族の状態やサポートネットワークの状況に合わせてサービスを変化させたり、新たな社会資源を生み出すことはできない。そのため、ネットワークを作り上げる過程における、社会資源の調整に関しては、ソーシャルワーカーが重要な役割を担っている。

社会資源の開発では、地域社会の特徴的なニーズに基づき、住民の協同による問題解決、組織運営を支援する。ここでは、ミクロ、メゾ、マクロレベルでの社会資源の活用と調整、開発におけるソーシャルワーカーの視点や役割を整理していく。

[2] 社会資源活用の手順

(1) アセスメント

ソーシャルワーカーは、利用者の抱えている問題やニーズ、目標とする生活など、必要な情報を収集し、分析、整理する。必要に応じて家族にも聞き取りを行う。

(2) 社会資源の確認

利用者の家族、身近な人びとなど、人的資源、物的資源、すでに利用している制度やサービスなどを確認し、利用者が所有している、または、活用できるもの、活用できる可能性のあるものの確認を行う。併せて、活用の頻度や程度、量も確認する。アセスメントの一部として行われることもあるが、ここでは、社会資源を中心に取り扱っているため、別個に確認の過程を設けた。

(3) 社会資源の選択

利用者のニーズに応じたサービスや資源を選択し、組み合わせる。資源の提供に当たっては、提供のタイミング、費用面も考慮する。

(4) 調整、維持

サポート体制が完成し、利用が始まったら、利用の状況をモニタリングし、必要に応じてその都度調整を行う。

[3] 社会資源活用の留意点

社会資源の活用に当たって、ソーシャルワーカーは、利用者のニーズと利用者の望む生活を的確に読み取ることが大切である。利用者の現状におけるニーズや目指す生活はそれぞれに異なる。それらを考慮し、サービスの量や目的、個人のもつネットワークや情報を活用し、適切な社会資源の選択をしなければならない。支援する家族の意向や状況によって、社会資源を選択せざるを得ない状況もあるが、利用者の自己決定を尊重することを原則とする。ソーシャルワーカーの主観で、無意識にサービスを押しつけたり、身近なサービスを当ててしまうことがないよう注意する。

社会資源の活用開始時には、利用者が社会資源を受け入れる準備ができているかということにも注意を向けなければならない。利用者によっては、他人の手を借りたり、使ったりすることに抵抗を示す人も少なくない。その思いを理解して、利用者が受け入れたうえでサービス利用に入ることができれば、利用者の自己決定による社会資源の活用となる(5)。

そして、社会資源を利用し始めてから、利用者の状況が変化したときには再アセスメントを行う。サービスの内容や量が適当かどうかなどに留意して検討し直す。その利用者にかかわる人びととも連絡を取り合い、検討の時期を見逃さず、その都度調整・維持していくことが必要である。

社会資源の調整を行うときには、ソーシャルワーカーは社会資源活用の前段階として、随時利用者に確認しながら進めること、利用者自身が社会資源を活用しているという実感をもってもらうことが大切である。そうすることで、最終的には、利用者自身が主体的に自分自身の生活上の問題に対処していけるようになることを目標とする。

ソーシャルワーカーには、社会資源の知識を豊富に持ち合わせていることが求められる。数あるサービスの中から、利用者のニーズに応じた適切な社会資源を選択するためにも、地域の社会資源に関する情報を絶えず収集し、整理しておくことや、多くの事例、実践場面、他のソーシャルワーカーとの情報交換などを行うことが有益になろう。

D. 社会資源の開発

[1] 社会資源開発の意義・目的

社会資源を選択するに当たって、利用者のニーズに沿った社会資源が見つからない場合には、制度や組織、施設、団体やネットワークなど新たな社会資源を作り出すことが必要になる。それに伴う提言、計画策定、評価などを住民主体、住民の協同で行うことができるようソーシャルワーカーは側面的に支援する。なお社会資源の開発には、既存の社会資源の全体または一部を作り変えたり、調整したりすることも含まれる。

[2] 社会資源開発の技術

社会資源の開発に当たって、ソーシャルワーカーが使用する技術としては、**コーディネーション**、ファシリテーション、**ケアマネジメント**、グループワーク、プレゼンテーション、コミュニティワーク、コミュニティソーシャルワーク、**ネットワーキング**などがあり、それらを駆使し総合的に展開する。他に書面作りや効果的な広報の方法、資金調達の方法、事務手続きなどの知識も必要である。

コーディネーション
coordination
ある目的達成のために、その目的に適合しそうな社会資源を効果的に調整すること。ソーシャルワークの領域においては、「協働」「連携」「連絡調整」が含まれる。

[3] 社会資源開発の方法と実際

社会資源の開発は、どのように行われるのだろうか。災害支援をきっかけに地域支援団体が作られた事例で解説する。開発に伴うプロセスや技術は、〔 〕で示してあるので参考にしてほしい。

事例 **地域支援団体の発足**

経緯：「令和元年東日本台風」は、広い範囲で大雨や暴風をもたらし、死者、行方不明者多数、河川の氾濫、がけ崩れ、橋の崩落、住家の全半壊、浸水等甚大な被害をもたらした。各地には災害ボランティアセンターが開設された。本事例のきっかけとなった災害ボランティアセンターは、8ヵ月にわたり活動が継続された。

被災後、初動期は全国から駆け付けた社会福祉協議会のソーシャルワーカーが、支援依頼のあった被災者宅を訪問し、アセスメント活動を行い、ボランティアの派遣を行っていた。数ヵ月後、ボランティアの活動内容も広くなり、ボランティアのリピーターがアウトリーチでアセスメントを担うようになっていった。訪問活動で住民のニーズを直接受けとめるうち、ボランティア達は片付けを含む、法制度では解決できない同様の課題をもつ地域住民のためにこれからも支援し続けたいという思いが大きくなっていた。そこでソーシャルワーカーは、支援活動を継続するためのボランティア団体の結成を提案した〔活動団体の結成〕。

活動目的を「地域の共助力向上の活動」とし、主な活動を災害後の片付け、傾聴活動、**防災士**と連携した地域の防災講習会の開催等を行うこととした〔課題の設定〕。

メンバーは防災・減災知識と技能を学び、防災士資格を取得し、スキルアップに努めた。災害ボランティアセンター閉所後も継続的に災害ごみの片付けを請け負っている。ボランティアで解決のできないニーズは、社会福祉協議会や地域包括支援センターへ情報提供し、新たな支援体制へ結びつけている。被災後の危険個所は、役所へ情報提供している〔ネットワーキング／ミクロ〕。

ソーシャルワーカーは、活動に寄り添い、問題解決支援、**側面的支援**、新たな資源との連携作りなどを行っている。

活動の幅が広がり、資金も必要になってきたときには、ソーシャルワーカーは、赤い羽根共同募金を財源とした**地域ささえあい活動助成金**の応募を進めた〔資金調達〕。

1年後には、地元高校生の防災クラブへの後援、大学生ボランティア活動支援、小地域での防災ワークショップの企画、他団体との研修会など、活動・交流の幅が広がってきた。その後、当該地域では、今後の災害に備え、災害ボランティア連絡会議の立ち上げ準備が開始され、行政、社会福祉協議会、関係機関・団体とともに、ボランティア団体としてこの団体も参加した。ソーシャルワーカーは、関係機関・団体、市民が自主的にかかわれるように会の運営を働きかけ、参加団体からの発案で、外国人支援団体、タクシー・バス会社、教育機関にも協力を依頼した〔ネットワーキング／メゾ・マクロ〕。

参加者から「得意分野を生かした防災・減災活動、発災時の協力体制と役割分担」という目標が掲げられ、体制作りは2年以内を目標に構築していくこととなった〔プランニング（企画支援）〕。

メンバーは、団体の立ち上げから、現在までの活動と成果について定期的なミーティングで振り返りを行っている。またソーシャルワーカーも自身のかかわりによる支援の振り返りをして評価を行った〔評価〕。

防災士
“自助”“共助”“協働”を原則として、社会のさまざまな場で防災力を高める活動が期待され、そのための十分な意識と一定の知識・技能を有する者として認められた人、その資格。日本防災士機構が認証する。

側面的支援
情報共有の拠点、備品保管場所の提供、必要備品・公用車の提供など。

地域ささえあい活動助成金
地域の支え合い、見守り、助け合いなど地域福祉活動の推進を図る事業に10万円を上限とし、経費を助成。

2. ソーシャルアクション

A. ソーシャルアクションの意義と目的

日本の社会福祉政策は、福祉ニーズをもつ当事者の活動とともに発展した過程がある。1952（昭和27）年に結成された**精神薄弱児育成会**の活動や政策提言が1960（昭和35）年の**精神薄弱者福祉法**（現、**知的障害者福祉法**）の制定につながった。当時発足した育成会は3名の知的障害児をもつ保護者で結成された。その後、保護者を中心に当事者の権利を守る活動を展開し、地域の議員や支援者を巻き込んだ草の根運動が奏功し法制定につながった。アメリカでは公民権運動から**IL運動**、**ADA法（障害を持つアメリカ人法）**の制定など、当事者がもつ**ストレングス**を活かしつつ社会との統合を目指している(6)。**ADA法**制定の要因として1988年に起こったデフ・プレジデント・ナウ運動が挙げられる。

聴覚障害を有していることを前提に入学できるギャローデット大学の学長選において、健聴者の学長が選任された結果に異議を唱えた在学生が「当事者のことは当事者が最も理解できる」という主張と活動により、最終的に聴覚障害者の学長が選任された。この運動は大統領府までも動かす活動となり、先述したADA法制定の足掛かりとなった。

日本史的な観点から見ると、足尾鉱毒事件において地域社会の公衆衛生への補償を訴えた田中正造、米の流通利権をめぐり役人の不正と対峙した大塩平八郎の取組みは、義務教育の教科書でも知られているところである。

上記の活動に共通しているのは当事者がもつ**エンパワメント**(7)を最大限に活用し、当事者および社会の利益や幸福を目指すべく社会資源を活用して社会や組織体系、法律、政策の変革につながっていることである。

このように当事者がもつエンパワメントを活用し、当事者のニーズを実現するために社会変革を促すことは「ソーシャルアクション」（社会活動法）と呼ばれ、間接援助技術の1つとして位置づけられている。

従来のソーシャルアクションは、自治体や行政に対する陳情という認識や署名活動など障害者関連団体が交渉するというイメージが強かったが、2014（平成26）年にソーシャルワーク専門職のグローバル定義が採択されて以来、ソーシャルアクションはその解釈が拡大され自治体や行政へのアプローチに留まらない幅広い活動として捉えられている。同定義では、

精神薄弱児
現、知的障害児。

精神薄弱児育成会
現在は「一般社団法人全国手をつなぐ育成会連合会」として知的障害児・者の権利擁護と必要な政策提言を活動の核としている。

知的障害者福祉法
「知的障害者の自立と社会経済活動への参加を促進するため、知的障害者を援助するとともに必要な保護を行い、もつて知的障害者の福祉を図ること（1条）」を目的としている。

IL運動
Independent Living Movement
1960年代、障害をもつ人たちが自立生活の権利を主張して展開した。

ADA法（障害を持つアメリカ人法）
Americans with Disabilities Act of 1990

ストレングス
strengths
障害がある事により行動や能力が制限されるという従来の医学モデルから、当事者の強みに焦点を充て活用する事。

エンパワメント
empowerment
直訳すると「権限付与」となるが、社会福祉では「ソーシャルワーク実践において、心理的・社会的に不利な状況に置かれたクライエントがその問題状況に対して自ら改善するためのパワーを高め、行動していくための援助を行うこと」と解釈できる。

「社会変革の任務は、個人・家族・小集団・共同体・社会のどのレベルであれ、現状が変革と開発を必要とするとみなされる時、ソーシャルワークが介入することを前提としている。それは、周縁化・社会的排除・抑圧の原因となる構造的条件に挑戦し変革する必要によって突き動かされる。社会変革のイニシアチブは、人権および経済的・環境的・社会的正義の増進において人々の主体性が果たす役割を認識する。また、ソーシャルワーク専門職は、それがいかなる特定の集団の周縁化・排除・抑圧にも利用されない限りにおいて、社会的安定の維持にも等しく関与する」(8) と示されている。

しかし、ソーシャルワークの体系において、ソーシャルアクションは厳密に規定されてはいない。その規定が困難である背景として、実際の社会変革活動にソーシャルワーカーが携わる場合もあれば、当事者のみが主体となる場合もあり、ソーシャルアクションが恣意的かつ流動的な性格を帯びていることが挙げられる。

ソーシャルアクションが当事者のニーズを満たすための集団的・社会的行動とはいえ、暴力や破壊行為をもって当事者の主張が認められることは社会福祉の理念に反する。ソーシャルワーク専門職のグローバル定義には「ソーシャルワークの大原則は、人間の内在的価値と尊厳の尊重、危害を加えないこと、多様性の尊重、人権と社会正義の支持である」とあり、共生社会の実現に向けた社会福祉における援助の技法としてのソーシャルアクションは「生活問題を体験している当事者のエンパワメント理念に基づいたアドボカシー機能を果たすために、政策・制度を含む構造的変化を想定し、市民、組織、立法・行政・司法機関等へ組織的に働きかけるソーシャルワークの方法である」(9) と捉えることが妥当であろう。ソーシャルワーク実践の領域がミクロ（個人）・メゾ（集団）・マクロ（社会）レベルとなるにつれ、ソーシャルアクションの方法も連動して変化する。以下にソーシャルワーク領域ごとのソーシャルアクションの事例を取り上げたい。

B. ソーシャルアクションの方法

[1] ミクロレベル・ソーシャルアクション

ミクロレベルでは個別援助技術を中心に利用者のニーズを引き出し、解決するための面接技術が重視される。ソーシャルワーク実践に面接技術は不可欠であるが、ミクロレベルのソーシャルアクションとして精神科ソーシャルワークの例を取り上げたい。精神疾患をもつクライエントが受診につながった時、**病識**の欠如がしばしば問題となる。ソーシャルワーカーには

病識
当事者が疾患や障害に罹患しているという自覚。病識の有無によって精神科ソーシャルワークの支援が大きく左右される。

クライエントが自らの病気や障害を受容し、積極的に治療に取り組むことができるように働きかけ（**アドヒアランス**）、入退院支援等を含みながらクライエントが社会との接点を回復できるように支援することが求められる。退院支援の段階では、クライエントが退院可能な状態であるにもかかわらず、入院の経緯から、家族がクライエントの受け入れを拒否する場面がしばしば見られる。クライエントは退院を希望しているが、家族が受け入れを拒否することで入院が継続される状態は**社会的入院**といわれ、クライエントのアドボカシーの観点から問題となりうる。ソーシャルワーカーはクライエントと家族とを仲介し、双方が納得した状態でクライエントが安心して社会復帰できるように、社会機能としての「家族」の意識変革に働きかけることが求められる場合もある。それゆえ、ミクロレベル・ソーシャルアクションでは、家族やクライエントの意識にアプローチするための面接技術、特に受容・共感・傾聴技術の向上と研鑽がソーシャルワーカーに求められる。面接場面においては、クライエントの「弱さ」に焦点を当て、弱さに寄り添う場面が見られることもしばしばである。バイステックの７原則の「意図的な感情の表出」を有効に活用し、**リフレーミング技法**を用いながらクライエントの強みを引き出す。その過程で、地域活動支援センターや障害者就業・生活支援センターといった社会資源と連携を図りながら、クライエントを支援することが大切である。社会資源との連携や面接技術は、社会福祉実践の現場で培われるため、ソーシャルワーカーを目指す人には、ボランティアや各種研修会に積極的に参加し、実践経験を積み重ねていくことが期待される。

アドヒアランス
adherence
クライエントが治療方針や治療方法を理解し、積極的に治療に参画する概念。

社会的入院
退院可能であるにもかかわらず、クライエントの生活状況や家族関係の状況によって入院が継続されている状態。

リフレーミング
reframing
物事を別の観点から捉えること。「あと半分も仕事が残っている」ことを「もう半分も仕事を終わらせた」と言い換えて声をかけることにより、クライエントが自分自身の強みに気づく場合がある。

［2］メゾレベル・ソーシャルアクション

メゾレベルのソーシャルアクションは、地域社会の教育機関、企業、自治体等クライエントが所属する集団やコミュニティを対象としている。特に、**スクールソーシャルワーカー**は、社会福祉関連法のみならず、学校教育法や教育基本法、校務分掌等の理解が求められるほか、不登校や発達障害といった心理的な困りごとをニーズとする児童生徒のために、教育機関に働きかけていく。

スクールソーシャルワーカー
SSW: school social worker
教育と福祉をつなぎ、貧困、いじめ、虐待、不登校など多様な問題を抱えている子どもの生活や環境を取り巻く問題に働きかける役割を担っている。

Ａ県Ｂ市立小学校の特別支援学級において、生徒の学習意欲の向上やストレス発散、保護者と特別支援学級担任との交流を目的として、隣県で開催される期間限定のテーマパークに行きたいという声が上がった。特別支援学級の担任は、学校と自宅を往来する生活が多い生徒の心理的側面や、保護者の本心を知るよい機会と捉え、テーマパークへの参加を企画した。ところが、自力での移動や移乗が難しい生徒がいることに加え、学校で加入している保険が適用される範囲のイベントなのか判断ができず、学校は行事開催不可の結論を出した。生徒と保護者、担任のみの参加では想定外のトラブルに学校として対処できない、という学校側の判断であった。生徒とその保護者の希望に応えたいという担任の想いが届かず、担任は定期的に巡回に訪れるスクールソーシャルワーカーに相談した。スクールソーシャルワーカーは、担任の想いを傾聴し、学校の許可を得てB市社会福祉協議会に相談し、連携を図ることとした。学校が主催する形では、リスクマネジメントの観点から開催が難しい、という意向も踏まえ、B市内にある介護福祉士・社会福祉士養成校の教員と連携を図り、B市社会福祉協議会・B市内の養成校の共催イベントとして開催する運びとなった。

養成校からボランティア学生を募集し、ボランティア保険の加入や医療的なケアが必要になった場合に備え、看護師資格のある教員も帯同することになった。学校が主催する形ではなく、社会福祉協議会・養成校が共催する福祉イベントに参加するという策を講じたことで、学校側の参加許可が下り、特別支援学級のメンバーは無事テーマパークのイベントに参加可能となった。最終的には特別支援学級メンバー、ボランティア学生、教職員含め30人以上の参加者が集まり、無事目的が果たされた。

市町村社会福祉協議会は、社会福祉法109条に定められている設置目的の1つに、「社会福祉に関する活動への住民の参加のための援助」が規定されている組織体である。社会福祉協議会は、弾力的に法律を活用し、地域の実情に合わせた多角的な事業展開を目的としている。ソーシャルワーカーを目指す立場としては、自分が居住している市町村社会福祉協議会がどのような事業を展開しているのかリサーチし、社会資源として把握しておくことが肝要である。また、地域社会に存在する福祉系専門職養成校（福祉系専門学校、大学）には、ソーシャルワーカー経験者が教員として勤務している場合が多く、ソーシャルワーク活動の一環としてボランティア活動を推奨している養成校が多い。

福祉系専門職養成校の教員は、ソーシャルワーク活動の経験から培った社会資源とのつながりと経験があるため、福祉系専門職養成校を社会資源として活用することも重要なアプローチである。ソーシャルアクション実践時の社会資源としてフォーマル・サービス、インフォーマル・サービスが挙げられるが、地域社会に存在するものの多くが社会資源として活用できるという認識をもち、その社会資源の開発のために、フィールドワークを絶えず実践していくという姿勢が求められる。

[3] マクロレベル・ソーシャルアクション

マクロレベルのソーシャルアクションは、法改正や社会システムの変革にかかわるものであるが、ソーシャルアクションの対象の代表として、**欠格条項**が挙げられる。欠格条項には、障害を有することが直ちに資格取得や就業を不可能とする**絶対的欠格事由**、欠格事由に該当するものの、障害の状況によっては資格取得や就業が認められる**相対的欠格事由**がある。これらは種々の資格の根拠法に基づくものが多く、その根拠法が形骸化している場合がある。クライエントが希望する資格や職業が欠格条項に該当すると見込まれる場合、行政機関のカウンター的対応および**パターナリズム**的側面と対峙する場面が見られるため、ソーシャルワーカーには法律や組織体系、企業の就業規則、教育機関の学則、労働基準法、各種資格の根拠法等を熟知したかかわり方が求められる。以下に、個人のニーズがソーシャルアクションにより法改正に至った事例を取り上げたい。

欠格条項
クライエントが希望する職種や資格を取得しようとした時、その職種や資格の根拠法が障害を理由として拒否されるもの。

パターナリズム
paternalism
年功序列や家父長制が代表的であるが、ここでは縦割り行政のようなトップダウンシステムを指す。

聴覚障害をもつAさんは、1998（平成10）年に薬剤師国家試験に合格し、製薬会社に勤務することになった。国家試験合格後に薬剤師資格者証の到着を待っていたところ、旧薬剤師法4条2項にあった「耳の聞こえない者又は口がきけない者には薬剤師の免許を与えない」という条項（絶対的欠格事由）に抵触し、薬剤師国家試験には合格したが薬剤師免許が付与されないという事態が生じた。旧薬剤師法では聴覚障害者が薬剤師を目指し、薬科大学の入学を想定しておらず、法制定当時のままに条文が形骸化されていたが、慣習的に適用される形となった。

入学を許可した薬科大学は、順調にカリキュラムや単位を取得していたAさんの学習進捗状況から、欠格条項を見落としていたというよりも、「欠格条項がある」ことに気づかなかったというのが妥当であろう。想定外の事態に本人や大学側が厚生労働省に種々の交渉を試みるも、厚生労働省は現行法に従うと判断した。国家試験に合格したのにもかかわらず、資格を付与されなかったAさんは、聴覚障害者関連団体に相談し、Aさんが置かれている状況を講演や署名活動の形で広く国民に訴える方法を取り、日本に在籍していた約35万人の聴覚障害者数を上回る220万人近くの署名を集め、厚生労働省と交渉を重ねた。その結果、Aさんが薬剤師国家試験に合格してから約4年後、ついに薬剤師法が改正された。改正薬剤師法には「心身の障害により薬剤師の業務を適正に行うことができない者として厚生労働省令で定めるもの」には免許を付与しない、と改められたことで、Aさんは無事に薬剤師国家資格を取得した。

特筆すべき点は、個人のニーズが社会資源（各都道府県聴覚障害者協会等）を巻き込んで法改正に至ったことである。薬剤師国家試験に合格したという事実は、その適性が認められたということを意味する。聴覚障害者が薬剤師として勤務した実績がないにもかかわらず、形骸化された法体系が適用されたことがソーシャルアクションの発端となった。この場合、ソーシャルワーカーは、欠格条項を精査したうえで種々の資格の根拠法を熟知し、司法機関との連携を図る必要がある。パターナリズム的側面から法改正には多大な時間と労力が必要であり、その手続きも非常に複雑ではあるが、「耳が聞こえない者には資格を与えない」という根拠に疑問をもち、それがクライエントの障害特性と取得資格の関連上のミスマッチ（全盲の視覚障害者が飛行士を目指すことや、重度の聴覚障害者が電話オペレーターを目指すこと等）なのか、職業適性が認められているのにもかかわらず、形骸化された法制度によって妨げられているのか判断し、クライエントの利益となるエビデンスを提示して権利擁護のために戦わなければならない。

C. ソーシャルアクションの留意点

これまで述べてきた事例に見られるように、ソーシャルアクションの主役はクライエントであり、当事者のエンパワメントが集団化された時、**当事者団体**としての活動に発展する。当事者団体は権利獲得を目的とした運動的性質を帯びる団体と、当事者の理解や啓発活動をメインとした団体に分類される。前者はダイレクトアクションを目的とし、後者はインダイレクトアクションを目的としており、団体の方向性によってソーシャルワーカーのアプローチも多様性を帯びる（**表3-1**）。

当事者団体
共通の障害やニーズをもつクライエントが、共通の目的のもとに結成した団体。

表3-1　ソーシャルアクションの2種類とその特徴

	準備段階	対象	手段	目標
ダイレクトアクション	世論の喚起 集団形成	議会 行政機関（広域）	署名、陳情、請願、裁判闘争	権利の獲得 制度の変革
インダイレクトアクション	理解の促進	地域 制度の変革	検証、交渉	地域レベルでの新たな社会資源の創出

出典）山東愛美「日本におけるソーシャルアクションの2類型とその背景」『社会福祉学』Vol.60-3，日本社会福祉学会，2019，p.44.

視覚障害者関連団体や聴覚障害者関連団体等の当事者団体には、点字や触手話、手話、筆談など当事者と社会を結ぶ共通言語が存在する。その共通言語ならではの障害文化を背景とした団体が存在し、独自のアイデンティティや価値観を形成している。共通言語が必要な障害文化の中でソーシャルアクションを実践する場合、ソーシャルワーカーが共通言語を獲得し、

日本手話
ろう文化の中で培われた独自の文法体系を有する視覚言語。発音しながら手話単語を表示する手話は日本語対応手話と呼ばれる。全日本ろうあ連盟ではこの異なる手話を統一して「手話」と表明している。

手話言語条例
手話は明確な言語であるという事を明示し、手話の理解・普及・啓発活動を促すための条例。

障害文化への深い理解を示すことによって信頼関係が生まれる。「ろう文化」に代表されるように、**日本手話**をキーワードとして聴覚障害の有無や日本手話を使用するという基準に加え、親兄弟、子どもが聴覚障害者という家庭環境、聴覚支援学校出身という教育環境、聴覚障害者関連団体に所属している立場から形成されるコミュニティや文化も存在する。このようなコミュニティや文化の中でソーシャルアクションを行うためには、ソーシャルワーカーが手話を獲得することがクライエントのニーズを把握する最善の方法であり、コミュニティの一員として協働していくことに欠かせない姿勢である。手話通訳士は、社会福祉活動に寄与する広義の意味でソーシャルワーカーといえるが、手話通訳士を有するソーシャルワーカーが手話の啓発活動に加わったことにより、各自治体で**手話言語条例**が可決されていることがその証明であろう。

「ソーシャルワーカーの倫理綱領」は、「ソーシャルワーカーは、社会に見られる不正義の改善と利用者の問題解決のため、利用者や他の専門職等と連帯し、効果的な方法により社会に働きかける」と明示している。「社会に働きかける」ことはソーシャルアクションであり、ソーシャルワーカーの役割である。これを前提として、ソーシャルワーカーを目指す人は法律や制度の矛盾にひるむことなく、クライエントの利益や権利擁護のために何ができるのかを日々考え、日常生活でかかわる多くの事柄が社会資源であると認識し、社会資源との関係性を保つために努力を継続する存在であることを自覚しなければならない。

注)

(1) 古川繁子・井上深雪編『社会福祉援助技術（高齢者編）』シリーズ事例で学ぶ 3，学文社，2007.
(2) Thomas, D. N., Said, A. “The great question certainly was, what”, *Social Work Today*, 6（17）, 1975, pp. 554–547.
(3) 日本認知症ケア学会編『認知症ケアにおける社会資源—認知症ケア標準テキスト』ワールドプランニング，2006，p. 21，p. 24.
(4) 大橋謙策ほか編『コミュニティソーシャルワークと自己実現サービス』万葉舎，2000.
(5) 足立叡ほか編『ソーシャル・ケースワーク—対人援助の臨床福祉学』中央法規出版，1996，pp. 168–169.
(6) 八代英太・冨安芳和編『ADA の衝撃—障害をもつアメリカ人法』学苑社，1991，pp. 16–17.
(7) 福田幸夫・長岩嘉文編『社会福祉の原理と政策』新・社会福祉士シリーズ 4，弘文堂，2021，p. 217.
(8) 日本ソーシャルワーカー連盟（JFSW）ウェブサイト「ソーシャルワーク専門職のグローバル定義」（2023 年 5 月 10 日データ取得）.
(9) 高良麻子『日本におけるソーシャルアクションの実践モデル—「制度から排除」への対処』中央法規出版，2017，p. 88.

理解を深めるための参考文献

- **八代英太・冨安芳和編『ADA の衝撃―障害をもつアメリカ人法』学苑社，1991.**
  ADA 法制定以前・以後の当事者の活動やニーズ、課題が事例方式でわかりやすくまとめられている。
- **バーンズ，C. ほか著／杉野昭博ほか訳『ディスアビリティ・スタディーズ―イギリス障害学概論』赤石書店，2004.**
  医療モデル、文化モデルから捉えた障害者の問題を詳細に記述している。特に第7章「政治と『ディスアビリティの政治』」では、当事者団体だけでソーシャルアクションに取り組む難しさと、専門機関との連携の難しさの両側面からの記述がある。
- **小田兼三ほか編『エンパワメント実践の理論と技法―これからの福祉サービスの具体的指針』中央法規出版，1999.**
  ソーシャルワークの視点から、諸外国におけるエンパワメント活用の事例やミクロ・メゾ・マクロ視点からエンパワメントを活用したソーシャルアクション事例が豊富に記載されている。
- **松本晶行『ろうあ者・手話・手話通訳』文理閣，1997.**
  聴覚障害者が運転免許を取得できる条件を整備した「運転免許裁判」を担当した弁護士による著書。弁護士活動のみならず自らが手話を学び、聴覚障害者の文化を理解することで当事者の真のニーズを把握できた経験が記述されている。

コラム　障害者福祉の世界は常にソーシャルアクション

筆者は2022（令和4）年3月31日までNPO法人岩手県中途失聴・難聴者協会の理事長職を拝命していた。同協会は、聴覚障害者が自動車運転免許を取得できるきっかけを作った、「運転免許裁判」で有名な当事者協会である。

1973（昭和48）年半ばまでは、当時の道路交通法により乗用車はおろか原動機付自転車、農業に必要な耕運機も聴覚障害者の運転が禁止されていた。当時の理事長であった聴覚障害者の樋下光夫氏は、貸しビル業や店舗経営で生計を立てていた。車両の運転が必要であった樋下氏は、当時から無免許でバイクを乗り回しては検挙の繰り返しであったが、交通事故を起こしたことはなかった。事業予算に「交通違反罰金料」を組み込むなど無免許運転に対しての対策も講じていた。種々の交通違反により十数回目の罰金の略式命令を受けようとした時、いかにして罰金を払わずに済むか、聴覚障害者に運転免許を与えない制度の当否を争ってみたい、という逆転の発想が「運転免許裁判」の発端となった。

手話や聴覚障害者の権利問題に精通している弁護士を味方につけたが、京都府立聾学校の英語教師の「欧米13か国のうち、聴覚障害者の免許取得が認められていないのはフランスのみ。世界ろうあ者会議の併催事業として聴覚障害者によるオートレースが行われている事実がある」という証言や、当時の全日本ろうあ連盟書記長が原付免許を取得した経緯の説明もむなしく、第一審では無免許運転に焦点が当てられ法定刑最高の懲役6ヵ月、執行猶予2年の判決となった。

京都府立聾学校の英語教師の証言
松本晶行『ろうあ者・手話・手話通訳』（文理閣，1997）のp.115において、聴覚障害者の運転免許付与に関する諸外国の視察結果等を踏まえた証言が記述されている。

仙台高裁に控訴し、宮城県立ろう学校（現、宮城県立聴覚支援学校）教員の「聴覚障害者と音は必ずしも結びつかない」という証言や、自動車関連専門家の証言も奏功せず控訴棄却。樋下理事長は上告したが、最高裁の審理中に警察庁が突如法改正を行い、「聴力検査に合格または意思の疎通が可能であれば欠格事由とはならない」と通達を出し、樋下理事長は裁判中に聴力検査を受け運転免許試験に合格。しかし、聴覚障害者が車両を運転することと危険性の因果関係は証明されなかった。

裁判自体は無免許運転に焦点が当てられ敗訴したが、この裁判にかかわった人たち、そしてこの裁判を支持した人たちの事実上の勝利であり、聴覚障害者が運転免許を取得できる礎を作ったのである。

第4章 ソーシャルワークとネットワーク

本章では、ソーシャルワークにおいてネットワーキングおよびコーディネーションのもつ意義を明らかにし、それが果たす役割と力について学習する。

ネットワークとは既存の組織や団体のもつ枠組みから脱して、「もう１つの社会」を創り出す力を有していることであり、ネットワーキングとは、そのための動きであり方法論である。

1

個人の自己努力によって自己防衛のためのネットワークが構築しにくくなった今、地域社会で、システムとしてネットワークを張り巡らせていく必要性について考察する。

2

地域社会でともに生きる、地域社会で支えるとは、多世代・多領域にわたってのネットワーキングが必須になる。

3

コーディネーションは、「調整」という単一の機能だけではなく、「つながりの創出」「多機関協働」「資源開発」「地域づくり」までを含む多義的な概念である。

1. ネットワーキング

ネットワーキング
networking

リップナック
Lipnack, Jessica

スタンプス
Stamps, Jeffrey

ネットワーク
network

A. ネットワーキングの意味・目的・方法

ネットワーク論の嚆矢とされる『**ネットワーキング**—ヨコ型情報社会への潮流』を著した**リップナック**と**スタンプス**によれば、**ネットワーク**とは「われわれを結びつけ、活動・希望・理想の分かち合いを可能にするリンク」であり、「ネットワーキングとは、他人とのつながりを形成するプロセスである」ということである(1)。さらに、ネットワークの意義として、「ネットワークは、人々がそれぞれの領域で現状を乗り越えようとするが故に融合する。ネットワーカーとは、自分の欲求を充たせないものがある場合、それを創り出すような人のことである。ネットワーカーは、まず他の人々と話し合うことから始め、共通事項を見出して、お互いに満足できる行動計画を立てる」ことであるとする(1)。

また、牧里毎治は、ネットワーキングについて以下のように整理している。「一般的には縦の支配——服従という権力的関係を含まない横の共感——協力の組織化を意味しており、ここでいうネットワーキングも対等・平等の人間関係のなかから生ずるものを指している」「興味や関心、共感、好奇心を持つ個人と個人を通じて流れるようにテーマ型の組織化を意味しており、組織されたネットワークが恒常的に同じメンバーで固定されているわけではない」(2)。

これらの定義をまとめると、ネットワークとは既存の組織や団体のもつ枠組みの硬直性から脱して、新しい柔軟性に富んだ流動性のあるメンバーが平等である「もう１つの社会」を創り出す力を有していることであり、ネットワーキングとは、そのための動きであり方法論である(3)。

これは、ソーシャルワークにおけるネットワークおよびネットワーキングにも当てはまる概念である。地域の社会資源を用いながら相談者や地域の問題を解決するソーシャルワークには、ネットワークの力は不可欠であるし、そのためのネットワーキングは専門職が用いる技術でもある。

ソーシャルワークの場において発生する関係性と、その関係間におけるネットワーキングは次のように分類されよう。

①相談者と援助者
②相談者間：**ピア・カウンセリング**、**セルフ・ヘルプ・グループ**

ピア・カウンセリング
peer counseling
同じ障害や問題をもつ者同士が、対等の関係で相談にのったり援助を行ったりすること。

セルフ・ヘルプ・グループ
self help group
同様の問題や課題をかかえた人びとが集まって、専門職主導でなく、自分たちの問題を自分たちの力で解決していこうとする自助グループのこと。

③援助者間：相談援助における多職種・多機関との連携（特に福祉・医療・保健の間での連携が重視される）

④相談者を中心とした地域におけるネットワーク：**小地域ネットワーク事業**など

多くの人びとは、たとえ生活上に何らかの問題を抱えたとしても、自分自身の力で解決することもあれば、自らが築いてきたパーソナル・ネットワークから援助を受けることによって解決を図ることも多い。むしろ、これまでの社会においては、家族・親族・友人・地域といったパーソナル・ネットワークの力が強く、良きにつけ、悪しきにつけ、ソーシャルワーク専門職のところまで問題が表明されることは少なかった。しかし、これらのネットワークそのものが弱体化あるいは、年齢とともに消滅する中で、新たなネットワークを構築することが必要になってきたのである。

問題を抱えて解決を求めている相談者は、援助者にアプローチするか、あるいはアプローチがない場合には、援助者側が自ら問題に対応することになる。その場合に、問題解決は１人の援助者、１つのソーシャルワークの専門機関のみで行われることはないし、もし単一の機関で対応すればその力は弱いものとなる。ネットワーキングで組み合わされる力によって、問題解決能力はさらに大きなものとすることが可能となる。

本章では、多様なネットワーキングのうち、**メゾレベル**、すなわち地域におけるネットワーキングの意義と必要性について取り上げる。

小地域ネットワーク事業
学校区などの小さな地域において、住民が中心となって要援護者を支援する事業。福祉・保健・医療の専門職のネットワークも必要とされる。

B. セーフティネットの構築とネットワーキング

現在、生活問題の多くは、家族機能の弱体化、地域基盤の脆弱化によって生じているところが大きい。家族・親族や地域社会のネットワークがしっかりとあった時代には、そのネットワークの中で解決されていた事柄が、今では、その問題解決能力が低くなったために、個々人の問題が集積し、社会問題として表面化するようになっている。

個人の自己努力によって自己防衛のためのネットワークが構築しにくくなった今、地域社会で、システムとして縦横にネットワークを張り巡らせていく必要性が生じてきている。

「セーフティネット」という言葉には、「安全網」という意味があるが、ここでは、人が生きていくに当たって必要な資源と捉え、「万一の事態に備える、社会的な措置や仕組み」と考える。われわれは、長い人生のあいだに、失業、病気、障害、家族の変化（誕生や死亡）、自然災害などのさまざまなリスクに直面する。多くの場合、自分である程度は、予防的に準

表 4-1　孤独感（直接質問）別支援を受けていない人の理由（複数回答）

(%)

	各質問に対する回答者数	支援が必要ではないため	支援が必要だが、我慢できる程度であるため	支援の受け方がわからないため	支援を受けるための手続が面倒であるため	支援を受けるのが恥ずかしいと感じるため	支援を受けると相手に負担をかけるため	支援を申し込んだが断られたため（支援対象外の場合を含む）	その他	無回答
全体	10,581	85.0	6.8	7.2	2.9	1.2	0.7	0.5	2.5	1.8
しばしばある・常にある	451	60.5	13.7	23.3	9.1	4.2	4.2	2.7	8.2	1.3
時々ある	1,478	74.4	12.4	12.4	5.0	2.8	1.4	1.4	3.5	2.4
たまにある	1,812	82.2	8.9	9.4	4.1	1.8	1.2	0.3	3.0	1.5
ほとんどない	4,201	89.2	5.0	4.5	1.8	0.5	0.3	0.3	1.9	1.6
決してない	2,572	91.3	3.7	4.0	1.6	0.3	0.2	0.2	1.6	1.9

出典）内閣官房ウェブサイト「人びとのつながりに関する基礎調査（令和 3 年）調査結果の概要」p.33 の【図 1-52】.

備をすることも可能であるが、そのリスクが突然で、しかも予想以上に大きい場合には、社会からの支援を必要とする。

しかし、なかには、生きていくために必要な制度や仕組みを知らない、知っていても、そこにつながらないといった制度の狭間に陥ってしまう人も存在している。社会にあるセーフティネットの目からこぼれてしまうのだ。そうした制度の狭間に陥る人びとは、孤立の状態にある場合が多い。

表 4-1 は、孤独感の程度と支援を受けていない理由を調査した結果である。「支援の受け方がわからないため」とした人は、全体では 7.2% であるが、孤立感が強い人ほど割合が高くなっている。孤立する人を、いかに支援のネットワークからこぼれ落ちないようにしていくかが、社会福祉現場で問われている。

C. サービス提供者間のネットワーキング

専門職間のネットワーキングは、従来からその必要性が提唱されていたことであるが、現在でも課題として残されている。特に、地域ケアという点において医療、保健とのネットワークが必要とされてきた。

国は、1989（平成元）年の「今後の社会福祉のあり方について」の中で、「福祉と保健・医療の連携強化・総合化」を目標として挙げ、1990（平成2）年に出された、各自治体が策定する老人福祉計画と老人保健計画は

「一体のもの」として策定されなければならないとした。社会福祉法でも5条に「保健医療サービスその他の関連するサービスとの有機的な連携を図るよう創意工夫」を行うことが定められている。これらの国が推進している「連携」とは、多職種間のネットワーキングのことと解釈される。地域福祉においては、福祉、医療、保健が単独で対応することはできない。それぞれの領域からの対人援助サービスが必要であり、専門職間のかかわりが求められる。まさにネットワーキングが必要な領域である。

野上文夫は兵庫県龍野市社会福祉協議会の活動から、福祉・保健・医療のネットワーキングの方法を分析した。第1の段階は、「調査→学習→計画→協働促進（実践）→評価」というコミュニティケアの原則に基づいたプロセスで実施された組織化活動である。この段階では、住民もネットワークに参加できるような条件整備が行われた。第2の段階は、在宅福祉への取組みであった。従来の社会福祉協議会（以下、社協）は直接サービスを提供しなかったが、住民のニーズに対応したサービス提供を試み、その活動の中で地域社会における社会資源のネットワークの重要性を認識したのである。第3の段階は、「保健福祉実務者担当者ケース検討連絡会」の設置である。この連絡会は閉鎖的なものではなく、民生委員や当事者組織からも問題を挙げられるようにし、オープンな参加型ネットワークとしたことが特徴であった(4)。野上の分析からは、専門職間のネットワークは一朝一夕には構築されず、必要に迫られた段階で結びついていくものであること、住民や地域社会の民生委員・児童委員、当事者組織、ボランティア団体などの資源も巻き込むことでよりネットワークが強固なものになっていくこと、直接サービスの提供という実践を通じてケースを共有することで多職種ネットワークが可能になっていくことがわかる。

D. 重層的な範囲（ミクロ・メゾ・マクロ）におけるネットワーキング

ネットワークは、**ミクロ・メゾ・マクロ**の領域で展開される。ミクロとは、課題を抱えた本人や家族を中心として、それを取り巻くさまざまなフォーマルやインフォーマルな資源とのネットワークである。またマクロは、地域の外側に位置する「社会」におけるネットワークを意味している。

本章では、主にメゾ（地域）領域でのネットワーキングについて述べていく。

現在、地域共生社会を創っていくに当たり、地域包括支援体制の整備が重要視されている。そこでは、地域社会においてネットワークをいかに作っていくかが大きなポイントとなっている。

図 4-1 「地域共生社会」の実現に向けた地域づくりの強化のための取組の推進

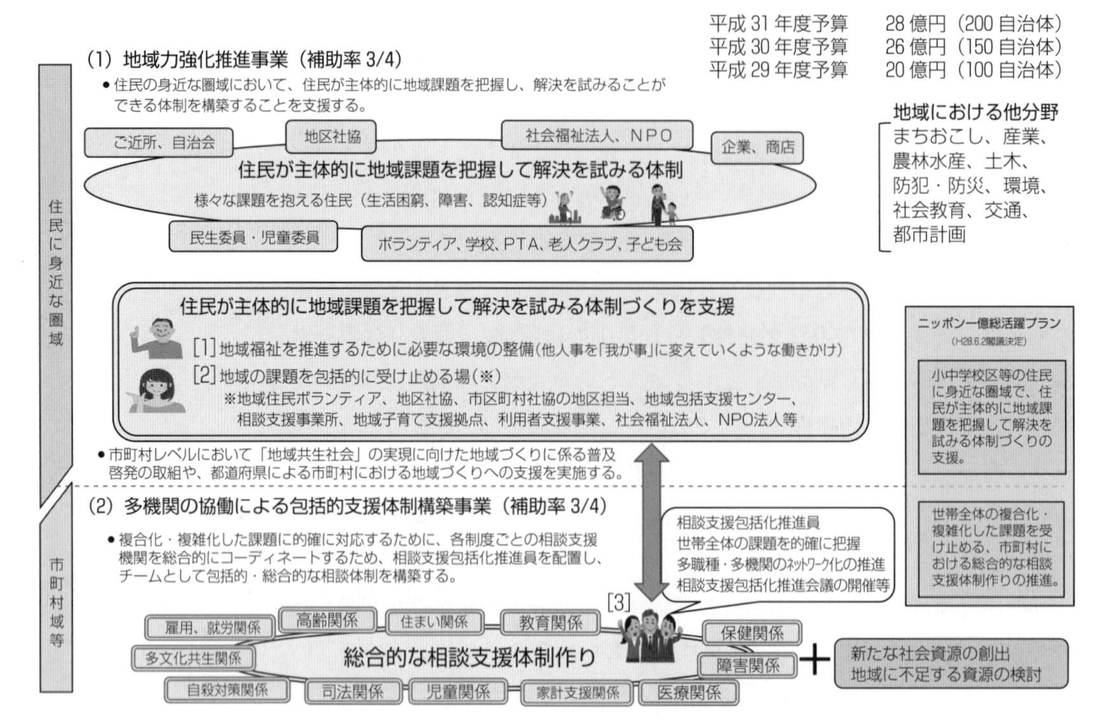

出典）厚生労働省ウェブサイト「『地域共生社会』の実現に向けた地域づくりの強化のための取組の推進（平成 31 年度予算）」.

図 4-1 は、「『地域共生社会』の実現に向けた地域づくりの強化のための取組の推進」を示したものである。この図に示されているのは、地域社会、いわゆるメゾ範囲におけるネットワークのあり方である。

これを見ると、「住民に身近な地域」においては、地区社協、ご近所・自治会、民生委員・児童委員、社会福祉法人・NPO、ボランティア、学校、PTA、老人クラブ、子ども会などがネットワークを作って、「地域課題を把握し、解決を試みる」体制であることが示されている。

ここでは、社協などのコミュニティワーク専門職の援助を受けながらも、住民が主体的に自分たちの地域社会に存在している問題を見つけ出し、それを解決に導くための組織づくり、活動・サービスの提供、相談の場の設定などを行っていくことが求められている。

市町村域では、包括的な相談支援体制を構築することが要請されている。これは、住民が抱える問題を、たらい回しにするのではなく、「ワンストップ」で対応する必要があるという理由からだ。1つの世帯が複数の複雑な課題を抱えており、多様な領域との連携が必然となっているため、このような包括的な体制づくりが求められている。

たとえば、**8050 問題**や**ダブルケア**、精神障害者の地域移行において住宅確保と生活支援の両方を必要とする場合など、福祉、保健、医療のみならず、住宅、子育て支援、教育などの行政関係のほか、地域の不動産業者、NPO、PTA、自治会、商店会などとのネットワークも不可欠となる。

8050 問題
80代の要介護の高齢の親世代に、50代の精神疾患を抱えているひきこもりの息子や娘がいる世帯。

ダブルケア
介護と育児を両方担っている世帯。

E. 多様な分野の支援機関とのネットワーキング

先にも述べたが、近年、「多分野」とのネットワーキングの重要性が提唱されている。従来の保健・医療領域だけではない広がりが必要とされ、住宅、まちづくり、農業、交通、地域経済・企業などとのネットワークが重視されている。

昨今では、高齢者や障害者の就労支援や居住支援が共通の課題となっている。これらの就労支援や居住支援は、従来の領域・機関とのネットワーキングでは対応できなくなっている。具体例を挙げてみよう。

大阪府豊中市社会福祉協議会では、ひきこもりの人たちに、就労体験として、地域の企業や商店、農家と連携し、新聞配達、買い物支援、パン屋、団地の除草作業、農業、林業などを行えるようにしている。こうした体験を通して、「支えられていた人が支え手に変わる」。このような就労体験をしてもらうには、社会福祉という狭い範囲の中では、「仕事」「職場」を見出すことは難しい。しかし地域社会には、こうした「仕事」「職場」が多くある。社協は、企業や商店、農家などにコンタクトを取り、協力を取りつけ、仕事を求めている人とマッチングする。このようなネットワーキングを行っていく力が求められる[(5)]。

表 4-2 は、豊中市のひきこもりなどの課題を抱える若者支援において、どの機関が、どのような事業を実施しているか、どこが窓口となっているかを示したものである。

担当機関も複数にわたり、かつ支援事業も多様であることから、これらをネットワーキングすることが求められる。

図 4-2 は、福岡市**居住支援協議会**の取組みを図に示したものである。「居住支援」には、住宅のみならず、居住者の生活をサポートするために、多くの機関や人びとの関与が必要となる。そうでなければ、住宅確保要配慮者とされる高齢者、障害者、低額所得者、一人親世帯などは、なかなか地域社会での自立生活が難しい場合があるからだ。福岡市では、社協を中心として、「支援団体」をプラットフォームとしてネットワーク化していることがわかる。

居住支援協議会
住宅確保要配慮者（低額所得者、被災者、高齢者、障がい者、子どもを育成する家庭など）の民間賃貸住宅への円滑な入居の促進を図るため、「住宅セーフティネット法（住宅確保要配慮者に対する賃貸住宅の供給の促進に関する法律）」に基づき地方公共団体や不動産関係団体、居住支援団体等が連携し、住宅確保要配慮者および民間賃貸住宅の賃貸人の双方に対し、住宅情報の提供等を支援することを目的とした組織。

専門職間での「多職種連携」のみではなく、「多様な機関・団体・組

表 4-2　コアネットワーク

機関名	若者支援	生活困窮者支援	その他事業
くらし支援課	所管課 支援 NW 事務局	所管課 自立相談支援窓口 就労準備支援事業 支援 NW 事務局	無料職業紹介事業 地域就労支援事業（府事業）
キャリアブリッジ	総合相談窓口委託	自立相談支援窓口委託	ひきもり対策強化事業 地域若者サポートステーション 学校内居場所事業
社会福祉協議会		自立相談支援窓口委託	CSW 地域のネットワーク びーのびーの

出典）豊中市市民協働部くらし支援課課長　濱政宏司「令和 2 年度 テーマ別（ひきこもり支援）研修会　豊中市の若者支援ネットワークづくりについて」厚生労働省ウェブサイト.

図 4-2　福岡市居住支援協議会の取組み

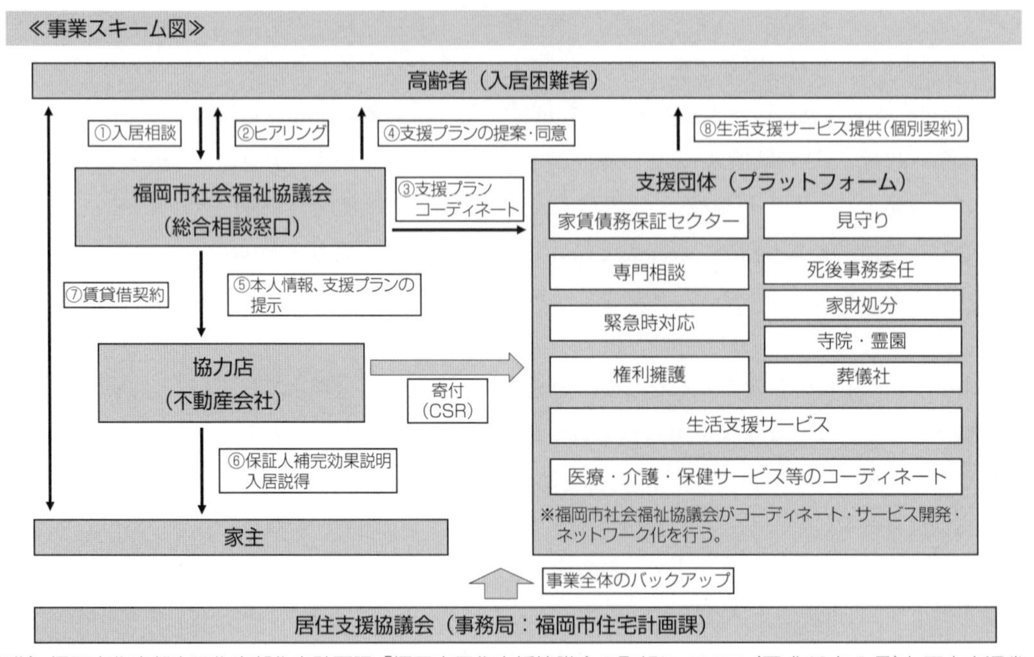

出典）福岡市住宅都市局住宅部住宅計画課「福岡市居住支援協議会の取組について（平成 28 年 1 月）」国土交通省ウェブサイト.

織・人びと」とのネットワーキングが必要なのは、高齢者の場合も同様である。「一人暮らし高齢者の見守り」という多くの地域社会が課題としていることについても、民生委員・児童委員だけでは担いきれない。地元スーパー、戸別配送する新聞配達や飲料配達、郵便配達、銀行、学校なども、こうした高齢者の見守りや生活支援にかかわりをもつようになっている（**図 4-3**）。ただし、地域社会にあるこうしたインフォーマルな社会資源は、自然にネットワーキングするのではない。つなげる役割を担う人が必要である。そこには、社協や地域包括支援センターなどつなぎ手となる専門職の存在が不可欠である。

図 4-3　社会全体で認知症の人びとを支える

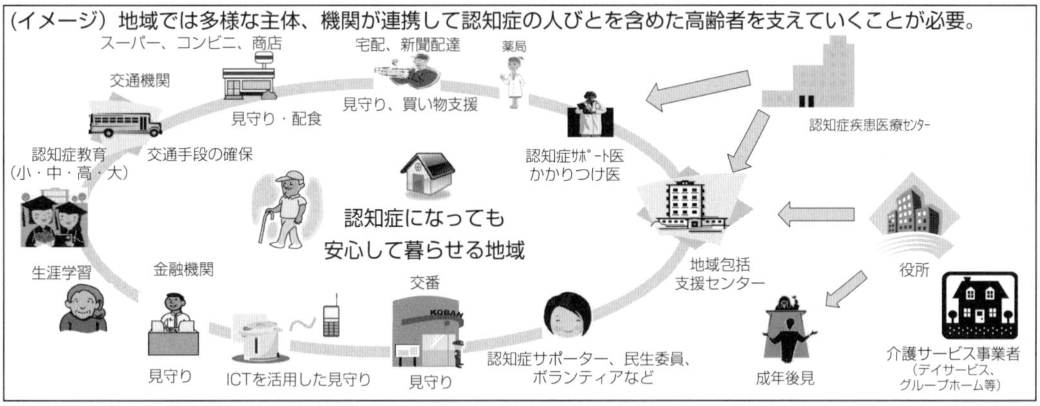

出典）厚生労働省ウェブサイト「社会全体で認知症の人びとを支える」.

「**子ども食堂**」も近年、コロナ禍を経て、さらにその数が増えているが、従来にない多様な団体・人びととネットワーキングする活動といえる。**図 4-4** は、子ども食堂が「実施している地域活動」であるが、子どもを対象とした活動のみならず、幅広い活動を実施していることがわかる。世代も、子ども、若者、高齢者が対象であり、領域も、商業、防災、伝統行事、特産物振興、食品ロス、自治体活動など、福祉の領域に収まっていない。地域社会でともに生きる、地域社会で支えるためには、このような多世代・多領域にわたってのネットワーキングが必須になる。

子ども食堂
子どもが、一人でも行ける無料または低額で食事を提供する場所。「地域食堂」といった名称をつけて、子どもだけではなく、大人も参加できるところもある。多くが、行政からの助成金などに依存せず、自主的に運営されている。

図 4-4　実施している地域活動

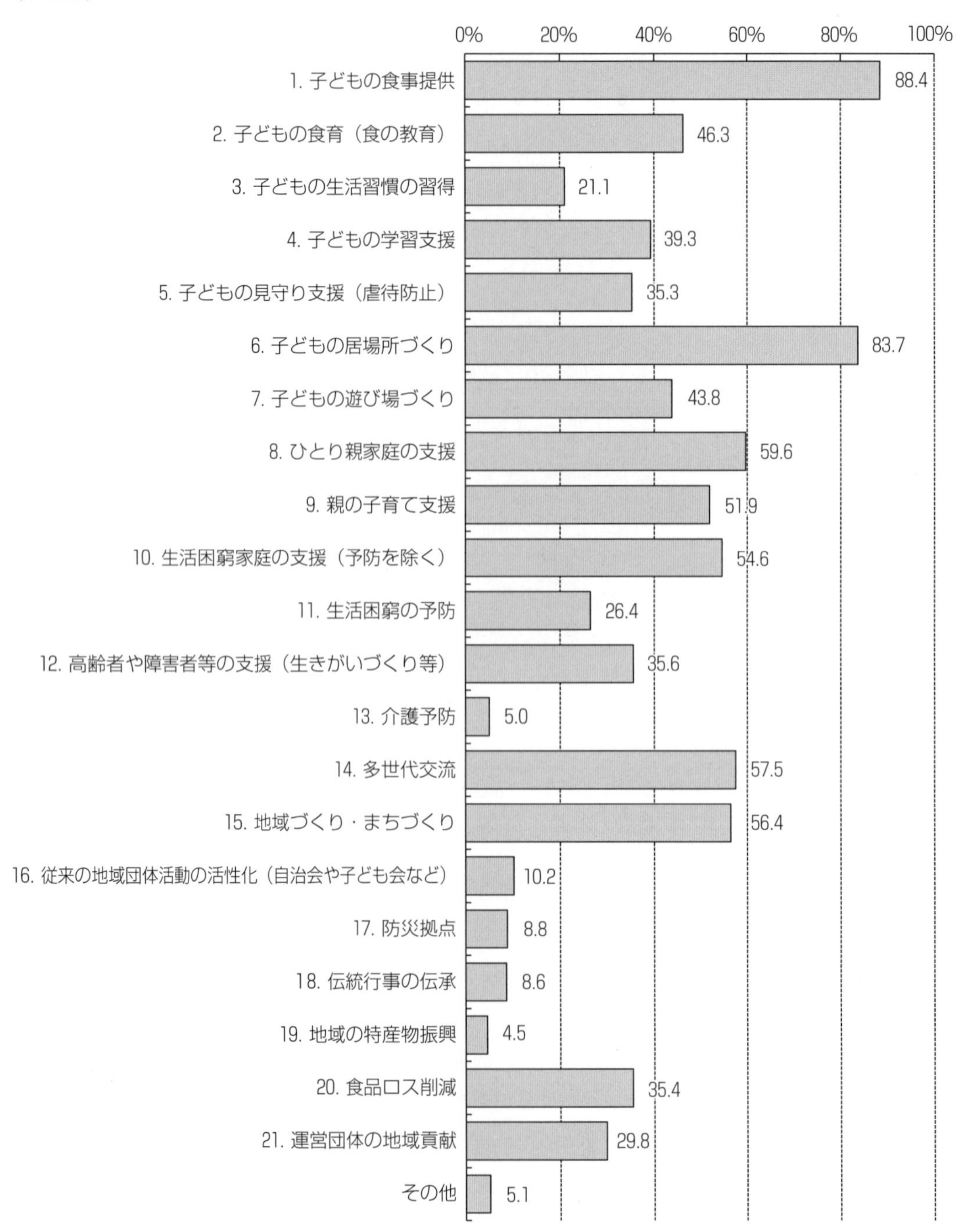

出典）NPO 法人全国こども食堂支援センター・むすびえ「第 1 回全国こども食堂全国実態調査集計結果」p.3.

2. コーディネーション

A. コーディネーションの意味と目的

コーディネーションという言葉をよく使うようになったのは、1980年代以降であるとする指摘があるが[6]、これはケースマネジメントやケアマネジメントが導入され、サービスの調整が重視されるようになったからであろう。その後、数十年を経過しているが、社会福祉領域においては、まだその定義をめぐって十分な研究や論議が進んでいるとは言えない。しかし、実践現場では、「**コーディネーター**」の存在が重視されている。

ここでは、まずコーディネーションについて、他領域での定義も含め、どのような内容・構成要素が示されているか、どのように理解するかを考えていく。

「コーディネーション」を辞書で調べると、「物事を調整してまとめ上げること」(広辞苑) となっている。

また、「コーディネート」は、ソーシャルワークでは「調整」という意味が当てられている。

社会福祉やその関連領域においては、「コーディネーター」の名称が冠されている専門職が多い。**地域福祉コーディネーター**、**生活支援コーディネーター**、**ボランティアコーディネーター**、**認知症コーディネーター**、**特別支援教育コーディネーター**、**母子保健コーディネーター**など枚挙にいとまがない。これは、地域社会にある多様なフォーマル・インフォーマルな社会資源を発見し、つないで、調整するという機能が重要視されている証左である。

岡野明美らは、保健師のコーディネーションについて論じているが、特に定義は確定されていないとしている。そこで岡野らは、操作的定義として、「受けた相談に対して、他機関、他職種、地域住民に対して働きかけ、事例の課題を解決するための支援体制を形成するとともに地域づくりに発展させること」とした。そのプロセスとしては、「①対象のニーズ把握、②アセスメント、③実施、④評価」があるとする[7]。

岡本啓子らは養護教諭のコーディネーションについて、「多職種との連携において、ケアの調整・統合をし、ニーズを組織的に解決するように機能すること」と定義している。さらに、コーディネーション過程は、「養

コーディネーション
coordination

コーディネーター
coordinator

地域福祉コーディネーター
「ふれあいのまちづくり」事業において、地域が抱える課題を発見し、住民とともに解決策を立案し、推進する専門職。

生活支援コーディネーター
「地域支え合い推進員」とも呼ばれる。厚生労働省は生活支援コーディネーターの役割について「高齢者の生活支援・介護予防の基盤整備を推進していくことを目的とし、地域において、生活支援および介護予防サービスの提供体制の構築に向けたコーディネート機能を果たす者」としている。

ボランティアコーディネーター
市民のボランティア活動を支援し、ボランティアを求める人や団体をマッチングするスタッフ。社協や民間団体のボランティアセンターに所属している場合が多い。

特別支援教育コーディネーター
小・中学校、盲・聾・養護学校に配置され、特別な教育ニーズのある生徒への対応や、地域の関係機関との連携を図る役割がある。

母子保健コーディネーター
妊娠届出時の面接、妊娠期～出産後（産後4ヵ月まで）の継続支援が必要な妊産婦に対して相談支援などを行う。

護実践における①ニーズの発見、②アセスメント、③計画立案、④実施、⑤評価」であるとする[8]。

社会福祉領域においては、いくつかの定義がある。アメリカの大学院でソーシャルワークの基本的テキストとして使用されている『ダイレクト・ソーシャルワークハンドブック』には、「ケースマネジャー／コーディネーター」の表記があり、「ソーシャルワーカーは、クライエントのニーズの評価と、他の資源から供与された必要不可欠な物資やサービスの提供に関する手配と調整を主な任務とするケースマネジャーとしてサービスを行う場合がある」と記述されている[9]。

また、藤井博志は、コーディネーションを次のように説明している[6]。「クライエントへの最善の支援に向けての各機関・団体の合意に基づく連携を指し、一機関・団体では実現できない援助の質を多機関・団体の連携のもとで実現しようとする行為である。狭義の領域としては保健、医療、福祉の専門職連携であり、広義にはクライエントはもとより家族、近隣、ボランティアなどのインフォーマル・サポートおよび生活関連資源の連携までを含める。また、その連携は、既存の主体や社会資源間だけでなく、クライエントの利益に必要な支援を開発、創造することを含んだ連携のあり方である」。

早瀬昇と筒井のり子は、ボランティアコーディネーションを以下のように定義する[10]。「①モノ・サービスをよく組み合わせるはたらき、②役割や特徴を調整して全体の調和をつくるはたらき、③人々の間につながりを生み出すはたらき、④異質な存在の間に対等な関係を創り出すはたらき、⑤活動や組織への参加・参画を促すはたらき、⑥組織やセクター間の協働を実現するはたらき、⑦異なる取り組みをつなぎ、総合力や新たな解決力を生み出すはたらき」。

日本ボランティアコーディネーター協会によると、ボランティアコーディネーションとは、「第1に人々の活動や地域への参加・参画を促進すること、第2に人と人とのつながりを生み出すこと、第3にモノ・サービスを組み合わせること、第4に組織内の人や部署の役割を調整すること、第5に異なる組織間の協働を実現すること」と説明している[11]。

東京都が示した『認知症とともに暮らせる社会に向けて　コーディネーションとネットワーキングの手引き』（以下、「手引き」）には、詳細にコーディネーションが説明されている。この「手引き」では、「認知症や障害などによって生活のしづらさに直面しているときに、本人の視点に立って、生活の継続に必要な社会支援を統合的に調整すること」としている[12]。これらの多様な定義や説明から、コーディネーションは、「調整」という単一の機能だけではなく、「つながりの創出」「多機関協働」「資源開発」「地域づくり」までを含む多義的な概念であるといえる。

コーディネーションの目的は、生活課題をもつ人がその問題を解決し、地域社会において自立した生活を送れるように環境整備することである。そのための、社会資源の調整、資源開発、多職種協働である。

B. 方法、プロセス

再度、**図4-3**（p.65参照）を見てみよう。この図では、先述したように、高齢者を支援するネットワークの必要性が記載されている。それだけではなく、ここからは、たとえば、地域包括支援センターが、コーディネーターとなって、認知症高齢者が地域での暮らしを継続できるよう、その人に適したサービスが提供されるように行政や病院、介護サービス事業者との連携のほか、薬局、宅配、新聞配達、スーパー、コンビニといった地域に身近にあるインフォーマルな社会資源をコーディネートするということも読み取れる。このほか、この図にはないが、たとえば、認知症高齢者の居場所として、住民が主体となって開催するサロンなども、今後、作っていくことが必要になるかもしれない。そのためには、サロンの担い手の発掘、開催する場、必要経費の確保など社会資源の開発が必要となる。

以下、東京都の「手引き」に沿ってコーディネーションのプロセスと進め方を考察する[(12)]。

[1] 信頼関係の形成

「コーディネーションの第一歩は信頼関係を形成すること。すなわち、“信頼できるパートナーシップを築くこと”にある」。本人の視点に立つ支援を行うためには、本人の思いのほか、本人自身を理解しなければならない。本人と支援者との対話が生じ、信頼関係が少しずつ構築されていく。

[2] 総合的アセスメント

「本人の思いや希望を理解するとともに、現在の生活状況全般において、何が課題であるかを客観的に把握する」。ここでは、心身の健康状態、生活面での問題点、家族や近隣との関係、地域での状況、受けているサービスなどを総合的にアセスメントしていく。

[3] 情報共有

「第一に、本人や家族と情報を共有する必要があり、第二に多職種間で情報を共有する必要がある」。本人や家族にもわかりやすい情報を提供することを始め、「保健、医療、介護、生活支援、家族支援、居住支援、経済支援、権利擁護の支援など、複合的な支援が必要とされる場合には、多職種で情報を共有し、支援のニーズと課題解決の方法を検討していく」。

[4] 課題解決に向けた多職種協働

「多職種協働チームが、本人の視点に立って、本人の主体性を尊重しながら、可能性のある課題解決に向けて、本人とともに歩んでいこうとするアプローチ」が求められる。また課題解決のための検討会開催には、①会議の設営、②司会進行と記録、③支援対象者と担当者（コーディネーター）の確認、④情報共有、⑤課題の明確化、⑥解決目標の設定、⑦解決策の案出、⑧支援方針の決定、⑨支援計画の策定と実施、⑩モニタリング、という具体的な手順が重要である。

[5] 社会支援の調整

「多職種でのディスカッションを通して、多様な課題と社会支援ニーズが明確化される」。ここでは、認知症の医学的診断の必要性なども記述されているが、このほか、以下の内容が求められている。

- 生活支援：人と人とのつながりを作る支援、社会とのつながりを作る支援、医療機関における受療に関する支援、家事行為に関する支援、金銭管理や服薬管理など私的領域に関する日常生活支援、その他の支援（生きがい支援など）
- 家族支援：評価的サポート（ねぎらうこと）、情緒的サポート（困りごとや心配ごとの相談に乗ること）、情報的サポート（必要な情報を提供すること）、手段的サポート（実際にサービスの利用を調整したり、介護サービスを利用したり、経済支援に係る諸制度を利用したりすること）
- 居住支援：現在の居住環境を整備する支援、新たに住まいを確保するための支援

「コーディネーションとネットワーキングは車の両輪」とも言われているが[12]、地域社会にあるさまざまな点と点で所在している社会資源を一つひとつつなぐ「ネットワーキング」と、つないだ資源を自立生活のために調整する「コーディネーション」の両方の機能が果たされてはじめて、地域生活が可能となる。

C. 留意点

これまで述べてきたように、コーディネーションは、広い概念であるため、実践現場で留意する点は多い。最後に、多職種協働における留意点を見ておきたい。

成瀬和子らは、在宅ケアにおける多職種連携の困難と課題として、以下の点を挙げている。①他職種とコミュニケーションをとるうえでの困難：「互いに時間的余裕がない」「忙しいので遠慮してしまう」「他職種に認知されておらずつながらない」「地域資源の活用法がわからない」、②利用者サービス提供上の困難：「専門領域の視点や役割期待が異なる」「利用者の情報を共有するのが難しい」、③ケアチームとして機能するうえでの困難：「相手の能力がわからない」「本音で話づらい」「他職種との壁がある」(13)。

他機関・団体の機能についての情報不足、セクショナリズムなどの構造的問題、組織間のバトル（仕事の押し付け合い）なども、現場レベルでは程度の差はあるが見られる。誰のために、何のためにという大きな目的を見失うことなく、コーディネーションを行うことが最も重要な点である。

注）

ネット検索によるデータ取得日は，いずれも2022年11月5日.

(1) リップナック，J.＆スタンプス，J.著／正村公宏日本語版監修／社会開発統計研究所訳『ネットワーキング—ヨコ型情報社会への潮流』プレジデント社，1984，p. 23.

(2) 牧里毎治「地域援助の理論と技術」黒木保博・福山和女・牧里毎治編『社会福祉援助技術論（下）』新・社会福祉士養成テキストブック3，ミネルヴァ書房，2007，p. 145.

(3) ネットワークは、リップナックらが指摘するように「もう１つの社会」を構成する力をもち、問題をもつ人を強固な紐帯で援助するものになりえるが、援助者はこのネットワークのもう１つの側面を忘れることがないように考慮する必要があろう。すなわち、「諸関係のおよぼす結果は諸刃の剣であるということだ」。フィッシャーは、「諸関係は人々の人生を物質的にも道徳的にも支える助けとなるけれども、しばしば喪失と苦悩の原因にもなる」ことを、多くの人びとへのインタビューの結果として指摘している。個人が築いてきた家族・親族・友人・近隣関係などのパーソナル・ネットワークのそうした「諸刃の剣」のデメリットの部分をも見据え、別の社会化されたネットワークをさらに構築することが援助者の大事な役割であることを認識したい（フィッシャー，C. S.著／松本康・前田尚子訳『友人のあいだで暮らす—北カリフォルニアのパーソナル・ネットワーク』未来社，2002.）。

(4) 野上文夫「福祉と保健・医療のネットワーク形成における展望と課題—龍野市社会福祉協議会の活動から」『川崎医療福祉学会誌』Vol. 1 No. 1，1991，pp. 55-56.

(5) 社会福祉法人豊中市社会福祉協議会　勝部麗子「豊中市社会福祉協議会のCSWと生活困窮者自立支援とりくみ—地域共生社会へのあらたなステージへ中高年の引きこもり問題」内閣府ウェブサイト.

(6) 藤井博志「コーディネーションとネットワーキング」社会福祉士養成講座編集委

員会編『相談援助の理論と方法Ⅱ』社会福祉士養成講座 8，中央法規出版，2009，p. 77.

(7) 岡野明美・上野昌江・大川聡子「認知症が疑われる高齢者に対する地域包括支援センター保健師のコーディネーションの実態」『日本地域看護学会誌』Vol. 22 No. 1，2019，p. 52.

(8) 岡本啓子・津島ひろ江「養護教諭のコーディネーション能力育成の研修プログラムニーズ―全国特別支援学校養護教諭への意識調査から」『学校保健研究』53（3），2011，p. 251.

(9) ヘプワース，D. H.・ルーニー，H. H.・ルーニー，G. D. ほか著／武田信子監修／北島英二ほか監訳『ダイレクト・ソーシャルワークハンドブック―対人支援の理論と技術』明石書店，2015，p. 65.

(10) 日本ボランティアコーディネーター協会編／早瀬昇・筒井のり子『市民社会の創造とボランティアコーディネーション』筒井書房，2009.

(11) 日本ボランティアコーディネーター協会編／早瀬昇・筒井のり子『ボランティアコーディネーション力（第 2 版）』中央法規出版，2017.

(12) 東京都「認知症とともに暮らせる社会に向けて コーディネーションとネットワーキングの手引き」東京都福祉保健局ウェブサイト，p. 2，pp. 2-12，p. 24.

(13) 成瀬和子・宇多みどり「在宅ケアにおける多職種連携の困難と課題」『神戸市看護大学紀要』22，2018，p. 11.

理解を深めるための参考文献

- **リップナック，J. & スタンプス，J. 著／正村公宏日本語版監修／社会開発統計研究所訳『ネットワーキング―ヨコ型情報社会への潮流』プレジデント社，1984.**

  40 年近く前に出版された、ネットワーク論の嚆矢ともいうべき本である。表紙に「もう一つのアメリカの発見」とあるが、社会制度や法律、官僚組織で統制された社会とは別の新たな市民パワーを有した社会が存在することを教えてくれる。

- **村上靖彦『子どもたちがつくる町―大阪・西成の子育て支援』世界思想社，2021.**

  筆者の村上は、多様な課題を抱える子どもたちを支援する人びとへのインタビューを通して、コミュニティがどのように作られていくのかを描き出している。本書からは、ネットワークのもつ力を理解することができる。

コラム　ネットワークのもつちから

筆者は、東京都のある団地で自治会と一緒に、コミュニティカフェの運営に携わってきた。しかし、コロナ禍となった2020（令和2）年初頭からコミュニティカフェは閉鎖せざるをえず、学生とともに途方に暮れていた。

ちょうどその頃、この団地で長年活動している病院の医師から「コロナで活動できないけど、皆で何ができるか話し合いをしませんか」と声をかけていただいた。オンラインの向こう側には「はじめまして」のメンバーが大勢いたが、その中で、地元の高校の先生がおられた。「高校生と一緒なら学生は何かできるかもしれない！」と思い、「一緒に何かやりませんか」とお誘いした。

そこから、まず、高校生と大学生のコラボが始まった。

緊急事態宣言や蔓延防止等重点措置が繰り返し発出され、人と人との接触が禁じられる中で、「団地のために、何ができるか」を模索した。

その結果、2020年度には「団地写真展」、2021年度には「団地文化祭」を実施することができ、予想より多くの団地の方々の参加があった。住民からは「この団地にもいいところがあるんだね」「このようなイベントをやってくれてありがとう」と言っていただいた。

ただ、これらのイベントは、高校と大学だけで行ったのではない。団地住民を始め、商店会、病院、文化振興財団、地域包括支援センター、社会福祉協議会、UR都市再生機構、NTTドコモ、地元アーティストなど、多くの人や団体とのネットワークがあってこそできたものだ。

ネットワークとは、まず誰かが動き出したところから、徐々に、必然性をもって広がっていくものではないか。あらかじめ予定されたものではなく、ニーズに伴って展開する。その広がる力は、始めた者の当初の予想を超えていく。そのような特性をもったものであることを、身をもって実感することができた。

第5章 ソーシャルワークを支える方法

ソーシャルワークの実践が一人で完結することはほとんどなく、多くはさまざまな職種、立場の人との協働で成り立っている。しかし、関係者全員が問題意識を共有し、心を一つにして業務に当たる理想的な環境は現実にはなかなか生まれない。この章では、協働のためのコミュニケーション技術であるネゴシエーション、ファシリテーション、プレゼンテーションについて見ていこう。

1

個別のソーシャルワークについての考え方や、具体的な仕事の進め方などについて関係者の合意が得られない場合はどうしたらよいか。ネゴシエーションの技術について学ぶ。

2

人びとが率直に意見を出し合い、創造的な問題解決をするためには、どのような環境づくり、雰囲気づくりが必要か。ファシリテーションの技術について学ぶ。

3

限られた時間の中で自分の伝えたいことを正確に、説得力をもって相手に提示するにはどうしたらよいか。プレゼンテーションの技術について学ぶ。

1. ネゴシエーション

A. 社会生活とネゴシエーション

ネゴシエーション
negotiation
一般的には、交渉、商議、話し合いを指す。

ネゴシエーションに当てはまる直接的な訳語は「**交渉**」である。そして交渉という言葉から想起されるのは、利害が異なる立場同士の人たちがお互いの妥協点を探る様子であり、その前提として対立の構図がある。こう見ていくと、社会福祉の文脈の中でネゴシエーションが機能する場面は比較的少ないと言えるかもしれない。

しかし、仮に立場上の対立の構図がない、本来協力して仕事を進めるべき人たちの間でも、考え方や方針の違いは存在し得るだろう。そのような状況は当然克服されなければならない。そこで、意見の交換を通じて譲るべきところは譲り、お互いに納得できる合意点を見出すネゴシエーションが重要になるのである。この場合は、協調関係にあるべき人たちの意見のすり合わせであるから、交渉というより「**調整**」という日本語のほうが近いかもしれない。

ネゴシエーションの視点が重要なのは、そこに妥協という要素が含まれるからである。「意見が違うなら『説得』してみよう」という気持ちで話し合いに臨むとしたらどうだろうか。それは、相手の意見を自分の意見に100%変えようとする試みである。相手の考えだけを変えさせるという一方的な考え方では、両者の意見を統一することは難しい。どのあたりまでなら譲れるか、自分のほうも妥協して合意点を探る、この心構えを忘れてはならない。「足して二で割る」「落としどころ」などは日本で以前から使われてきた表現だが、こうした協調主義的姿勢の重要性を示していると言えるだろう。

B. 説得のメカニズム

説得
persuasion

一方的に相手を**説得**しようと試みることの問題点について先に触れたが、ネゴシエーションにおいて、相手に対して説得力のあるメッセージを発することは本質的に重要なことである。人を説得するとはどういうことか、コミュニケーション研究の視点から見ていこう。

[1] 権威の効果

同じことを伝える場合でも、話し手が専門家として名高い場合などは、そうでない場合よりも説得効果が高まると言われている。権威のある送り手（信憑性の高い送り手）のメッセージのほうが、説得効果が高い（態度の変化が起こる確率が高い）ことは、実証研究でも明らかになっている。しかし、こうした**権威**による効果は、時間の経過により薄れるという結果もまた、観測されている。送り手の魅力や権威による説得効果は説得直後には高いが長続きしない。

[2] 脅しの効果

「このままタバコを吸い続けると、肺ガンになる確率が○%ですよ」という**脅し**は、ヘビースモーカーを禁煙に導くだろうか。脅しの効果は実はあまり高くないと考えられている。たとえば、仕事を発注する側の強い立場の人が「この条件のままでは、もうおたくとは取引できない」と脅せば、それなりの効き目があるだろう。しかし、それは心から説得されたものではない。脅しをかけられると、人は恐怖の刺激のほうに反応してしまい、論理的に考えて納得しようという姿勢が生まれにくくなる。肝心のコミュニケーションの内容が過小評価、あるいは無視されてしまうために中枢的・本質的な**態度変容**に至らないことが多いと研究者たちは考えている。

[3] 報償の効果

相手に何らかの報償を与えて、その代わりに意見を受け容れてもらおうという試みもしばしば行われる。こうした付加価値の効果は、説得内容について受け手の知識があまりない場合は効果的だが、受け手側に強い興味やこだわりがある場合は効果が薄いと言われている。しかしながら、現実のネゴシエーションの場面では、このように何らかの付加価値によって相手を説得しようとすることが多い。仮に相手が心から納得していないとしても、現実的には、交渉の妥協の足がかりとして、こうした付加価値の提示がしばしば行われ、それなりに効果を上げるのである。

[4] 精緻化見込みモデル

人が説得されるときのメカニズムには、2つのルートがあると言われている。相手のメッセージを処理した結果、テーマについての自分の捉え方・考え方（認知構造）そのものが変わる場合は、心から納得した状態であり、これを**中枢ルート**と呼ぶ。その一方で、話し手の権威や魅力、脅し、報償などの、説得内容とは直接的にはかかわらない情報によって、受け手

図 5-1　精緻化見込みモデル(1)

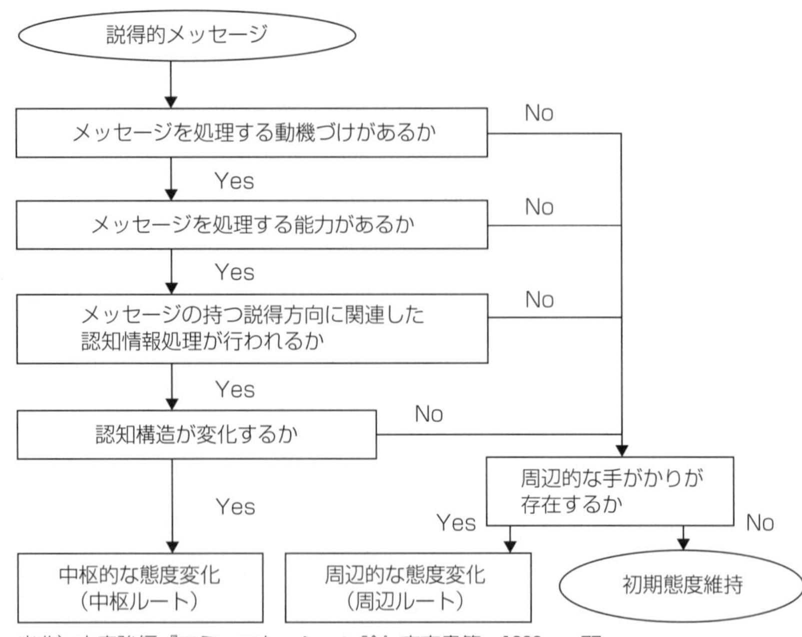

出典）中森強編『コミュニケーション論』東京書籍，1998，p.77.

の態度が変わる場合もある。これを**周辺ルート**と呼ぶ。これら2つのルートの関連性を明示したものが、**精緻化見込みモデル**である（**図 5-1**）。周辺ルートで説得された場合は、その効果は日が経つにつれて薄れると考えられている。ネゴシエーションを周辺ルートでまとめた場合には、必ず文書などで記録し、合意点を「心」のレベルから「約束」のレベルに移行しておく必要がある。

精緻化見込みモデル
elaboration likelihood model
アメリカの心理学者ペティ（Petty, Rechard E.）とカシオッポ（Cacioppo, John T.）が提唱したモデル。人が相手からの情報を処理する際には2つの思考ルートがあるとした。

C. ネゴシエーションの手順

[1] 事前準備

本格的なネゴシエーションを行う場合、「当たって砕けろ」ではだめで、事前に周到な準備をしておく必要がある。

第1に、関連状況を把握し、関係人物について十分に調べておく。特に意思決定において最も大きな影響を与える人物（**キーパーソン**）について詳細な情報があると、戦術上も有利である。

第2に、話し合いの中で確認しておかなければならない事項をリストアップし、漏れがないようにしておく。

第3に、交渉のストーリー、議論の流れをシミュレーションしておく。ここで最終的な合意点のイメージをもち、そのための**譲歩案**なども考えておくことが大切である。ただし、相手のあることなので、実際の交渉現場では、当初の計画にこだわりすぎず、臨機応変に対応するようにしないと話はまとまらない。

最後に、細かな環境要因を精査しておく。交渉には心理的要素も大きく影響する。交渉する場所、交渉者の数、タイムリミット、第三者の参加・不参加など、意思決定に影響を与える可能性のあるものについて確認しておくことを忘れないようにしたい。

[2] ネゴシエーションの過程

実際の交渉現場ではどのように話を進めればよいのだろうか。合意形成に至るまでの過程を4段階に分けて検討する[(2)]。

①第1段階：雑談による探り合い

②第2段階：テーマおよび関連事項についての情報交換

③第3段階：説得

④第4段階：譲歩と合意

いきなり説得工作に入るのではなく、事前に十分な情報交換のプロセスをもち、お互いに誤解のないようにしておくことが大切である。また本題に直接関係のない探り合いのコミュニケーションは、ネゴシエーション全体の雰囲気づくりに役立つほか、相手の性格の特徴や話し合いに対する姿勢を探るうえでも重要である。

第3段階では、お互いに相手を説得しようと自説を展開するが、どちらかの意見がそのまま通ることは通常あり得ない。そこで、第4段階としてお互いに100%を得ることは無理という前提で、妥協点を探っていくことになる。

[3] ネゴシエーションのフォロー

何らかの意見の違いがあって、それをネゴシエーションによって解決したとする。もちろん合意された内容がお互いに遵守されているかをきちんと確認していくことが、その後のフォローとしては最重要となる。

ただ、それだけでは十分とは言えない。ビジネス、あるいは社会的活動の一般的慣習としても、日本では基本的に「長いお付き合い」が大切とされてきた。勝つための戦術を駆使し、心理戦を制して、一度のネゴシエーションで成功を収めることも、時には大切である。しかし、とりわけ社会福祉の分野では、相手の立場を十分に考えて、長期的に良好な人間関係を維持していくことを忘れないようにしたい。

D. ネゴシエーションの戦術

ネゴシエーションを有利に進めるために有効とされるいくつかの戦術がある。日常の社会生活上に応用できるものを2つ概観しよう。

[1] 新たな視点の提示（option）

争点が1つしかないと交渉はまとめにくい。たとえば商品の卸価格の交渉であれば、売り手は少しでも高く、買い手は少しでも安く、と考えるため妥協点を探る際は綱引きのような心理状態になる。そこで、売り手側が「わかりました。それではその価格で結構です。その代わり、あと20ケース多く買ってもらえませんか？」と提示したらどうだろうか。視点、争点を追加で示すことによって、「価格で譲る代わりに数で意見を通す」といった新たな妥協点が見出せることがある。

[2] 長期的信頼の積上げ（credible reputation）

「あのソーシャルワーカーは、この問題についてはとても頑固で譲らない。でも、その他のことについては、とても柔軟に対応してくれる」。こうした評判は、長期的な信頼につながりやすい。自分という専門職のこだわり、ポリシーをしっかりともち、それを明快に、また根気よく伝え続けることが大切である。そして一度決めたポリシーを常に貫く態度を長期的に継続すると、一定の尊敬が生まれ、その姿勢が他人に尊重されやすくなる。

2. ファシリテーション

A. ファシリテーションとは何か

ファシリテーションは、一般には「容易にすること、促進」などと訳される。社会的な活動としてこの言葉を紹介したのは**ロジャーズ**であると言われている。彼はカウンセリングにおける個人の成長を促進するという文脈の中でファシリテート、ファシリテーションという言葉を使った。日本では1990年代から街づくりや教育、アートなどの多様な分野で**ワークショップ**が導入されるようになり、ワークショップを円滑に運営するファシリテーターに注目が集まるようになった。現在はビジネスにおける問題解

ファシリテーション
facilitation

ロジャーズ
Rogers, Carl Ransom
1902–1987
臨床心理学者。カウンセリングの研究手法を確立した。

ワークショップ
workshop
参加者の主体性を重視した講座や研究集会などのこと。

決の手法として取り上げられることも多い。

ここでは、「人びとが集まって、やりとりをしながら共同で何かを行うときに、コミュニケーションの場を保持し、そのプロセスに働きかける取り組み、仕組み、仕掛け」[3]と定義する。狭義では、「会議やミーティングを円滑に進行するためのスキル＝話し合いの支援」と捉えることができ、より広く取れば、「人と人とのつながり、かかわりを後押しすること＝関係性や共同行為の支援」[4]と考えることもできる。

B. ファシリテーションの類型

ファシリテーターの役割は集団の活動に関与、方向づけをし、よりよい方向に導くことである。しかし、求められる関与や方向づけの強度は必ずしも一定ではない。ここでは何を支援・促進するのかに着目して、活動のタイプ別にファシリテーターの役割を確認する[3]。

ファシリテーター
facilitator
協働促進者。ファシリテーションを実践する人。

[1] タスク型

職場でのコミュニケーションがうまくいかない、人為ミスによる小さな事故が多発しているなど、差し迫った問題に直面した場合を想定してみよう。これらにどう対処していくか、問題解決が求められているケースでは**タスク型ファシリテーション**が求められる。ある事象に対する人びとの考え方がバラバラで集団としてのコンセンサスが得られていないような場合も同様である。ここで求められるファシリテーターの役割は「問題解決」と「合意形成」の促進であり、人びとの納得感が得られる解決策の決定に向けて、周到な働きかけが必要となる。ビジネス領域の「問題解決ファシリテーター」は、タスク型ファシリテーションを実践する人を指している。

[2] ラーニング型

地域コミュニティにおける諸活動、環境教育、芸術活動などさまざまな分野で行われるワークショップを支援する場合は**ラーニング型ファシリテーション**となる。近年は教育現場においても、教師が一方的に教え込むのではなく、参加型のやりとりを通じて学生や生徒が自ら気づき、学んでいくスタイルの授業が増加してきた。こうした**アクティブラーニング**を促進することも含まれる。この場合、タスク型のように何らかの現実的問題に直面しているわけではない。参加者が興味をもち、意見を表明しやすいような課題設定を行うこともファシリテーターの役割となる。ラーニング型の場合、集団の活動を通じて個々人の「学び」を支援・促進することが目

アクティブラーニング
active learning
能動的学習。

的であるので、望ましい方向に向けて常に強く関与するのではなく、ときには参加者を注意深く見守り、場合によっては失敗もさせて、参加者の気づきを促すことも大切である。限られた体験の中で参加者がいかに多くのことに気づき、学ぶか。綿密に計画された課題設定、学びを促す問いかけ、そして参加者の様子についての注意深い観察が求められる。

[3] リレーション型

ミーティングやワークショップなどの特定の時間、空間を超えた、少し大きなフレームのファシリテーションである。たとえばさまざまな職種の人が協働する社会福祉の現場で、各自の考えが異なり十分に協力体制がとれていない場合に話し合いの場を設けたり、特定の課題に対処するワーキングチームを結成したりするのは**リレーション型ファシリテーション**であると言える。この場合、タスク型のように外的な問題があるのではなく、コミュニケーション不足や考え方の違いなど、人びとの間に問題がある。こうした障壁を少しずつ減らして協力関係を構築するには、それぞれの立場や性格などにも配慮した粘り強いアプローチが求められるだろう。ここでのファシリテーターは、関係者に個別に現在の考え方や利害関係をヒアリングしたり、話し合いの具体的な場づくりを提案したりするなど、積極的な役割が求められる。また、人と人との関係づくりは一朝一夕にいかない場合も多く、長期的な働きかけを続けていくことも時に必要となる。

アイスブレイキング
ice breaking
原義は「氷を解かすこと」を意味し、人間関係において緊張する場面をほぐすための手法を指す。

3つの類型を見てきたが、これらは完全に独立したものではない。たとえば、ワークショップで議論の取りかかりに**アイスブレイキング**を行えば、「ラーニング」に加えて「リレーション」も促進していることになる。立場の異なる人びとの「リレーション」を構築したうえで、改めて直面する問題を解決する「タスク」に取り組むこともあるだろう。3類型は、ファシリテーターが場やメンバーにどのようにかかわり、役割を果たすかを考えるうえでの1つの目安として考えたい。

C. 話し合いのファシリテーション

ここでは特にタスク型、ラーニング型のファシリテーションの中核となる、話し合いの支援・促進について検討していく。

[1] 話し合いの基本的な流れ

参加者が自由に意見を出し合い、創造的な成果が得られるような話し合いを行うためには以下のようなプロセスで行うのがよい。

(1) 共有のステージ

これからの話し合いに必要な最低限の情報を皆が共有するステージである。お互いにどのような立場でかかわっているのか、参加者相互が知り合うことも必要である。そのうえで何が問題なのか、いつまでにどのような成果を上げないといけないのか、話し合いのゴールを明確にする。

(2) 拡散のステージ

自由な発想でアイデアを広げ、多様な可能性を模索するステージである。この段階では実際の細かな制約事項などは考慮せずに、思いつくまま発言してよい。出された意見やアイデアをその場で吟味することはしない。この段階で参加者が自分の考えを自由に表明することは、最終的な結論に対する納得感にもつながる。

(3) 収束のステージ

拡散のステージで出された意見を集約していくステージである。効果と実現可能性を十分に考慮しながら話し合いを進めていく。ファシリテーターは自分の意見を言うのではなく、議論が脱線しないように気を配りながら、時には軌道修正を提案するなどして、収束の方向に導いていく。

(4) 確認のステージ

まとまった内容について参加者全員で確認、共有するステージである。皆が納得しているか確認し、今後の行動計画など次のステップにつなげていく。

[2] 効果的な問いの発信

各ステージにおいて重要なのは参加者が積極的に意見を言い合えるよう促すことである。発言しやすい雰囲気を作るためには、ファシリテーターの「問いかけ力」が重要になる。たとえば「ソーシャルワーカーのあるべき姿とはどんなものですか？」と問えば、「あるべき姿」が抽象的すぎて、答えに迷う参加者も出るだろう。あえて意見拡散のため抽象的質問をすることもあるが、基本は答えやすい限定的な問いかけをしたほうがよい。

質問例①「職場の雰囲気がよくないと感じるのはどんなときですか？」

「感じる」という言葉を入れると、それは個人の主観なので参加者は答えやすくなる。「一人一つずつ挙げてください」などと補足するのもよい。

質問例②「なぜ、このようなギャップが生じると思いますか？」

原因の洗い出しを行いたい場合は、「なぜ」を付けて問いを立てるとよい。「思いますか（思う）」も感じると同様、参加者の発言を促す言葉である。

質問例③「○○のためのアイデアをできるだけ多く出してください。」

「アイデア」は思いつきに近いニュアンスで自由度が高い。「できるだけ多く」と添えることで質より量でどんどん発言してよい雰囲気になる。

[3] 話し合いを円滑にする手法

(1) アイスブレイキング

参加者が打ち解けて、意見を出しやすくするための雰囲気づくりの手法である。議論開始の前にグループ内で取り組める簡単なゲーム、クイズ形式にアレンジした自己紹介などを行う。時間を要さず、気軽に取り組めるアクティビティにするのがポイントである。共有のステージで行い、次の拡散のステージで皆が気軽に意見を出しやすくする雰囲気づくりに役立てる。

ブレーンストーミング
brainstorming
元々は、「脳（brain）」に「アイデアの嵐（stoming）」を起こすことを意味した。

オズボーン
Osborn, Alex
1888-1966
アメリカの実業家。創造的思考に関する著作を出版した。

川喜田二郎
1920-2009
文化人類学者。著書『発想法』でKJ法を紹介した。

(2) ブレーンストーミング

オズボーンが開発した手法で、アイデア会議とも呼ばれる。「思いつくまま何でも発言してOK」「他人の意見の批判は厳禁」「他人の意見への便乗OK」というルールに基づいて、時間を区切って話し合いを行う。拡散のステージでは、他人の意見を批判したり、まとめようとしたりする人が出る場合がある。「ブレーンストーミング」の時間であることを宣言、強調することで、本来の自由な意見交換の時間とすることができる。

(3) KJ法

考案者**川喜田二郎**の頭文字から名づけられたもので、拡散のステージで行う。各自が考えたことを付箋紙に書く。意見を言うのが苦手な人でも参加しやすく、短時間で多くのアイデアを集められる。付箋紙は内容でグループ分けして模造紙に貼り、整理していく。参加者の意見の傾向を「見える化」することにより、収束のステージに向けての貴重な資料となる。

[4] オンラインミーティングの留意事項

近年はオンライン上の話し合いが増加してきた。この場合、ファシリテーターが担う「話し合いの場づくり」という点でも対面とは異なった配慮が求められる。

(1) 通信環境の整備

画像や音声に不具合があると、参加者側にもストレスがかかり、本来の成果を得るための妨げになりかねない。事前にチェックを重ね、通信環境に万全を期す必要がある。ファシリテーターとは別に会議中のシステム対応をする人を１人、別に立てるのがよい。

(2) ブレイクアウトセッションの活性化

オンライン会議ツールにグループ分けの機能があるので、それを活用する。オンラインでやりとりする場合、参加者の関係がフラットに保たれやすく１人が仕切る可能性が低くなる分、１グループはより少人数で３～４名程度がよい[5]とされる。また、対面の場合と同様、グループワーク終了後は必ず全体に戻り、結果の分かち合いを行う。

(3) 事前の周知

オンライン会議の場合、場の空気が読みにくいので、ファシリテーターの指示や助言もより明確化されなければならない。しかし、場の雰囲気を共有していない分、それらの指示が参加者には厳しく、上から目線に感じられることもあり得る。当日の指示が少なくて済むよう事前に会議のポイントや想定されている流れを情報提供し、共有しておくようにするとよい。

3. プレゼンテーション

A. プレゼンテーションとは何か

プレゼンテーションは、商品の説明や企画の提案など、ビジネスの場面で多く用いられる明確な目的をもったスピーチと捉えられることが多い。一般的な定義として、以下を挙げる。

プレゼンテーション
presentation

プレゼンテーションとは、「正確な情報を、それを求めている人々に、必要な時に、適切な形で、適切な場所で伝えること」[6]。

プレゼンテーションの目的は以下の２つに大別される。

①相手に何らかの行動を起こさせるために行うもの（**説得型**）。

②相手に情報を正確に伝えるために行うもの（**情報提供型**）。

たとえば、商品を買ってもらいたい、企画を採用してもらいたい、といった目的から行うものは「説得型」、介護保険の新しいルールについて正しく理解してもらいたいという目的から行うものは「情報提供型」に分類できる。

また、より広くとれば、初対面の人たちに対する簡単な自己紹介や挨拶などもプレゼンテーションと捉えられる。これらは情報提供というよりも、むしろ自分という人間に対する相手の警戒感を除去し、好印象をもってもらうためのものである。いわば「好感獲得型」といえるだろう。

このように見ていくと、プレゼンテーションが企画、営業、マーケティングなどの特別なビジネス分野に限ったものでないことがわかる。また、政治や企業統治の分野で求められてきた**アカウンタビリティ**が、近年は社

アカウンタビリティ
accountability
責任ある立場の人が職務上の意思決定等について説明する義務のこと。説明責任。

会のすべての分野で要求されるようになってきた。ソーシャルワークの業務においても、援助の効果や、そのための費用についての情報の開示や説明を、関係者や社会に対して行うことが求められている。プレゼンテーションの技術を磨くことは、すべての社会的活動を行う者にとって、必須のことなのである。

B. コミュニケーションの視点から見たプレゼンテーション

コード
code
記号。

私たちは、相手に何かを伝えるとき、言語という**コード**を主に使って行っている。たとえば「ネコ」と発音すると、それを聞いた相手には「ニャーと鳴く動物」が浮かぶ。ネコ（猫）とは何か、その概念全体を説明することは容易ではないが、とりあえずその概念に「ネコ」という音（あるいは漢字）をあてて示すことで、ある種の動物のイメージを相手に与えることが可能となっているのである。

コンテキスト
context
文脈。

しかし、その言語をメッセージとして受け取った相手が、どのようなネコをイメージするかはわからない。三毛猫かトラ猫か、あるいはマンガのキャラクターが頭に浮かぶ人もいるかもしれない。記号の解読に大きく影響するのがコンテキストである。**コンテキスト**とは、そのときの会話の流れ、話し手や聞き手の過去の経験、話している場面や場所、タイミングなど、コミュニケーションに影響を与え得る背景のことである。人は主に言語というコードを用いて情報を伝え合っているが、伝えたい情報の記号化、伝えられた情報の解読に当たっては、その人自身がもっているコンテキストが大きく影響しているのである。

フィードバック
feedback
反応。

コミュニケーションが記号を介して行われている以上、そこにある種の誤解が生まれるのは必然ともいえる。この誤解を少しでも減らすうえで効果的なのが、**フィードバック**である。これはメッセージの送り手に対して受け手が逆に情報を返還する行為である。「それ、どういうこと？」と聞き返せば、話し手は今のメッセージがうまく伝わっていなかったことに気づき、別の言い方で説明するだろう。このように会話のキャッチボールをすることで、コミュニケーションの宿命である誤解の要素が少しでも減るように、私たちは無意識の調整をしているのである。

コード、コンテキスト、フィードバックについてまとめると**図5-2**のようになる。

このようにコミュニケーションの仕組みを考えると、プレゼンテーションの難しさが浮き彫りになる。一般にプレゼンテーションでは、話し手は一定時間話しっぱなし、聞き手は聞きっぱなしで、情報の一方通行になる

図 5-2　コミュニケーションの仕組み(7)

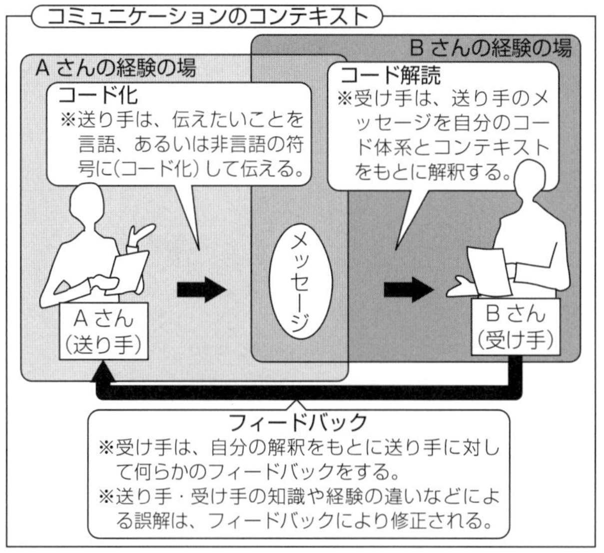

出典）森脇道子監修／武田秀子編『ビジネスプレゼンテーション』実教出版，2003，p.37.

ことが多い。コミュニケーションを円滑にするためのフィードバックを受けることが難しい状況なのである。相手の反応に合わせて臨機応変にメッセージを変えていくことが困難であることを念頭に最初から聞き手に合った話を構成しておく必要がある。

C. プレゼンターの心構え

プレゼンテーションを行う人（**プレゼンター**）には特に以下の３つの心構えが大切である。

①目的と状況を十分に意識すること。

②**タイムマネジメント**に気を配ること。

③聞き手のプロフィール、ニーズを十分に分析して臨むこと。

人前でまとまった話をするときには、必ず事前に「何のために話すのか」を確認して臨む。できれば文章の形で書き出すとよい。そしてその目的が与えられた状況（場面）、すなわち持ち時間、場所、聞き手の人数や知識レベルなどに照らして達成可能であるか、十分に吟味する。

また、冒頭で「何分ぐらい話すのか」を聞き手に伝え、その時間の約束を必ず守るように心がける。人に与えられる時間は誰でも１日 24 時間平等である。他人の時間を１分たりとも無駄にしない気構えをもちたい。何となくダラダラ話したりしないで、きちんとタイムマネジメントするのは

図 5-3　プレゼンテーションの聞き手の類型例(7)

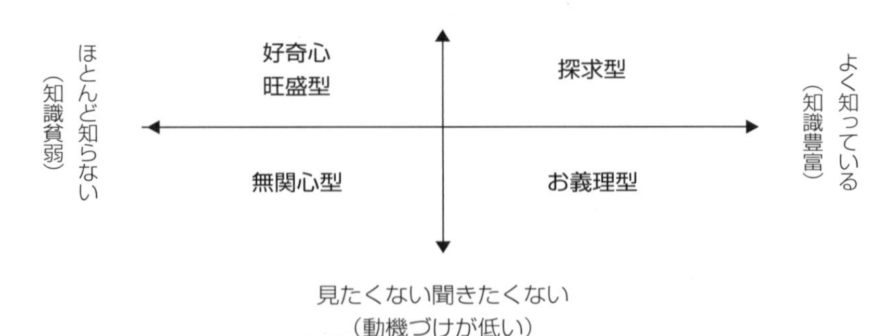

出典）海保博之編『説明と説得のためのプレゼンテーション』共立出版，1996，p.6.

話し手の基本的責務なのである。

そして、最も重要なことは聞き手にとって「プレゼント」と感じられるような話をすることである。**宮台真司**は「**表出**」と「**表現**」の明確な違いを強調している(8)。「表出」とは、自分の言いたいことを言ってすっきりすることである。一方の「表現」は相手にどのように伝わるかを意識し、相手に合わせた形で表す行為である。プレゼンテーションは表現行為であって、決して表出行為であってはならない。

宮台真司
1959–
社会学者。

相手に合った話をするためには、まず相手を知ることが第一である。聞く人たちの大まかな年齢層や性別、テーマについての知識レベルなどはぜひ押さえておかなければならない。社会福祉に携わる者ならば、聞き手は何らかの障害のある人なのか、健常者なのか、障害があるとしてどの程度の時間なら話を聞いて理解してくれそうか、といったことにも気を配る必要があるだろう。また、より一般的な聞き手の分析としては、テーマについての予備知識のレベルと、聞きたいという動機づけの度合いで分類する手法がある。海保博之による分析例を参考までに挙げておく（**図 5-3**）。

D. プレゼンテーションの具体的手順

実際にプレゼンテーションを実施するための手順について、内容構成、表現技術、**ビジュアルエイド**（視覚教材）、質疑応答、環境設定の５つの視点から概観する。

ビジュアルエイド
visual aid
視覚教材。コミュニケーションの助けとなるような、視覚に訴える資料のこと。

[1] 内容構成

基本的に**導入**・**本論**・**結び**の３部で構成する。時間配分は、たとえば

10分間話すのならば、導入2分、本論7分、結び1分のように、導入に少し長く時間をかけて、聞き手の「聞く態勢」を確立するのがよい。

(1) 導入

冒頭ではまずフルネームで名乗り、挨拶をする。多少、前フリのようなテーマに関係のない話をして、場を和ますのもよい。次に、何のためのプレゼンテーションなのか、目的を説明する。その後、所要時間と全体の概要を説明し、質疑応答は最後に受ける旨、ことわっておく。これで導入は終了だが、最も重要なのは、プレゼンテーションの概要をきちんと説明しておくことである。聞き手は、話の「先が見えない」と興味を失いやすいし、時間も長く感じてしまうものである。最初に全体像を示して、聞き手に心の準備をさせたほうが、その後の展開もスムーズにいく。

(2) 本論

本論の組み立て方には以下の①～④がある。聞き手の集中力は時間とともに落ちていくのが普通なので、大事なことは出し惜しみせず、前倒しで伝えていくのがよい。

①過去→現在→未来
②既知→未知
③概要→詳細
④結論→理由

時系列で伝えていくと、誰でも過去・現在・未来の順番は理解できるので、聞き手にわかりやすい印象を与えることができる。また、既知のことを先に説明することで安心感を与え、そこから新しい情報に移れば、聞き手に受け入れられやすい。概要や結論を先に言うのは、いずれも聞き手が「先に聞きたい情報」だからである。概要が理解できると詳細が知りたくなる、結論を聞かされると「なぜそうなのか」理由を知りたくなる。そうした聞き手の心理に合わせた組み立てをすることが重要なのである。

過去→現在→未来
時間の順に話を展開していくやり方。

既知→未知
聞き手に馴染みのある内容の後で、新しい情報を提示するやり方。

概要→詳細
全体の大枠を明示した後で、細かい点を説明していくやり方。

結論→理由
結論を簡潔に示した後で、それに至る経緯・事情を説明するやり方。

(3) 結び

全体の簡単なまとめ、傾聴のお礼などでさらりと終わらせるのがよい。原則的に新しい情報は入れない。結びの部分であまり多く話すと、聞き手に「くどい」印象を与えてしまうことが多いので注意が必要である。

[2] 表現技術

表現技術とは、構成した内容をどのように伝達するか、話し方・伝え方の部分である。コミュニケーションにはさまざまな**チャネル**がある。話すときの表情、声の調子、間の取り方、身ぶり、服装など、複数のチャネルを駆使して情報を生き生きと伝えたいものである。表現技術は**言語表現**と

チャネル
channel
回路。相手にメッセージを伝えるルート、道筋のこと。

非言語表現に大別できる。

(1) 言語表現

効果的に伝達するための言語上、修辞上の工夫として、①比喩の活用、②例示の活用、③つなぎ言葉の活用、④用語の選択、が挙げられる。

比喩とは、身近なものにたとえることで情報をわかりやすくする手法である。「標高○○キロメートル」と言う代わりに「富士山と同じくらいの高さ」と表現すれば、聞き手にとってイメージが湧きやすいだろう。

例示は具体的な事例を挙げて、一般概念を補強する手法である。小学生に著作権の概念を説明するとき、「著作権とは、著作者に独占的に与えられる権利であって、特段の手続きを経ることなく……」などと説明するだけではわかりにくい。実際にどんな行為が著作権侵害にあたるのか、事例の提示が必要となる。

つなぎ言葉とは、「たとえば」「しかし」「つまり」「要するに」など、話がどちらに展開するかを予測させるナビゲーションの言葉である。こうした言葉を大きな声で、間を取りながら発することによって、聞き手にとってわかりやすい話（先の読みやすい話）をすることができる。

用語の選択も重要である。自分にとって馴染みのない言葉が多く出てくるプレゼンテーションは聞きにくい。社会福祉の専門家に話すときと、一般の人に話すときでは、使うべき用語も違ってくる。この言葉を使って相手にわかるか、常に意識して用語を選択していく必要がある。

(2) 非言語表現

言語によらないチャネルを生かした表現技術には、①身ぶり・姿勢、②表情、③アイコンタクト、④服装・髪型、⑤声の大きさ・調子、がある。

身ぶりの重要性は意識されることが多いが、同じくらい**姿勢**も重要である。腰の位置を決め、胸をはって顎をひいたポーズで堂々と話す。ところどころに自然な動きを入れる。動く、動かない両方の**身体表現**を組み合わせることが肝要である。

表情は明るく、笑顔を忘れないようにしたい。人は自分に好意的に接してくれる人に対して、その好意を返したいという心理が働く。これを**好意の返報性**という。常に友好的な雰囲気を保ちながら話すことが大切なのである。

アイコンタクトとは、話しながら目で合図を送る行為である。聞き手は話し手が「自分のほうを見ている」と感じると、緊張感をもって話を聞く。あまり威圧感を与えないように気を配りながら、巧みに目を配り「あなたに話しかけているのですよ」というメッセージを送るようにしたい。

服装や**髪型**も、聞き手に対して何かを語りかけていると考えるべきであ

好意の返報性
人は自分に好意を示してくれた相手に好意をもちやすいという心理上の傾向を表した言葉。

アイコンタクト
相手に視線を送ることで何らかのメッセージを送る行為。

る。職業人としてその職業に相応しい身だしなみにするのはもちろん、プライベートも含めて社会人としてTPOに合わせたスタイルを心がけるべきである。

TPO
Time Place Occasion

声の出し方、話し方は大きめ・ゆっくりめを心がけたい。話し手は自分の「知っている」ことを話す。一方聞き手は「知らない」ことを聞くのである。このギャップを埋めるために、話し手は自分がちょうどよいと思うよりもあえて少しゆっくりと、大きめの声で話すほうがよいのである。

[3] ビジュアルエイド

人間は情報を手に入れるとき、その多くを目（視覚）から得ており、その割合は80%以上になるとも言われている。スピーチだけで済ませるのではなく、何かを効果的に見せることによって、プレゼンテーションの効果は大いに高まる。視覚に訴える補助資料を**ビジュアルエイド**と呼ぶが、これは提示資料と配付資料に大別できる。

①提示資料（PC資料の投影、書画カメラ、ホワイトボードなど）
②配付資料（レジュメ、配付用商品サンプルなど）

提示資料には、多くの聴衆の目を引きつける効果がある。最近では、パソコンの**プレゼンテーションソフト**を利用して、スライドを作成するのが主流となっている。こうしたソフトを使って資料を作るときの注意点としては、あまり多くの情報を1つのスライドに入れすぎないように、キーワードを中心にシンプルにまとめることである。グラフやイラストなどを織り込むと、より印象的なスライドにすることができる。

プレゼンテーションソフト
presentation software
スライドショー形式で情報を表示するためのソフトウェア。

インパクトが大切な提示資料と比べ、記録・保存の意味のある配付資料は、正確性・詳細性を重視する。レジュメ類は聞き手が持ち帰るものなので、著作権などにも配慮しながら正確な資料を作る。また、話すと煩雑になるような細かなデータは表でまとめ、「詳しい予算計画はお手元の資料でご確認ください」などと説明するやり方もある。

[4] 質疑応答

質疑応答は、プレゼンテーションが終わってからまとめて受けるほうがよい。話の途中で質問を受けると、全体の予定が狂ってしまうからである。質問はプレゼンテーションの内容をより正確に深く受けとめようとする聞き手側の能動的な行為であるから、常に肯定的に受け入れ、真摯な態度で答えることが求められる。

質問をされたら、すぐに答えるのではなく、質問内容を自分の言葉に置き換えて**言い直し**を行う。このプロセスを経ることで、質問の取り違えが防げるし、また、質問者以外の聞き手も質問内容が何であるかを確認することができる。

自分に知識や情報が不足していて、質問に答えられないというケースもあり得る。その場合は、ごまかさずに正直にそのことを伝えるほうがよい。ただし、わからないと開き直るのではなく、「今、データがありませんが、来週までにお調べして回答します」などと期限を区切ってフォローの約束をするとよい。

[5] 環境設定

大切なプレゼンテーションの場合は、事前にしっかりと会場の下見をする。マイクやプロジェクターなどの設備のチェックをきちんとし、本番で戸惑わないようにしたい。また、対人距離もコミュニケーションに大きく影響するので、座席のレイアウトなど、会場全体のセッティングにも気を配るようにする。可能ならば、その会場を使って本番通りの時間をとってリハーサルを行うとよい。

本章で取り上げたネゴシエーション、ファシリテーション、プレゼンテーションは、決して特殊な技術ではない。ソーシャルワーカーは個別援助（ケースワーク）を行う時に、利用者にネゴシエーションの技法をすでに駆使しているかもしれない。グループワーク活動においては、ファシリテーションはむしろ、必須事項と考えた方がよい。地域住民を相手に、あるいは福祉行政を相手に、ソーシャルワーカー自身の援助方針・政策を提案する場合、プレゼンテーション技術なしには考えられない。

注）

(1) 中森強編『コミュニケーション論』新現代図書館学講座 15，東京書籍，1998，p.77.
(2) グラハム，J. L. &サノ・ヨシヒロ著／窪田耕一訳『アメリカ人の交渉術—日本式とどこが違うか』東洋経済新報社，1987，p.41.
(3) 井上義和・牧野智和編『ファシリテーションとは何か』ナカニシヤ出版，2021，p.vi，pp.94–98.
(4) 徳田太郎・鈴木まり子『ソーシャル・ファシリテーション—「ともに社会をつくる関係」を育む方法』北樹出版，2021，p.4.
(5) 中村文子&ボブ・パイク『オンライン研修ハンドブック—退屈な研修が「実践的な学び」に変わる学習設計』日本能率協会マネジメントセンター，2021，pp.286–289.
(6) 森脇道子監修／武田秀子編『プレゼンテーション（改訂版）』実教出版，2011，p.10，p.37.
(7) 海保博之編『説明と説得のためのプレゼンテーション』共立出版，1999，p.6.
(8) 宮台真司『絶望から出発しよう』That's Japan シリーズ，ウェイツ，2003，pp.32–35.

理解を深めるための参考文献

- **フィッシャー，R. &ユーリー，W. 著／岩瀬大輔訳『ハーバード流交渉術―必ず「望む結果」を引き出せる！』三笠書房，2011.**

1981年に刊行された書籍の新装版。原題の『Getting to Yes』が示すように、いかにして複数の関係者が寄り添い「Yes」にたどり着くか、合意形成のための説得術が説かれている。小手先の駆け引きではない、正攻法の交渉スキルが学べる。

- **石井通明『最高の結果を得る「戦略的」交渉の全技術』日本実業出版社，2019.**

さまざまな交渉場面で活用できるテクニックが解説されている。オーソドックスな交渉戦術に加え、上手な話の「聞き方」や相手を怒らせてしまった場合の「謝り方」など、比較的簡単に実践できそうなことが具体的に説明されていて参照度が高い。

- **園部浩司『ゼロから学べる！　ファシリテーション超技術』かんき出版，2020.**

話し合いのファシリテーションに特化して、会議を上手に進行するための手法を解説している。望ましい方向に会議を導くための具体的なテクニックが紹介されており、いずれも実践しやすい。

- **徳田太郎・鈴木まり子『ソーシャル・ファシリテーション―「ともに社会をつくる関係」を育む方法』北樹出版，2021.**

ファシリテーションを共同行為の支援という大きな枠で捉えている。地域づくり、災害復興、医療福祉、社会教育、市民活動などさまざまな分野でのファシリテーションの実践事例が紹介されている。

- **カーネギー，D. 著／市野安雄訳『話し方入門（新装版）』創元社，2000.**

自己啓発やスピーチに関連する数々の研修プログラムを開発したデール・カーネギーによる話し方の本。プレゼンテーションスキルにとどまらず、対人コミュニケーションの基礎や人間関係の構築などについてもわかりやすく解説している。

- **高田貴久『ロジカル・プレゼンテーション―自分の考えを効果的に伝える戦略コンサルタントの「提案の技術」』英治出版，2004.**

話の論理性に力点を置いた本で、「提案内容を筋道立てて構成する技術」「相手の疑問を打ち消していく技術」「議論をまとめていく技術」などが、それぞれ丁寧に解説されている。ビジネスパーソンに支持され、今日まで版を重ねている。

- **森脇道子監修／武田秀子編／三村善美・大島武ほか『ビジネスプレゼンテーション（改訂版）』実教出版，2011.**

話の組み立て方、表現技術、視覚資料の作り方、質疑応答に関する準備など、オーソドックスな内容を網羅している入門書。多くの大学や短期大学でテキストとして使われている。

コラム 「当たり前」を疑ってみよう

かつてJICA（国際協力機構）のプログラムで来日したバングラデシュの看護師6名を対象に研修をする機会があった。いずれも50歳代の女性で職位は各医療機関の看護部長である。ベンガル語の通訳に助けてもらいながら、一日研修を何とかこなした。プレゼンテーションがテーマだったので、午前中を基本的内容の講義に充て、午後は各自に自由テーマで口頭発表をしてもらった。

ショッキングなことが起きた。大きめの画用紙に文字や絵を描いて、それをスライドに見立てて発表してもらったのだが、どの発表者の絵も驚くほど下手なのだ。大げさではなく、6人とも3歳児くらいのレベルである。私は焦った。母国ではスーパーエリートの看護部長さんたちに「画用紙に絵を描け」などと指示したものだから、気分を害したのではないか。抗議の意味でわざと下手に描いているのではないか。

恐る恐る通訳の人に様子を尋ねてみると、意外な答え。

「誰も気分を害してなんかいませんから、ご心配なく。皆、一生懸命描いています。ただバングラデシュ人は絵が下手なだけです」。

（絵が下手な国民性なんてあるのか？）さらに尋ねると、

「この世代の人たちは学校で図工（美術）や音楽の教育を一切受けていません。だからほとんどの人は絵も描いたことがないし、歌も歌ったことがないのです。今日は先生に絵を描くように指示されて戸惑った様子でしたけど、皆頑張っていると思いますよ」。

「ところ変われば」とはこのことである。私は、大人ならばもう少し上手に絵が描けるはずだと思い込んでいた。でも、その私の常識はバングラデシュの人たちの常識ではなかったのである。

このエピソードは異文化間コミュニケーションの話ではあるのだが、私たちの日常でも大いにありうる誤解、ズレであると思われる。多様性の時代、当たり前だと思って確認を怠ると思わぬしっぺ返しを受けることもあるかもしれない。

「これくらいは言わなくてもわかるだろう」「当然、相手もこう考えるはずだ」と、簡単に決めつけることは厳に慎みたい。本章で扱っている「ネゴシエーション」「ファシリテーション」「プレゼンテーション」は大きくとれば、いずれもコミュニケーション上の技術・技法である。テクニカルなことを意識することも大切だが、最も重要なのは、他者の事情や心情に対する想像力なのである。

第6章 ソーシャルワークとカンファレンス

保健・医療・福祉分野では、多職種で構成されたチームによって、多様なカンファレンスや会議、事例検討会等が開催されている。ソーシャルワーカーにとってカンファレンスは集団や組織への介入の場であり、メゾレベルの手法を使った実践の場である。本章では、さまざまな問題解決の手法として、今後ますます増加していくと予想されるカンファレンスの知識と技術を学ぶ。

1

ソーシャルワーカーが経験する多様なカンファレンスと求められる役割を理解する。保健・医療・福祉の多職種が参加するカンファレンスの変遷を学ぶ。

2

カンファレンスの意義を学び、運営やファシリテーション技術、コミュニケーション技術等の習得を目指す。またチームアプローチの利点と課題、カンファレンス時の留意点を理解する。

1. カンファレンスの意味

A. ソーシャルワーカーにとってのカンファレンス

カンファレンス
conference

ソーシャルワーク実践の対象範囲は、高齢者、障害児者、子ども、生活困窮者等多くの対象者・領域に広く及んでいる。ソーシャルワーカーが働くこれらの職場では、職場会議、入所判定会議、ケア会議、調整会議、各種委員会、事例検討会、地域ケア会議、サービス担当者会議、支援会議、各種ミーティング、各種カンファレンス等、さまざまな会議や検討会が行われている。

カンファレンスには多様な定義があり、確定したものはない。野中は、「利用者に関するアセスメントを共有し、今後の計画を立てて、協働して実行していくために、あらかじめ計画された会議」[1]と定義している。

一般に会議とは、「会合して相談、議論すること。また、その集まり」[2]を指し、打ち合わせや連絡、調整や問題解決、意思決定を目的に行われる。参加メンバーは会議によって、①同じ職種が参加するもの、②所属組織内の多職種が参加するもの、③関係機関の職員が参加するもの、④クライエントとその関係者が参加するもの、など多様となっており、開催目的やテーマは会議ごとに異なる。

ファシリテーター
facilitator
進行役。

近年会議は増加しており、限られた時間のなかで調整や連携が行われているが、ソーシャルワーカーは会議の出席者、主催者や**ファシリテーター**、事例や話題の提供者として多様な会議に参加している。ソーシャルワーカーには、クライエントへの支援はもちろんのこと、会議や多職種連携においては、クライエントの状況や意向を伝える責任とともに、多職種の価値観や業務範囲と立場や責任の理解、多職種同士の関係性や対立の理解および調整をする機能が期待されている。

会議には同じ職種のみが参加するものもあるが、本章では、クライエントとその関係者（家族・親族・友人、さまざまな組織・団体、地域社会等）も含む、複数の異なる職種もしくは多機関が参加し、問題解決に向けて、クライエントの情報を共有し、支援の方針や方向性を検討する会議をカンファレンスと呼び、多職種連携の重要な技法の1つと位置づけて解説していく。

B. カンファレンスと保健・医療・福祉の連携

クライエントが抱える多様な生活課題に対して、多くの職種や機関が連携・協働して支援するチームアプローチの重要性がこれまで強調されてきた。近年の複雑化、多様化した支援ニーズに応えていくために、従前の対象者別・機能別（縦割り）に整備された公的支援では、対応困難な状況があることが指摘されている[3]。

藤井らによると、日本における保健・医療・福祉の現場において、遅くとも1960年代からチーム医療の必要性が指摘され、1970年代になると医師や看護師だけではなく、リハビリテーション専門職などの異なる専門職が集うチーム医療の概念が拡大した。1966（昭和41）年の**理学療法士・作業療法士**の国家資格化を皮切りに、1971（昭和46）年に**視能訓練士**、1985（昭和60）年に**管理栄養士**、1987（昭和62）年に**臨床工学技士・義肢装具士**、社会福祉士・介護福祉士、1991（平成3）年に**救急救命士**、1997（平成9）年に**言語聴覚士**、精神保健福祉士、2017（平成29）年に**公認心理師**が新しい専門職として臨床現場に登場した。さらに、2000（平成12）年にはケアマネジメントを担う専門職として**介護支援専門員（ケアマネジャー）**が誕生し、今日の介護保険制度におけるチームマネジメントの中核を担っている[4]。

このように、保健・医療・福祉に関する専門職の種類は増加し、**診療報酬制度**における多職種連携やチームアプローチの算定が始まった。単一の専門職では解決できない課題に対して、チームを形成し、異なった専門性やスキルをもつ人や組織、機関が有機的な連携体制を構築し、多職種連携のネットワークでクライエントを支える**チームケア**が求められている。

複数の事業所が参加するカンファレンスは、介護保険制度の開始とともに増加し、サービス担当者会議や、病棟の退院調整会議として開かれるようになった[5]。

2009（平成21）年以降、継続的に強化されているのは、入退院時による**医療介護連携の推進**である。入退院時カンファレンスをはじめとする多職種による会議が、診療報酬制度、介護保険制度に位置づけられた。

2015（平成27）年度の介護保険制度改正では、「**地域ケア会議**」が制度的に位置づけられた。また、2016（平成28）年度の診療報酬改定では、「**認知症ケア加算**」が新設され、週1回程度のチームカンファレンスの開催が規定されている。さらに、2018（平成30）年度の**生活困窮者自立支援法**改正では、「**支援会議**」が法定され、支援関係者間の積極的な情報交換や連携が可能になる仕組みが新設された。

診療報酬制度
診療報酬とは、保険医療機関および保険薬局が保険医療サービスに対する対価として保険者から受け取る報酬。厚生労働大臣が中央社会保険医療協議会（中医協）の議論を踏まえ決定する。

チームケア
team care

医療介護連携の推進
高齢化が進展し、医療と介護の両方のニーズを有する高齢者に対し、医療と介護が一体的に提供され、地域での生活を支えるために医療機関と介護事業所等との連携が推進されている。

いずれも**チームアプローチ**を促進するものとして、カンファレンスが位置づけられている。

2. ソーシャルワークにおけるカンファレンス

A. カンファレンスの意義

現在、地域社会ではさまざまなカンファレンスが開催されている。自治体の担当部局や福祉事務所、地域包括支援センター、社会福祉協議会、障害者総合支援センター、児童相談所、児童福祉施設、居宅介護支援事業所、介護サービス事業所、医療機関、保健所、保護観察所、学校などの機関がケースごとに参加している。

たとえば、身寄りのない認知症高齢者の生活場所について検討するカンファレンス、保護観察中の人の権利擁護や更生、地域生活問題を検討する支援会議、**特定妊婦**の出産と今後の支援体制を検討するカンファレンスなどさまざまに展開されており、クライエント一人ひとりに異なる支援計画の検討と役割分担を行っている。

特定妊婦
出産後の子どもの養育について、出産前において支援を行うことが特に必要と認められる妊婦のことをいう。妊娠中から家庭環境におけるハイリスク要因を特定できる妊婦であり、具体的には、不安定な就労等により収入基盤が安定しないことや家族構成が複雑、親の知的・精神的障害などで育児困難が予測される場合などがある。このような家族は妊娠届が提出されていなかったり、妊婦検診が未受診の場合もある。

野中は、**ケア会議**の意義を次のように整理している[(6)]。

①事例に関する見立てと支援の手立てについて、担当者だけが一人で考えるのではなく、複数の人々が一緒に考えることができる。そのことによって、総合的で適切な判断が可能になるし、担当者の負担が軽減する。

②参加者それぞれが、自分が知らない領域の知識や技術を学ぶことができる。現代の対人サービスは多方面に専門分化しており、一人がすべての領域における情報をとらえることはほとんど不可能に近い。こうしたケア会議によって、最新の知識を具体的な形で知ることになる。

③サービス提供者同士のネットワークが形成される。ケア会議を機会に互いの存在や機能を知ることとなり、その後の協働作業に発展する、定期的に顔を合わせるようになると、さらにネットワークが強まり、互いの利用が容易になる。

④参加者同士の情緒的支え合いが生まれる。対人サービス業務は、必ずしも常時肯定的フィードバックを受けるわけではなく、ストレス性の高い業種である。また、必ずしも上司や同僚に肯定的に支持されるわけでもない。ケア会議のなかで、専門職同士の立場から努力を認められる体験

は、対人サービスに携わる者にとって貴重である。

⑤ケア会議の場面が職員の研修機会となる。対人サービスにおける現任教育は、事例から学ぶことが基本である。事例を丁寧に検討するケア会議において、指導者の助言、他職種の意見などを得ることによって、自分の視点や行動を修正する機会となる。

⑥事例を取り巻く地域社会の課題を発見する機会となる。事例の見立てと手立ての検討を丁寧に行うことから、事例を取り巻く環境の不足や不備が見えてくるし、今後どのような環境整備をするべきかを具体的に把握できる。

B. カンファレンスの展開

岩間によるとケースカンファレンスの展開過程は、①開会、②事例の提示、③事例の共有化、④事例の明確化、⑤論点の検討、⑥まとめ、⑦閉会、の７段階であるとし、ケースカンファレンスの展開過程の全体像をスキーのジャンプ競技に例えて図示している。

①開会から④論点の明確化までの前半はスロープに沿って斜路を滑り降りる過程であり、踏み切り後の⑤論点の検討から⑦閉会までの後半は空中

図 6-1　カンファレンスの展開過程の全体像

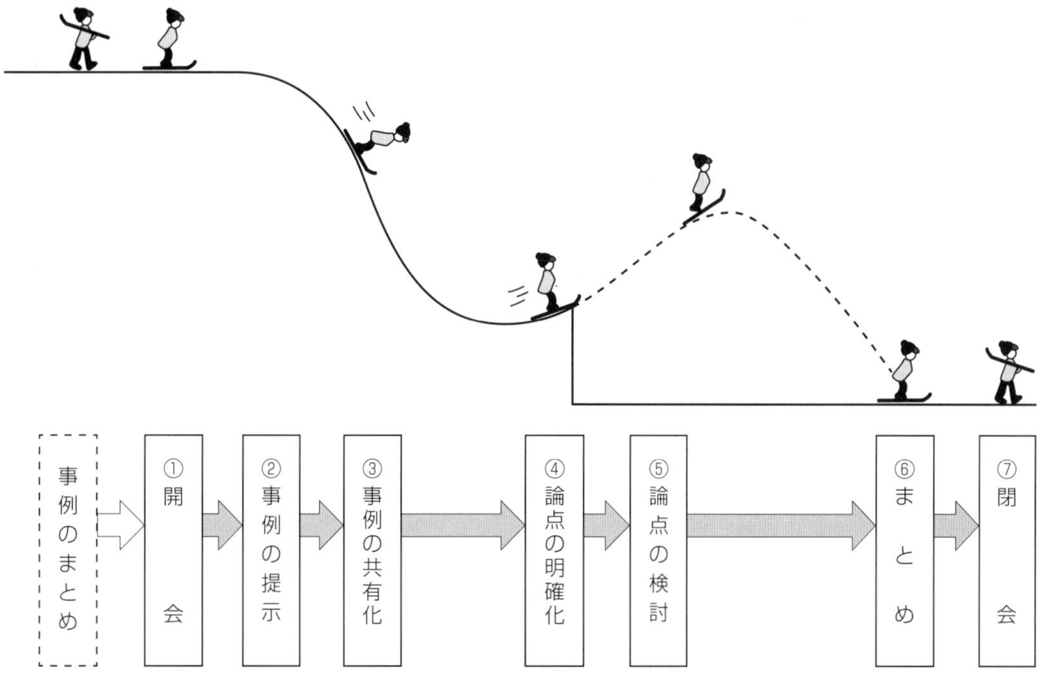

出典）岩間伸之『支援困難事例へのアプローチ』メディカルレビュー社，2008，p.158 を一部変更.

に飛び出してから着地までの過程をたどるもので、スキージャンプと同じく踏み切りまでの過程がきわめて大切であると説明している（**図6-1**）[7]。

カンファレンスの企画・運営に当たっては、①カンファレンスの目的や議題を明確にし、②目的や議題に沿った参加者の対象、人数、職種、関係機関などを考え、③日時と場所、開催方法や役割を決定し、④資料の準備を行い、⑤開催通知で参加を呼びかける、といった入念な準備が必要である。また、時間は１時間程度を目安に、長くても１時間半で終了することが望ましいとされている。

クライエント本人や家族（親族含む）が参加する場合には、カンファレンスの主旨や個人情報、プライバシー保護の説明を行い、触れてほしくない事柄について事前に確認しておく。ボランティアや近隣住民といった地域の関係者が参加する場合も、事前の説明とともに個人情報が記載された資料の提供を控えるなど個人情報やプライバシー保護に留意する。また、カンファレンスの目的や議題によっては、カンファレンスに不慣れな関係機関（警察署、民間企業など）が参加する場合がある。その場合も、事前準備の段階でカンファレンスに関する十分な説明と確認を行う。

事例提示者は、資料と口頭で情報を伝えるが、①専門用語や略語の使用については十分配慮する、②時間を厳守してプレゼンテーションを行う。

司会者は、①カンファレンスの開始時に、出席者に対して感謝の気持ちを伝えるとともに、カンファレンスの目的・議題の説明と終了時刻を周知する、②参加者の自己紹介と主催者や役割を紹介する、③配布資料を確認する、④参加者の様子を観察しながら、カンファレンスの目的に沿った情報交換・意見交換が行われているか、ディスカッションの交通整理を行う、⑤クライエントが出席している場合には、発言をサポートする、⑥目標の設定と具体的な支援方法を決定する、⑦クライエントが出席している場合には、合意を確認する、⑧合意事項と残された課題を共有する、⑨次回の予定、参加への感謝の気持ちを添えてカンファレンスを閉じる。

参加者は、①発言者を見る、②相づちをうつ、③メモをとる、④言いたいことを簡潔に伝える、⑤役に立つ発言をする、⑥決定に責任をもつ、⑦参加者の一員としての役割を果たし、全体に貢献する。

カンファレンスの具体的な進め方を**表6-1**に示す。

表6-1　カンファレンスの進め方

段階		内容
0	事前準備	•事例およびカンファレンス開催目的を確認する。 •参加する職種、施設・機関を選定する。 •日時と場所を決める。 •開催方法を決める（対面、ウェブ会議など）。 •資料を準備する。 •開催通知、招集通知を作成し連絡する。 •役割を決める（司会・書記）。
①	開会	•定刻に開始し、終了時間を明示する。 •カンファレンスの開催目的と流れを確認する。 •必要に応じて自己紹介する。
②	事例の提示	•事例提示者が、資料に沿って事例の説明および検討事項や課題を説明する。 •参加者は、事例提示者の思いや感情に共感的に耳を傾ける。
③	事例の共有化	•事例提示者にねぎらいの言葉をかける。 •事例に関する情報を補足する。 •事実を明確化するための質問をする。
④	論点の明確化	•事例提示者から提示されている検討事項、課題について論点を整理する。
⑤	論点の検討	•検討事項、課題（論点）に従ってディスカッションを進める。 •時間配分を確認する。 •自由に発言できる和やかな雰囲気をつくる。 •全員が発言できるように配慮する。 •少数意見も大切にする規範をつくる。 •参加者は「自分だったらどうするか」を具体的に考える。 •必要に応じて小グループに分かれてのディスカッションを取り入れる。 •出された意見は批判しない（非審判的態度）。ただし、ディスカッションを豊かにするための質問であれば、発言する。 •問題点探しはしない。 •斬新でユニークなアイデアも考えてみる。
⑥	まとめ	•検討した内容を整理する。 •今後の方向性、具体的な取組みと残された課題についてまとめ、記録する。 •事例提示者は、ディスカッションされた内容の感想やまとめを述べる。 •参加者は、カンファレンス全体を通した感想を述べる。 •守秘義務について確認する。
⑦	閉会	•定刻に終了する。 •参加者同士、ねぎらいの言葉をかけあう。 •必要に応じて次回のカンファレンスの調整や連絡を行う。

出典）岩間伸之『援助を深める事例検討の方法―対人援助のためのケースカンファレンス（第2版）』ミネルヴァ書房，2005，p.69をもとに筆者作成.

C. カンファレンスの技術

ソーシャルワーカーが他の専門職種と連携するうえで重要なことは、各専門職種の役割や特徴を十分に理解し、また自らの職務や機能、役割を説明できること、そして互いの専門性を尊重しながら、それぞれの立場からクライエントにかかわっていけるようにすることである。クライエントや地域住民、関係者との問題解決に向けて、ソーシャルワーカーの専門性や立場から発言し、目標設定や役割分担の合意形成を図っていく。

これはカンファレンスの場においても同様であるが、地域社会の関係機関が参加している場合には、他機関の立場や役割、責任をも十分に理解したうえで参加することが重要となる。カンファレンスにおいてソーシャルワーカーは、クライエントや家族の状況や意向、問題解決の方法等を報告し、どのような調整が必要かを提案する。クライエントが参加するカンファレンスでは、本人が発言しやすくなるように言葉をかけるなど、雰囲気づくりに配慮すること、また本人の意思を代弁して媒介するソーシャルワーク機能を発揮することが求められる。

ソーシャルワーカーがカンファレンスの開催を呼びかけ、所属機関内や地域社会の関係機関の職員を招集する場合がある。ソーシャルワーカーがカンファレンスの進行、ファシリテーターをする際は、多忙な中集まってくれたことへの謝意を示し、参加者から意見を引き出し、意思決定のプロセスが円滑になるように進め、最終的に合意を得る役割が求められる。効率的で有意義なカンファレンスとなるように、議題の検討や参加者の選定、内容の事前説明や資料準備なども必要となる。そして、カンファレンス中は参加者が意見を出しやすい雰囲気づくりに努め、意見の対立が起こった場合には、客観的な立場で双方の意見をバランスよく引き出すように心がけなければならない。

なお参加しているメンバーは、さまざまな異なる専門性やスキル、責任をもっており、カンファレンスで合意形成することには困難も生じる。井上は、チームアプローチの利点と課題について、**表6-2**のように整理している。そもそもカンファレンスを実施しようとすれば、時間調整の手間暇がかかる。また、さまざまな価値を基礎に活動する専門職の意思統一を図ることは難しく、かえって非効率になってしまい、そのような経験からチームと距離を置く者さえ出てくる。また、クライエントにとって、圧倒的な知識と情報をもつ専門職チームに対し、自己主張することは大きな困難を伴い、パワーバランスの問題も生じる。加えて提供された支援についての責任の所在が不明確になってしまう現象なども起きる。チームの立てた

表6-2　チームアプローチの利点と課題

利点	課題
•多様な視点・専門性の導入 •介入方法の多様化 •相互監視による支援のチェック体制 •多職種からの評価を受けることによる各職種の力量向上 •お互いのサポート •効率的・効果的なサービスの提供 •サービスの均質化・標準化	•専門職チームのパワー過多とモラル・リスク •クライエントの意向表出の困難 •チーム間の意思統一のプロセスの困難性 •守秘・プライバシーの問題 •時間的制約や人件費コスト •責任のあいまいさ •非効率的なチーム作業（結論のでない会議など） •成果の明確化、統一が困難なこと

出典）井上健朗「地域連携・退院支援に役立つソーシャルワーク・スキル（4）コラボレーション・チームワーク」『地域連携入退院と在宅支援』9巻3号，2016.

支援方針を受け入れきれないクライエントを、「問題ケース」や「困難事例」と呼んでしまうようなモラル・リスクも生じる可能性もあることを指摘している(8)。

カンファレンスは集団や組織への介入の場であり、メゾレベルの手法を使った実践の場である。地域社会との連携や所属する組織内の職種間をつなぐこともソーシャルワーカーの役割の1つであり、チームアプローチやカンファレンスにおいて生じる利点・課題を理解し、地域社会やチームの人間関係形成を図ることは、ミクロレベル、マクロレベルの実践につながっていく。

改めてカンファレンス時の留意点について、次の7点を挙げる。

①チームや地域社会が向き合っているクライエントの生活課題／ニーズについて、その原因や責任を追及するのではなく、どのように解決していくかを考えているか。
②職種間や関係機関間での情報交換や意思疎通が、一方的でなく相互に伝え合うやり取りになっているか。
③自由に意見が言えているか。
④主たるメンバーだけで決めてしまっていないか。
⑤職種間で業務のことを教え合っているか。
⑥お互いが何をする人かわかっているか。
⑦目を合わせて話しているか。

カンファレンス終了後は振り返りを行い、助言や指導を受けると、個々の参加者やチームが力をつけ、成長につなげることができる。

保健・医療・福祉の現場においては、さまざまな問題解決の手法として会議や事例検討会、カンファレンス等が今後ますます増加していくと予想される。ソーシャルワーカーがカンファレンスの意義を学び、運営やファシリテーション技術、コミュニケーション技術、エンパワメント技術を身につけ、専門職としての資質の向上を目指すことで、同じ達成目標に向けて取り組んでいくチームや地域社会のネットワーク形成につながっていく。また、クライエントの権利を擁護し、制度政策の立案に寄与することにもなるだろう。

D. カンファレンスの事例

ある**回復期リハビリテーション病棟**では、患者や家族が参加するカンファレンスを実施している。ファミリーカンファレンスと命名されており、患者・家族と専門職のすれ違いの防止や、支援する側と支援される側の対等な関係の形成を目指している。参加する専門職は、医師、看護師、理学療法士、作業療法士、言語聴覚士、**医療ソーシャルワーカー**（社会福祉士）、公認心理師、介護福祉士、薬剤師、管理栄養士などの関係職種であり、患者・家族に病状の説明と専門職から見たリハビリテーションの目標、回復見込みを伝える。その後、患者・家族の希望や思いと、病院の意見を双方ですり合わせ、方向性を確認し、場を変え、患者・家族、医療ソーシャルワーカーと医師による方向性の再確認という流れになっている。

医療ソーシャルワーカー
MSW: medical social worker

Aさん（70代・男性）は、2度の脳出血により、失語症と右片麻痺があり、常時見守りと介護が必要な状態で急性期病院より転入院した。

Aさんの入院時ファミリーカンファレンスにおいて、Aさんはリハビリテーション後の自宅退院を希望。妻は、自宅退院のためには歩行の自立、身辺動作の自立が必要と思いを述べた。

医師および理学療法士、作業療法士は、身体機能低下により、歩行および**ADL**の自立は難しいこと、常時介護が必要なため、介護者の負担は大きいと思われることを、専門用語を使用せず、専門職の押し付け（**パターナリズム**）にならないよう留意しながら伝えた。言語聴覚士、管理栄養士からは、食事中のむせが見られ、飲み込みにくい状態のため、食事形態に注意が必要なことなどが伝えられた。

ADL
activities of daily living
「日常生活動作」と訳される。

パターナリズム
paternalism
強い立場にある者が、「弱い立場にある者の利益のため」だとして、本人の意志を無視した介入・干渉・支援を行うこと。「父権主義」などと訳される。

そして、入院期間は3ヵ月間を見込んでいること、回復を目指してリハビリテーションを進めていくが、介護者（妻）の負担は大きいことが予測されるので、自宅以外の退院先も検討してはどうかと提案された。

カンファレンス終了後、動揺するAさん夫婦は、医師と医療ソーシャルワーカーに対し、リハビリテーションに期待する気持ちがあり、回復をあきらめていないこと、本日の話はショックだったということをうなだれた表情で話した。

医療ソーシャルワーカーは、Aさん夫婦の話に耳を傾け、カンファレンスが病院側からの一方的な情報共有になってはいなかったか、情報量の多さから、内容が伝わりづらい部分がなかったかを確認するとともに、活用できる制度や施設の情報などを提案していくと話した。すると、Aさん夫婦から、病院スタッフへの感謝の言葉とともに、妻から、Aさんが今後快適に暮らせることを最重視したいと意向が示された。

今後は、リハビリテーションを進めていく中で定期的に話していくことを医師とともに確認し、一連のカンファレンスを終了した。

注)

(1) 野中猛『図説ケアマネジメント』中央法規出版, 1997, p.43.
(2) 日本国語大辞典第二版編集委員会・小学館国語辞典編集部編『日本国語大辞典(第2版)』小学館, 2001, p.170.
(3) 厚生労働省社会保障審議会福祉部会福祉人材確保専門委員会「ソーシャルワーク専門職である社会福祉士に求められる役割等について」厚生労働省ウェブサイト, 2018, pp.4-5を要約(2023年4月1日データ取得).
(4) 藤井博之編『臨床現場でIPを実践し学ぶ』ラーニングシリーズIP(インタープロフェッショナル)4, 協同医書出版社, 2018, p.2.
(5) 藤井博之『地域医療と多職種連携』勁草書房, 2019, pp.240-241を要約.
(6) 野中猛・高室成幸・上原久『ケア会議の技術』中央法規出版, 2007, pp.12-13.
(7) 岩間伸之『支援困難事例へのアプローチ』メディカルレビュー社, 2008, p.158.
(8) 公益社団法人日本医療社会福祉士協会・公益社団法人日本社会福祉士会編『保健医療ソーシャルワーク―アドバンスト実践のために』中央法規出版, 2017, p.244.

理解を深めるための参考文献

- **岩間伸之『援助を深める事例検討の方法―対人援助のためのケースカンファレンス(第2版)』ミネルヴァ書房, 2005.**
  事例研究、ケースカンファレンスの展開過程(プロセス)と具体的な方法を理解することができるとともに、対人援助に必要な基礎理論について学ぶことができる。
- **野中猛・上原久『ケア会議で学ぶケアマネジメントの本質』中央法規出版, 2013.**
  ケア会議の本質に焦点を当て、ケアマネジメント、ケアマネジャーの機能・技術のほか、多くのケア会議事例を紹介している。
- **篠田道子編『チームの連携力を高めるカンファレンスの進め方(第2版)』日本看護協会出版会, 2015.**
  ファシリテーションをキーワードに、多職種が参加するカンファレンスの基本技法について学ぶことができる。Q&Aを用いてわかりやすく解説している。

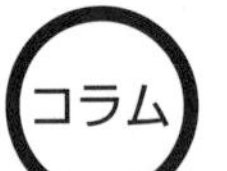

カンファレンスに求められる新たな技術

前に示した事例のように、カンファレンスにクライエントが同席することは、クライエント対専門職ではなく、クライエントもチームの一員であるというチームのあり方、チームアプローチの考え方、手法が基盤にある。対面でのコミュニケーションの場をできるだけ多く設け、チームワーク強化を図っていくための手段として、ファミリーカンファレンスを位置づけ、チーム全体の共通認識の場として活用している。

コロナ禍においては、カンファレンスの開催方法についても対応を迫られた。人との距離の確保を求められ、重症化リスクの高い人が集まる医療機関や高齢者施設については、クライエントの家族のみならず、連携先関係者の立入も制限を受けることとなり、対面でのカンファレンス実施は困難となった。そこで、ウェブを経由した**ウェブ会議**や**テレビ電話**等のツールを活用したカンファレンスや会議が、社会福祉の現場においても展開されるようになった。

ウェブ会議（ビデオ会議）
パソコン・タブレット・スマートフォンを使って話し合う形態。インターネットでつなぐ。

テレビ電話（ビデオ通話）
映像を使う通話。グループで会議もできる。

コロナ禍もいったん収束し、2023（令和5）年3月13日からはマスクの着用は本人の判断によるものとなった。感染症法上の類型が5類に移行する同年5月8日以降、マスクだけでなく手指消毒や換気、3密回避等についても個人が判断することとなったが、医療機関や社会福祉施設においては、引き続き必要な感染対策が講じられるであろう。コロナ禍で始まったウェブを活用したカンファレンスなどの開催も、今後ますます重要となってくる。新型コロナウイルスは、私たちの働き方を大きく変えたが、直接顔を合わせることなく、パソコンの画面上で話し合う**オンライン会議**が新たなツールとして日常のものとなり、ソーシャルワーカーも、ICTの活用技術やオンライン会議において求められるコミュニケーション技術を身につける必要性が出てきた。

オンライン会議
online meeting

ICT
information and communication technology
情報通信技術。

ソーシャルワーカーは、クライエントの希望やニーズを共通目標に、専門職間の連携だけでなく、クライエントを中心とした専門職を含めた交互関係を重視している。そして各種会議やカンファレンス、連携の場面では、ネットワーキングやコーディネーション、ネゴシエーション、ファシリテーション、プレゼンテーションといったソーシャルワークの技術が活用されている。

第7章　事例の視点

「事例」を検討する視点として、利用者・当事者の意味から出発することの必要性を説く。ソーシャルワーク専門職の基本的姿勢・態度は、社会福祉サービスの利用者・当事者の生活感覚や生活体験の把握から始まることを説く。そのうえで、“臨床”と事例検討との関連性も明確にする。

1

「専門用語」の意義、生活感覚・生活体験を通しての生活者の理解、連携・協働の意味、それぞれを確認する。

2

「事例」とは何か、「事例性」とは何か、それぞれの理解を深め、その特徴を把握する。

3

事例検討に当たっての２つの基本的態度のちがいと活用方法について具体的に考える。

4

事例研究における一般性と個別性の問題をそれぞれ整理し、それぞれの特徴を明確にする。

5

臨床研究における「臨床」の意味を検討し、「方法としての臨床」をわれわれ自身の生活世界から問い直す。

6

事例検討の意義・目的とその留意点を整理し理解する。

7

事例検討において踏まえるべき「弱さ」の論理を自覚する。

1. 事例検討に入る前に

「事例の視点」という本章の課題に入る前に、そもそもソーシャルワークとの関連で「事例」を語ることの意味を確認しておきたい。そして、日頃から事例を検討する目や"嗅覚"ともいえる感覚を鍛えておく、これが大切であることを指摘しておきたい。まずは、こういった事例検討に入る前に大切にしておきたいことを任意に列挙しておく。

A. 専門用語

ソーシャルワークに関連する分野には独特の用語遣いや略語などがある。それらを専門用語と言ってしまうには行き過ぎがあるかもしれないが、ソーシャルワークに関連する分野に携わる人にとっては、当たり前のように使用されている言葉が確かにある。たとえば、児相、ADL、アドボカシー、といった用語。これらの用語は、ソーシャルワークに関係する人(現場で働く社会福祉専門職、社会福祉を専攻する学生等々)にとってはほぼ共有されているお馴染みのものである。これらの用語を使う理由は状況によってさまざまに異なるであろう。事例検討という文脈からいえば、事例に関するさまざまな情報を手っ取り早く整理し、分析し、計画する、こういった一連のプロセスにおいて、分析枠組みにもなり得るし、何よりも援助者側で問題や**ストレングス**を共有しやすくなる。また場合によっては、利用者にとってわかりにくいいわば"隠語"の役割を担う場合もある。専門用語は、状況により違う意味を担い、必要だからこそ使用されている。

ストレングス
strengths

事例検討を実施するに際して専門用語は必要である。しかしながらそれは、援助者側の視点に立って必要な場合が圧倒的に多いことを忘れてはなるまい。利用者にとっての事例検討の意味も考えておく必要があるし、むしろこちらのほうが援助の原点であり起点となることは、援助者の倫理を踏まえている人であれば理解できよう。先に例示した、児相、ADL、アドボカシーを、それぞれ「18歳未満のこどもの相談するところ」(児童相談所)、「日常生活をどの程度できるか見ること」(日常生活動作)、「利用者に代わって援助者が利用者の主張や権利を訴えること」(代弁、弁護)[(1)]、といったように、日常用語に置き換える用意があること、日常用語に置き換えて物事を捉える感覚を忘れないこと。こういった援助者の基本姿勢は、利用者にとっての事例検討の意味を考えるうえでも欠かせない。

しかしながら、専門用語を使ってはいけないということではない。専門用語を使うことの意義を明確にし、ソーシャルワークの援助活動において日常用語によって培われている生活感覚、生活体験がその基盤にあるということを忘れてはならない、ということである。

B. 生活感覚、生活体験

前述した利用者にとっての事例検討の意味を考えるとは、具体的にはどんなことなのだろうか。利用者・当事者にとっての援助の意味を原点・起点にして、事例を見ていく姿勢をまずは大切にするということではないだろうか。より具体的には、援助者の視点から事例を検討していくと、どうしても「どのように援助していくか」ということが中心課題となっていく。もちろんこの視点も大切ではあるが、この視点の出発点は何なのかを問い直すことがより大切なのである。利用者・当事者はいったいどんな問題・困難を抱え、どのように感じ、どのような体験をしているのだろうか。1人の生活者としての生活感覚、生活体験はどのような状態なのか。まずはこうしたことから絶えず事例を検討し、援助の原点としてそこに立ち返ることが大切なのではないだろうか。また、援助実施後も、援助者側から「どのように援助したか」を問うと同時に、あるいはそれ以前に、利用者・当事者は「どのように救われたか」を問い、理解し、確認していく、こうした姿勢・態度が事例検討にも求められるのではないだろうか。

筆者は、こうした問題意識から、たとえば、新聞の投書に寄せられた寄稿者の生活感覚や生活体験の意味を理解することに努めている。非常に身近でしかも他人事では済まされない生活感覚や生活体験が如実に表れている場合も少なくないし、これらを筆者自身が肌で感じ取ることは、事例を検討する際の筆者自身の感覚（センス）を磨くことにもつながっている。

新聞の投書の活用
➡ 柳澤孝主「ソーシャルワーク専門職の基本要件」柳澤孝主・増田康弘編『ソーシャルワークの基盤と専門職（社福専門）』新・社会福祉士シリーズ 7，弘文堂，2023，pp.25–26 を参照。

生活感覚や生活体験に根ざした視点をもとに援助を展開していく感性を鍛える方法は、上記の新聞の投書に限らず、ある人を1人の生活者として理解していこうとする場合、さまざまなものが考えられる。

関心のある人の生活史を形成する事象を追体験してみるというのも1つであろう。その人の家庭やその周辺を歩くこと、あるいは訪れてみることは、形式的なことにとどまるものではない。この周辺歩きや訪問は、当事者の生活感覚や生活体験の一部への触れ合いや追体験を可能にしてくれるかもしれない。そこで、彼・彼女の（生活の）理解を広げられ、深められることもあるだろう。

関心を寄せる人の人間関係・社会関係を把握するために、ある時は近隣の人に、またある時は職場の人に、実際に会ってみて話を聴く、というのも有力な方法になり得るだろう。話を聴くことによって、当時者の他者とかかわる際の機微や“襞”に触れることができるかもしれない。

大切なことは、こうした方法や試みを通して、当事者理解のための“広げる”視点[2]を増やしていくことである。事例検討に際しては、この“広げる”視点を重点的に鍛えることが大切であるが、実践に向けての“絞り込む”視点[2]へとどのようにつなげていくか、ということも視野に入れることを忘れてはなるまい。特に現在進行形の援助過程においては、その事例検討の最中にも“絞り込む”視点が求められる場合が少なくないからである。

“広げる”視点にしても、“絞り込む”視点にしても、私たち一人ひとりは援助者であること以前に、日々暮らしを展開している中の生活感覚や生活体験ですでに自覚しないうちに、こうした視点を取り入れながら過ごしているのではないだろうか。生活におけるやりくり・工夫とは、こうした類いのものである。自らの生活を振り返り、問い直すことの中に、ソーシャルワークの実践へのヒントが満載されている。

C.「生活の援助」の専門性[3]

私たちの生活はまことに多様である。命にかかわることや身の周りのこと、家族関係や近隣を中心とした地域社会の人びととの交流、職場組織における諸関係、役所を始めとする行政との折衝、一生続くであろう親戚や同窓生との間柄、ネット社会におけるSNS上のやりとりをきっかけにしたコミュニティ形成過程における諸関係、これらさまざまな社会諸関係や身近な対人関係の網の目の中で私たちの生活は成り立つ。さらに私たちは、意図的・非意図的を問わず、さまざまな領域・分野から提供される社会諸サービスのシステムの中に組み込まれている。保健医療、社会福祉、教育、司法、労働等々はその一部である。

私たちは通常、こうした諸関係の網の目や社会諸サービスのシステムの中に組み込まれながらも、生活の主体的存在（生活者）としてこの諸関係、諸サービスに調整を加えながらそれらを自分なりに“カスタマイズ”して自らの個別的全体性を保って日々暮らしている。

しかし、たとえば、筆者が数ヵ月の療養を必要とする病気に罹ったとしよう。まず求められるのは、保健医療サービスを受けるべく通院、入院等の措置を取ることである。そして、社会諸サービスのうちの保健医療サービスを受けるということだけにとどまらない。入院中の医療費や生活費の問題、広い意味での社会福祉における社会保障サービスや労働上の諸サービス体系にかかわる問題も生じてくるかもしれない。また、これら諸サービスを受給する場合、一時的には、休職等の職場勤務を停止する措置を取らなければならない、家族関係や地域社会での役割を一時免除してもらう方策も必要であるといった対応も欠かせない。こうした社会諸サービスや社会諸関係上の調整は、筆者個人だけで何とかなる場合、家族や職場の同僚の助けを借りて乗り越える場合も多々あるだろう。どうにもならない場合は、社会諸サービスのそれぞれの担当者や社会諸関係における責任者等による連絡調整等の力を借りる場合も出てくる。あるいは、諸サービス間の調整や社会諸関係の力を、それぞれの担当者・責任者の連携・協働の下に集結させ、いわば“司令塔”役を社会福祉専門職に委ねる必要が生じてくるのかもしれない。

生活を構成する複数の領域（保健医療、社会福祉、教育、司法、労働等）の力を借りてバランスのとれた暮らしを継続していくためには、それぞれの領域内で強調されるいわば領域内の専門性を活かすだけでは不十分である。それぞれの領域内で発揮される専門性を他の領域の専門性とつなげるような領域間の専門性へと転換していかなければならない。ソーシャルワークの専門職の活動において特に近年、他の専門分野・領域との連携・協働が強調されるのもこういった背景があるからこそである。生活者たる利用者・当事者の側に沿って物事を考えれば、複数の領域の間で連絡調整がしっかり取れたときに遂げられる“領域間個別性”が尊重される場合に、当の本人は安心して療養生活を送ることが可能になる。

「生活の援助」の専門性はこのように、多職種間の連携・協働の下に利用者・当事者の領域間個別性を尊重したソーシャルワーク専門職の個別化の態度・姿勢の中で発揮されるものである。事例を検討する場合には、こうした視点をしっかりと保持しておく必要がある。

2. 事例と事例性

A.「事例」ということ

「事例」という言葉を耳にすれば、どんなことが思い浮かぶだろうか。

社会福祉の領域であれば、認知症の高齢者、偏見に苦しむ障害者、虐待されている児童、経済苦にある困窮者など、社会生活を営んでいくうえで何らかの問題や困難を抱えた存在を思い浮かべる人が多いのではないだろうか。あるいは上記の人たちが抱える生活上の問題・困難そのものを連想する人も多いだろう。何らかの生活上の問題・困難を抱えている人や問題や困難そのものは、「事例」を形成する重要な要素であることは間違いない。他に想起できることはあるだろうか。

尾崎新は、援助の対象となる相手の生育史、生活条件、問題や困難の内容、問題・困難の緊急性、また関連する施設の条件や社会資源の状況などを含む社会的条件も「事例」の重要な要素であることを認めつつも、事例検討の中心的対象は援助関係であり、その変化であると指摘する[(4)]。援助の対象となる利用者とその利用者が抱える問題・困難にばかり焦点が合わせられがちであるが、援助者が利用者にどのようにかかわったかということも、「事例」の重要な要素であることが指摘されている。この指摘は、援助サービスの利用者を援助の対象者と規定するタイプのいわゆる「事例分析」への批判性を含むと同時に、援助者が利用者へとどのようにかかわり、どのような変化が現れているのか、といったことを中心に援助者自身の多面的な自己理解をも促すものとなる。援助活動が援助関係の中で展開される営みである以上、援助関係を「事例」の中心的対象にすることは、ある意味では当然のことである。そして、この当然すぎることを自明のこととして援助の圏外へと追いやり、不問のままにしてしまいがちになることもよくある。この不問のままに援助の前提にしてしまいがちなことを掘り起こし、問い直すことは、援助活動を進めていくうえでの基礎に当たることであり、それを具体的な「事例」検討において吟味することは、援助者自身の基本的援助姿勢・態度を磨いていくことにもつながる。

B.「事例性」について

事例性
caseness

ところで、精神医療の分野で「**事例性**」[(5)] ということが指摘されているが、これは「ある人がなぜ、誰によって、いつ事例となったか」[(5)] ということを含めた考え方である。「事例性」とは、援助を受けている当事者だけをいうのではなく、当事者が抱えている困難や問題を、援助の必要な事柄として認め、必要があれば当の本人にそれを伝え、自ら援助の手を差し伸べる存在（具体的には家族、友人、近隣の人など）や、第三者としての援助者の存在も含まれる。「事例性」を形成する当事者の一角を占める援助者という考え方の中には、先に指摘した事例の中心的対象は援助関係である、といった主張と重なり合う部分がある。だとすれば、援助関係やそこに含まれる援助者としてのかかわり方が「事例」や「事例性」を検討する際に、少なくとも重要なキー・ポイントになる。

3. 事例分析から事例研究へ

A. 事例分析における「分析」と「説明」

事例検討に当たって、検討する者が援助者を志す学生であれ、現場での援助活動に携わる援助者であれ、あるいは援助活動の研究者であれ、事例に臨む態度・姿勢を大別すると2つに分けられることを確認しておこう。

1つ目は、事例における中心的対象への一方向的なかかわりに基づいて、それを**分析**し、**説明**するという態度・姿勢である(6)。事例においてその中心的対象（たとえば援助サービスの利用者）を分析し、説明するとはどういうことだろうか。文字通りに捉えれば、現実としてこの社会の中で生きている生身の存在としての人間は、それぞれの違いはあるにしても主体的、個別的、そして部分的には分解できない全体的存在として生活している。にもかかわらず、「いかなる全体をも諸部分に分離ないし分解＝分析」し、過去の経験やすでに取得した理論的分析による一般化のための1つの対象にしてしまうことである。こうした事例検討をする側の態度・姿勢は、直接か間接かは問わず、いわゆる「事例分析」と呼ばれている類いのものの中の多くに表わされている。結果として分析の対象は、援助を受ける側である利用者か、そこに関連する諸状況や事柄に集中する。援助関係や援助者のかかわり方に関心が向けられることもあるが、それはあくまでも利用者に付随する事柄としてか、利用者、援助者、援助関係といったように、それぞれを分断した後に再び全体を構成する一要件として焦点化されるにとどまる。

分析
analysis: a separating or braking up any whole into its parts

説明
explain: to make plain
平らにする、一般化する。

B. 事例研究における「了解」と「記述」

これに対して、もう1つ別の態度や志向性は、援助関係という相互的なかかわりに基づいて、事例における中心的対象を了解し、記述するという態度・姿勢全般である(6)。ここでの「**了解**」と「**記述**」ということは、援

了解
understand: to stand among, to have a sympathetic rapport with

記述
description: a making out
輪郭、特徴づける。

助者が援助サービスの利用者との生きた援助関係の真っただ中に立ち、利用者との関係を共感的に生きようとすることで、その関係のさまざまな力をその都度発見し、その発見を通して援助者自らのかかわり方や、利用者の抱えている現実が改めて見えてくることを意味する。尾崎による、事例検討の中心的主題は援助関係とその変化であるという指摘は、この了解と記述ということと大きくオーバーラップする。事例の中にさまざまな形で現れてくる諸事象を、利用者、援助者、援助関係と別個のものとして分離して捉える分析的態度以前に、生きた全体的現実としての援助関係や利用者の個別性・主体性をそのままにまるごと捉えていこうとする事例検討の態度・姿勢は、援助者による個別化の態度や生起している現実をそのままに引き受けていこうとする受容的態度とも通底し合う。

事例検討に際しての対照的な以上2つの態度・姿勢は、互いに対立し、排斥し合うような関係にあるということではない。後者のより包括的ないわば「事例研究」の中に、前者の「事例分析」の態度・姿勢を局面的に適切に位置づけ、活用することによって、より実り豊かな「事例研究」へと展開していける可能性をもつものである。こうした捉え方を踏まえ、改めて包括的な事例研究の基本的な視点を見ていこう。

4. 事例研究の二面性

A. 事例研究と一般性

一般的に事例研究とは、「社会科学系の学問分野で、少数の具体的事例について深く詳細に研究し一般的な原理を探る研究方法」[7] のことをいう。社会福祉全般の援助活動を含めた援助に関する事例研究も、こうした理解の仕方を基本に、理論と実践の橋渡しとして事例研究を捉えている場合が多い。個々の事例から導き出され明確化された問題や援助方法をもとに、問題や方法の一般化を図る**帰納的アプローチ**がその中に含まれるのである。事例研究の積み重ねの中で、援助に関する一般的見解や理論を導き出すことが大きな目的となる。しかし、援助の問題を考えるに当たって、一般的見解や理論を導き出すことだけで終わりというわけにはいかない。一般化された問題や援助方法の中から導き出された見解や理論から、今度は個々の事例を見ていく視点や目の付け所を養うという意味の**演繹的アプローチ**

帰納的アプローチ
inductive approach

演繹的アプローチ
deductive approach

も含まれる。このように、個別から一般へ、そして一般から個別へ、という形で理論と実践を結びつけ、研究を積み重ねていくというスタイルをとるのが、上述した一般的な事例研究の特徴である。そして、前節で触れた事例分析は、この意味での事例研究の系列に属するものである。

ここで注目しておきたいことは、この意味での事例研究は確かに個々の事例から出発し、個々の事例へのフィードバックへという形態を少なくとも取っている。ところが、大切にしているところは個々の事例の違いそのものよりも、事例の中における共通性や類型性、一般性であるということである。なぜこのような意味での事例研究においては積み重ねが大切なのかというと、事例研究において多くの生活問題や援助方法を明確化し、それらの共通性や一般性を見出すことが可能となり、それらを類型的に他の個別の事例へと当てはめていく際にも信頼性が高くなるからである。こうした試みは重要なことであるし、その価値が認められてきたからこそ、事例研究の意義もゆるぎないものとなっているのであろう。

B. 事例研究と個別性

筆者はここで、事例研究における事例や事例性の違う側面にも目を向けておきたい。たとえば内科医として地域医療に取り組む徳永進は次のように言う[8]。「医療現場で働きながら感じたことがある。医療に限らず、それは〈現場〉というものが持っている本質なのだが、〈現場という所には、すでにできあがっている正しい答えというものはない〉ということだった。それはかくあるべきだ、というふうに一般化できない事情というものをそれぞれの患者や家族や医療者が持ち合わせていて、単純でないからだ。およそのパターンはあるとしても、あくまでひとつひとつの症例が独特で、それぞれの症例にそれぞれの答えがあるにすぎないと考えるべきだと思った」。個々の症例や事例は、それぞれが大小の差はあるものの、それぞれがユニークで独自の存在であることが前提であるため、医療者が診断–治療という名目の下に患者や家族を一般化して捉えようとしてもそれは不可能である。そればかりか、医療者側もユニークな存在であるがために、治療法の変化や新薬の出現といった医学上の進歩や変化、さらには医療者である以前の、1人の生きた存在としての生活者といった側面の影響が、患者や家族と接するときに生じるのは、考えてみれば当然のことである。

「個々の事情」とは、患者やその家族、そして医療者が双方にそれぞれの状況の中で抱えている事柄である。対象となる患者や利用者、クライエントは、ユニークな存在であり、唯一無二の独自な存在である。そのユニークさや独自性をそのままに理解し尊重する。援助者自身のこうした基本姿勢・態度を柱にして進めていく治療や援助活動は、従来から、領域や分野の違いはあっても、援助者の個別化の態度・姿勢として強調されてきた。つまりそれは、「個別から一般へ」「一般から個別へ」といった"フィルター"を通さずに、あくまでも、個別を個別のままに把握し援助していこうという態度・姿勢をいうのである。

C. サービス利用者のユニークさと援助者の基本的態度

対象となる患者や福祉サービスの利用者の個別性を大切にすることは、繰り返しになるが、その**ユニークさ、独自性、一回性、初めて性**[8]を援助者がしっかりと見極め、ときによっては見守り、その事例から学んでいこうという、言ってみれば「**臨床からの知**」[9]を土台にした、援助者側の基本姿勢が絶えず問われていることを意味する。

臨床からの知
studies deribed from clinical experience
本章2節で触れた、「了解」と「記述」を中心に据えた事例検討のあり方に対応する。

事例研究の「事例」に相当する英語のcaseという言葉は、「ある種類を代表する事実・事件・状況を意味する一般的な語である」[10]という語義からすれば、先に示した帰納的アプローチと演繹的アプローチからなる事例分析における事例の意味と合致する。ところが、caseの使用法に注目してみると、in any case（事情はどうあろうとも、どうあろうとも、どのみち）、in case of（～の場合には、～の際には）などを中心に、そこに登場する主体の臨機応変の態度を暗に要請するようなものが非常に多くなる。これはその場や事情、状況の予測できないユニークさや個別性に遭遇したときに、さあ、あなたならどうする、といった主体の側の態度・心構えや姿勢を問うている、そんなことをも想起させる使用法である。英語の言葉の意味に必要以上に拘泥（こうでい）するつもりは毛頭ないが、事例研究というときに、あまり注目はされてはいないものの、研究者や援助者の姿勢や態度がその都度問われるような側面がそこには含まれていることを、筆者はここで注目しておきたい。そしてこのことは、より包括的な臨床研究における「臨床」の意義と意味を問い直し、再検討することとも関連することである。そこで次にそのポイントを示しておこう。

5. 臨床研究における「臨床」の意味

A. 領域・分野としての臨床

臨床研究における「臨床」という言葉はそもそも、ベッドサイドにおいて患者をみることを意味するギリシャ語〈klinikōs〉に由来する英語〈clinical〉の訳語である。そして一般的には、援助および援助に関連する学問の領域や分野を示す「場」の概念として受けとめられている。さらに、そうした場の概念を前提にした援助行為そのものを示すときもある。医療や看護、心理臨床、福祉臨床、教育、司法などは、この意味での臨床領域・分野の代表格と言えよう。他方で、臨床医学、臨床看護学、臨床心理学、臨床社会学などは、臨床の場や援助行為を前提にした、あるいはそれらを研究対象にしたそれぞれの学問分野・領域である。

臨床研究という場合も、一般的にはこの、場の概念を前提にした領域・分野としての臨床という考え方をもとに展開される。それぞれの分野における臨床研究は、そのそれぞれの分野の専門性を確保しながら、それぞれに研究を進める。そして必要に応じて、他の分野との交流をも図る。この交流は、あくまでもそれぞれの専門性を前提にして、それを確保したうえでの交流・協力となる。他の分野との区別を前提に一線を画し、それぞれの専門性は保持されたままであるのが一般的である。それでは、それぞれの領域・分野内ではどうかというと、できる限り一般化を図ろうとする。もちろん各分野をさらに専門分化させて、それぞれの特殊性を主張することはあるが、基本的には分野内の一般化・共通理解を大切にする。

たとえば、精神医学の分野における統合失調症という病気への治療を見てみよう。統合失調症のさまざまな特性の一般化を図り、一般性の高い診断−治療法を確立し、それをもとに個々の患者・利用者の診断−治療に当たる。こういったスタイルはそれぞれの病気や疾患、障害の特性の違いにもかかわらず、診断−治療のスタイルそのものは精神医学（療）、さらには医学（療）においても一貫しているし、求められもする。

B. 姿勢・態度としての臨床

これまで述べてきた通り、こういった一般性の原理の下に個々の事象へ

臨床への知
studies intended for clinical application
本章2節で触れた、事例検討における「分析」と「説明」を中心に展開される事例分析のあり方に対応する。

の問題に当たるといった、いわば「**臨床への知**」[9]としての臨床研究は、精神医学（療）や医学一般に限らず、さまざまな臨床領域（医療、看護、社会福祉、心理臨床、教育、司法等）において重要視され、それぞれの分野の進歩や展開にも大いなる貢献を遂げてきた。しかし、こういったスタイル、個々の患者や利用者へと当てはめていくといった「臨床への知」が過度にそれぞれの現場で施行されるときに、たとえば当事者である患者や利用者から、次のような声[11]として跳ね返ってくることも少なくない。「先生は先生の経験から私の病気をみている。たしかに、私と似た病気は多いでしょう。でも、この病気は私にとってはじめての苦しみなのです。そして、私はこの世でたった一人の私です。だから私の病気は一般論ではなおらないのです。私には先生の言われる言葉が他人事のように聞こえるし、私の言葉も先生に通じていないようです……。そのことがたまらなく私を不安にするのです」。

こういった当事者からの直接の声を聞くたびに痛感することは、臨床研究における「臨床」の違った意味にも目を向けていく必要があるのではないか、ということに尽きる。領域や分野といった「場」の概念としての臨床と、そこから発展してきた臨床研究の意義や貢献を決して否定するものではないが、「臨床」の原点に立ったときの意味合いには、苦しんでいる相手と「ともにいる」といった寄り添う側（援助者、治療者など）の基本的態度や基本的姿勢が含まれている。この援助者としての基本的な「姿勢・態度としての臨床」は、すでに「**方法としての臨床**」としてその重要性が指摘されている[12]。「方法としての臨床」は、狭い意味での領域や分野、場の概念に限定されることなく、むしろわれわれの身近なところでも大切なことである。

方法としての臨床
➡ 柳澤孝主「社会福祉にとっての〈臨床〉の意味」『臨床心理学—福祉臨床と臨床心理の再考；臨床心理福祉学の構築』現代のエスプリ452号，至文堂，2005を参照。

C. 方法としての臨床と生活

たとえば社会福祉の現場実習を終えた学生が次のような類いの報告[6]をすることは珍しくない。「私は、今回実習を体験して、将来ソーシャルワーカーになる、ならないとは関係なく、自分について学び、知ることの大きなきっかけを得ることができました。私は、もっと普段の自分の生活を大事にしなくては、とつくづく思いました」。また、精神科病院でのソーシャルワークの実習でやっとの思いで担当の患者にかかわることのできた学生の「このことで、これからの私は人とかかわるということに、とっても自信がつきました」[13]という告白。

これらの報告や声は、援助の現場で生起する事象やそこでの体験が、その現場という場だけに限定されるものではなく、われわれ生活者の現場である**生活世界**へ向けて発信していける可能性を十分もっている。さらに、援助者は、さまざまな人の日常生活での他の人とのかかわり方や地域社会で生活する者のあり方から、特に基本的態度や姿勢という点で多くを学べる可能性がある。ソーシャルワーカーという援助者であれば、こういった側面に、人一倍感受性豊か（センシティブ：sensitive）である必要があり、自分自身の「方法としての臨床」を洗練させていく必要があるのではないだろうか。領域や分野の特殊性と専門性を守り、地道に積み上げていく「臨床への知」としての臨床研究とともに、「方法としての臨床」を問い続ける臨床研究の必要性を主張するのはこういった理由からである。援助の対象となる患者や利用者、クライエントと呼ばれる人たちのユニークさ、独自性、一回性、初めて性。これらを、あるがままにそのままに把握していく「臨床からの知」としての事例研究をより実り豊かにしていくためにも、対象となる人たち一人ひとりの“存在としての次元”に触れ、かかわり、「ともに生きる」援助者としての基本姿勢・態度を問う「方法としての臨床」研究を展開させていく必要があるのは明確である。

生活世界
Lebenswelt

6. 事例検討の意義・目的と留意点

これまで見てきたことを踏まえながら、事例検討の意義・目的と、主な留意点を整理しておこう。

第1に、事例を検討することによって、より適切な援助実践へと結びつけることである。援助活動における主人公は、援助サービスを受ける利用者である。この利用者のニーズに見合った適切な援助は、さまざまな角度から援助活動を検討していくことによって実現可能となる。

第2に、第1の点とも密接に結びつくことであるが、援助者を育てること、あるいはよりよい援助者を育てるための訓練として、事例検討を位置づけることである。よりよい援助者を育てていかなければ、適切な援助を展開していくことは難しいのである。

第3は、上記の2点を実現していくためにも、援助関係に注目し、援助関係におけるどのようなやりとりが変化をもたらすものなのかを明確にすることが大切になる。それは、いかなる援助活動も援助関係の中で展開されることであるからだ。そして他者に開かれた援助者の基本的態度・姿勢である「方法としての臨床」に磨きをかけていくことが大切である。

こうした事例検討の意義と目的に即して、岩間伸之はより細かくその留意点を以下のように整理している[14]。

①事例を深める、②実践を追体験する、③援助を向上させる、④援助の原則を導き出す、⑤実践を評価する、⑥連携のための援助観や援助方針を形成する、⑦援助者を育てる、⑧組織を育てる。

この８項目をあえて先に挙げた３点と対照させると、①②③⑤は、１点目と密接に関連している。④⑥⑦⑧は、２点目と重なる点が多い。３点目の援助関係と直接結びつくような項目はないが、すべての項目は援助関係を前提としていることは間違いないだろう。これから事例検討を展開する際には、援助関係そのものを主題化し、援助関係のあり方から利用者の変化、そして援助者の工夫、感情の相互交流、社会資源の活かし方などを検討していくことがより求められてくるのではないだろうか。

7. 事例検討と「弱さ」の倫理

これまで本章では、事例を検討する視点についていくつかのことを整理して述べてきた。

最後にもう１つ、当たり前すぎて、ややもすると見落とされがちなことをここで指摘しておきたい。それは、何のための事例検討なのか、という極めてシンプルな問いの下に、忘れられがちな視点とも言うべきものである。すでにそれは、本章６節において指摘していることとも当然のことながら重複する。ソーシャルワークという援助活動は、その「実践」というところに第一義的な意味を見出すべき営みである、ということである。

本章１節B. でもわずかに触れている通り、事例検討においては、“広げる”視点を鍛えることが中心を占め、援助の実践に向けて“絞り込む”視点への視野の可能性に触れておいた。この２つの視点を適確に配分して実践へとどのように展開していくか、これは重要なことである。２つの視点それぞれを鍛える際にも、それぞれを適確に配分し実践へとつなげていく際にも、忘れてはならないのは、援助の対象となる利用者・当事者特有の“弱さ”への配慮である。この独特の“弱さ”を見極め、当の本人の生活において適切に位置づけることによって、“弱さ”の意味が変わってくるのである。ストレングス視点とは、“弱さ”を無視したり、排除するものではない。“弱さ”を生活において適確に位置づけることによって、その意味を組み換える営みなのである。

注)

(1) 久保紘章編『社会福祉援助技術演習』社会福祉士・介護福祉士養成講座，相川書房，1996，pp. 35-36.
(2) 尾崎新「第4章　理解と判断」『対人援助の技法―「曖昧さ」から「柔軟さ・自在さ」へ』誠信書房，1997.
(3) “生活の援助”の専門性に関しては以下を参照した。
柳澤孝主「学術講演報告　共生社会への途上―社会福祉（学）の貢献」『東京保健医療専門職大学紀要』第1巻第1号，東京保健医療専門職大学，2021，pp. 25-26.
(4) 尾崎新『社会福祉援助技術演習』誠信書房，1992，pp. 135-136.
(5) 加藤正明『社会と精神病理』弘文堂，1976，p. 134.
(6) 足立叡・佐藤俊一・平岡蕃編『ソーシャル・ケースワーク―対人援助の臨床福祉学』中央法規出版，1996，p. 203，p. 204，pp. 196-197.
(7) 梅棹忠夫ほか監修『講談社カラー版日本語大辞典（第2版）』講談社，2000，p. 658.
(8) 徳永進『死の中の笑み』ゆみる出版，1982, pp. 267-268.
(9) 「臨床からの知」の英語表記（p.116 の側注）は、「臨床への知」の英語表現（p.118 の側注）と比較してみると理解しやすい。詳しくは下記論文を参照のこと。
佐藤俊一「社会福祉実習学の試み―〈臨床への学〉から〈臨床からの学〉へ」『淑徳大学社会学部研究紀要』第37号，2003.
(10) 小学館ランダムハウス英和大辞典編集委員会編『小学館ランダムハウス英和大辞典（パーソナル版）』小学館，1984，p. 400.
(11) 尾崎新「病いと癒しのあいだ」『季刊パテーマ』6号，ゆみる出版，1983，p. 132.
(12) 柳澤孝主「社会福祉にとっての〈臨床〉の意味」『臨床心理福祉学―福祉臨床と臨床心理の再考；臨床心理福祉学の構築』現代のエスプリ 452号，至文堂，2005.
(13) 早坂泰次郎編『〈関係性〉の人間学』川島書店，1994，pp. 80-81.
(14) 岩間伸之『援助を深める事例研究の方法―対人援助のためのケースカンファレンス（第2版）』ミネルヴァ書房，2005，第1章第4節.

理解を深めるための参考文献

- **坂野憲司・柳澤孝主編『臨床ソーシャルワーク事例集―精神保健福祉援助演習』福祉臨床シリーズ3，弘文堂，2005.**
精神保健福祉の現場で活躍する援助者中心の事例集である。典型的な成功例だけではなく、むしろ成功とはいえない実践からの学びも大切にした事例が数多く掲載されているユニークな書である。
- **村上靖彦『在宅無限大―訪問看護師がみた生と死』医学書院，2018.**
訪問看護師による在宅看護体験の神髄が随所に垣間見られ、さまざまなポテンシャルを言語化した渾身の一作である。社会福祉専門職が学ぶ点も大である。コミュニティをフィールドとして展開する援助者である限り、参考としたい著書である。
- **宮坂道夫『弱さの倫理学―不完全な存在である私たちについて』医学書院，2023.**
本書はソーシャルワークに関する著書ではない。不完全な存在である人間への“ケアの倫理”に関して、さまざまな角度から検討を加え、人間へのケアの核心にある倫理に迫ろうとする画期的な著書である。当然のことながら、ケアの一角を占めるソーシャルワークにとっても見逃せない視点が満載されている。自らの援助活動をラディカルに問おうとするソーシャルワーク専門職（を目指す学徒）に向けて、強く一読をお薦めしたい。

コラム 「事例性」としての父の死

私の父は、今から40数年前、病院で他界した。肝硬変だった。亡くなる数年前、くも膜下出血を患い、数ヵ月入院していた。父の晩年は、大病の連続だった。特に父の肝硬変が発覚したとき、私自身は大学への入学を目指して浪人生活を続けている最中だった。その時の私の関心は大学受験に集中していたため、父の病気への真摯な態度は薄れ、他の家族からすれば非難に値する言動ばかりが目立っていたのかもしれない。特に母から「あのとき、お父さんに病名を知らせなかったことがよかったのかどうか」といった言葉を聞くたびに、「親父の気弱で気の小さい性格を考えれば、仕方なかった」と応答したこともあった。

また、「お父さんに十分なことがやれなかった」と言う母の言葉に「親父はおふくろの苦労を十分にわかっていた。これ以上苦労かけては申し訳ないと思いつつ、早く死んでくれたんだ」と労いのつもりで返した言葉に、母はほっとしたと同時に、不審の気持ちを私に向け続け始めた。

父が闘病の末亡くなったとき、受験を控えた私自身の心の片隅にほっとした気持ちがあったことも否定できない。父を亡くしたことの後悔や心残り、後ろめたさ、母からそれとなく突きつけられる不審の念は、「事例性」のかけらとして今も私の中に生き続けている。

このかけらは、否定的に私自身を責めるばかりではない。勤務する大学では、援助者を目指す1人の学生とかかわる際は、悔いのない働きかけを指示する羅針盤の機能を果たしてきた。かつての私の医療というフィールドでは、生身の人間である病人に精一杯かかわるよう、戒めとも教訓ともつかない言葉となって表れていた。父の死をきっかけに、ターミナルケアの本を読み続け、それをライフワークとする決心もした。

20数年の中断の後、在宅のターミナルケア研究に取り組みたいと、現役の医療ソーシャルワーカーが大学院生として私の勤務する大学の研究室に通い続けた。この学生とのかかわりの中にも、「事例性」のかけらとしての父の死が表れていたのだろう。

第8章 ソーシャルワークの総合性と包括性

複雑化する現代の地域課題に対応するには、包括的な相談支援体制の構築と維持が必要とされる。そのためのソーシャルワーク機能を発揮するには総合性と包括性のある実践が求められる。この章では、社会福祉士が担う必要のある具体的な役割とそのために必要となる知識と技術を学ぶ。

1

複雑化・多様化した生活課題とその背景について、「8050 問題」やコロナ禍の状況を通して深く理解し、地域福祉課題に取り組む分野や領域を横断した支援や伴走型支援について学ぶ。

2

「8050 問題」を一例として、家族が抱える複合的な生活課題を理解する。家族の気持ちを受けとめ、ともに課題について考えるような「伴走型支援」を意識して、家族支援の目的・方法・留意点を学ぶ。

3

地域と圏域について理解したうえで、地域社会が抱える課題についての地域アセスメントについて学ぶ。さらに地域支援の実際として、「断らない相談支援」のための他機関協働や「小さな拠点」などの地域住民との協働についても学ぶ。

4

非常時・災害時の支援は、平時と異なった対応が求められている。また、被災者のニーズは時間の経過とともに変化していくため、その時の状況に応じた対応が必要となる。ここでは、東日本大震災による避難者支援の事例から学ぶ。

1. 総合性と包括性の視点からの支援

A. 生活課題とその多様化、複雑化の象徴としての「8050 問題」

[1] 多様化、複雑化した生活課題への対応―生活課題とは

生活課題は、時代ごとのライフスタイルの変化、同時並行的に起こる都市化や過疎化、グローバル経済が展開する中での経済的な格差などによって、多様化、複雑化してきた。

社会福祉法 4 条 2 項では、「地域生活課題」を次の通り規定している。

> ①福祉サービスを必要とする地域住民及びその世帯が抱える福祉、介護、介護予防、保健医療、住まい、就労及び教育に関する課題
> ②福祉サービスを必要とする地域住民の地域社会からの孤立その他の福祉サービスを必要とする地域住民が日常生活を営み、あらゆる分野の活動に参加する機会が確保されるうえでの各般の課題

ここでは生活課題を「**福祉サービス**を必要とする」課題という前提に立って定義している。この生活課題の捉え方は、福祉サービスと結びつけ、狭く限定されている。

これに対し、2008（平成 20）年に出された「地域福祉のあり方に関する研究会」の報告書[(1)]である「地域における『新たな支え合い』を求めて―住民と行政の協働による新しい福祉」の「3. 地域における多様な福祉課題」では次のように論じられている。

> このように、特に高齢者・障害者の分野においては、公的な福祉サービスは飛躍的な発展をとげてきたといえる。しかし同時に、地域においては、公的な福祉サービスだけでは対応できない生活課題や、公的な福祉サービスでの総合的な対応が不十分であることなどから生まれる問題、社会的排除や地域の無理解から生まれる問題がある。

ここでは、「福祉サービスは飛躍的な発展をとげ」たが、「公的な福祉サービスだけでは対応できない生活課題」があるとされ、さらに「社会的排除や地域の無理解から生まれる問題」なども挙げられている。公的な福祉サービスだけでは対応できない問題としては、「ゴミ出し、電球の交換といった軽易な手助け」も挙げられているが、「自力で問題解決に向かわ」

ない人たちや「必要なサービスを的確に組み合わせて提供でき」ない「複合的な問題のある家庭」「社会的排除の対象となりやすい者や少数者、低所得の問題」も指摘されている。

［2］多様化、複雑化した生活課題の象徴としての8050問題

この多様化、複雑化した生活課題の象徴として**8050問題**を取り上げてみたい。8050問題は、2004（平成16）年に全国初の**コミュニティソーシャルワーカー**になった大阪府豊中市社会福祉協議会の勝部麗子より、「独身で無職の中年の子が、同居する親に生活費を頼るうち社会から孤立を続ける現象を『8050（ハチマルゴーマル）問題』と名付け」たことに始まる[(2)]。

コミュニティソーシャルワーカー
CSW: community social worker

この問題の背景には、**ひきこもり**を続ける人の長期高齢化がある。ひきこもりの問題が浮上してきた1980年～90年代までは、ひきこもりは若者の問題であった。現在ではひきこもりを続ける人の高齢化が顕著であり、同居する親も80歳代になり、親自身の介護の問題や親亡き後を心配するようになった。

ひきこもりの高齢化については、内閣府が2015（平成27）年度と2018（平成30）年度に行った「生活状況に関する調査」[(3)]からも窺うことができる。2015年度の調査では、調査対象年齢はそれまでのひきこもりの調査年齢と同じ15～39歳であり、54.1万人が広義のひきこもり群であった。

2018年度の同じく内閣府の「生活状況に関する調査」においては、40歳以上のひきこもりが増えてきたという社会的状況も踏まえて、調査対象が40～64歳となり、61.3万人が広義のひきこもり群であり、2015年の調査と比べると7万人以上も多く、それもひきこもりの度合いの強い狭義のひきこもりが19万人以上多いという結果が出たのである。

広義のひきこもり
①自室からほとんど出ない
②自室からは出るが、家からは出ない
③近所のコンビニなどには出かける
④趣味の用事のときだけ外出する
①～④のいずれかの者で、6ヵ月以上ひきこもり状態にある者のこと。

狭義のひきこもり
上記「広義のひきこもり」の定義のうち①～③のいずれかの者で、6ヵ月以上ひきこもり状態にある者のこと。

さらに、高齢者とひきこもりの関連を示す調査も行われている。東京都は、行政機関や民生委員などを対象とした「ひきこもりに関する支援状況等調査」[(4)]を実施し、高齢者の介護や医療などを担う地域包括支援センターの92.4%（回答数256件）が、担当地区に「ひきこもり状態」の人がいることを把握しているという結果を公表している。

2019（令和元）年には、象徴的でショッキングな事件も起こった。川崎市登戸通り魔事件[(5)]と呼ばれる、ひきこもりの51歳の男性が、スクールバスを待つ小学生らを次々に襲い、2名が死亡し、十数名が負傷した痛ましい事件である。犯人と同居していた高齢の叔父夫婦は自宅で介護サービスを受けるに当たり、甥の反応が心配だと市に相談したところ、市の勧めで手紙のやりとりを行っていたという経過が発表されている。

ひきこもりの問題自体が多様化、複雑化した生活課題を内包している。ひきこもりの人と親双方の高齢化は、8050問題という形で、さらに多様化、複雑化した生活課題を提示していると言える。

B. 今日的な地域福祉課題への対応

[1] コロナ禍における地域福祉課題

コロナ禍
新型コロナウイルス感染症（COVID–19）の流行が招いた災難や危機的状況。

次に、今日的な地域福祉課題を、2020（令和2）年に始まった**コロナ禍**と絡めて考察したい。コロナ禍は長期的な視点に立てば、一過性の現象となるだろうが、2022（令和4）年9月の時点ではいつ終息するのか不明の状態であった。そしてコロナ禍での状況は、コロナ禍以前の地域福祉課題を拡大したり、それまで隠れていた地域福祉課題を炙り出したりしたので、十分考察に値するだろう。

コロナ禍で起こっているさまざまな生活課題には、①社会的孤立の深刻化（孤独・自殺）、②失業者・減収者の増加、③住居喪失者の増加、④高齢者の虚弱化の進行・認知機能の低下、⑤外出自粛による健康寿命の低下、⑥地域の交流の場での感染対策がある(6)。ここでは①～③を取り上げることにする。

(1) 社会的孤立としての自殺・DVの増加

コロナ禍による社会的孤立の深刻化は、自殺のリスクを高め「平成31（2019）年1月以降の自殺者数の推移を見ると、女性は令和2（2020）年6月以降、男性は令和2（2020）年8月以降、前年同月比で増加傾向にあることが分かる。また、男女ともに、令和2（2020）年10月に自殺者数が大幅に増加している。一方、増加幅を男女で比較すると、女性の自殺者数の増加幅の方が大きい。また、令和2（2020）年の自殺者数を見ると、男性は前の年と比べて23人減少しているが、女性は935人増加している」(7)。

DV
domestic violence

DV相談プラス
内閣府が2020（令和2）年4月より開設した新たなDVの相談窓口。24時間の電話相談対応、WEB面談対応、10の外国語での相談対応を行っているほか、電話ができない場合にも相談できるようにSNS・メール相談も行っている。

家族が家庭にいる時間が増えることによって、**DV**も増加している。「DV（配偶者暴力）相談件数は増加しており、全国の**配偶者暴力相談支援センター**と「**DV相談プラス**」に寄せられた相談件数を合わせると、2020（令和2）年度は19万30件で、前年度比で約1.6倍に増加している」(7)。

児童虐待に関しては、2020年は増加幅が前年比8.9%に縮小し、2021（令和3）年はさらに1%増にとどまった（警察庁調べ。2021年は暫定値）が、コロナ禍の環境下で被害が潜在化している恐れも指摘されている(8)。

ゲーム障害（ゲーム依存症）や**ネット依存**も孤立化と関連しているが、コロナ禍でスマートフォン利用時間が増加し、ゲーム障害、ネット依存傾向の割合が1.5倍以上増加したという調査もある(9)。

(2) 失業・減収した人の増加

コロナ禍によって「特に低所得者層、若年層、非正規雇用層、女性に甚大な影響を及ぼす可能性があること」は指摘されており[10]、「ギリギリで生活できていた世帯の不安定な状態」も報告されている[11]。

失業・減収した人の増加は大変大きなテーマであるので、ここでは生活保護の動向から見ていきたい。

2022（令和4）年度の生活保護の申請件数は23万6,935件（速報値）で前年度から0.8％（1,858件）増え、リーマン・ショック以来11年ぶりに増加していた2020（令和2）年度に続き3年連続で増加した。特に東京や大阪など10都道府県に緊急事態宣言が出ていた2020年6月は、前年同月の水準と比べて13.3％増と大幅に増えた。コロナ禍の影響などが申請を押し上げたとみられる。しかし、2021年に入ってから申請件数は前年同月を下回っている[12]。

これについては、「コロナ禍で生活保護の受給者がそれほど増加していない要因の分析が必要。生活保護制度をもっと入りやすく、出やすい制度にしていくことが、生活困窮者自立支援制度と生活保護制度の一体的な支援につながっていく」という意見も出されている[13]。

(3) 住まいを失う人の増加

この点については、**ホームレス自立支援法**に基づいて毎年1月に実施される**ホームレス**の実態に関する全国調査（目視による概数調査）[14] によれば、2020年が3,992人、2021（令和3）年が3,824人、2022年が3,448人と減少している。地域差はあるかもしれず、前項 (2) の生活困窮の広がりとはかみ合わない結果と言える。

ホームレス自立支援法
正式名称は「ホームレスの自立の支援等に関する特別措置法」。

[2] 生活困窮への対応

現在の日本の社会保障制度は**図8-1**のように、第1の**セーフティーネット**がすべての国民・住民を対象とした社会保険、社会福祉、公衆衛生・医療等の制度があり、それが十分機能しない場合は第2のセーフティーネットである低所得者対策が、それも十分機能しない場合は最後のセーフィティネットである生活保護制度が対応することになっている[15]。

図 8-1 コロナ禍の生活困窮への支援

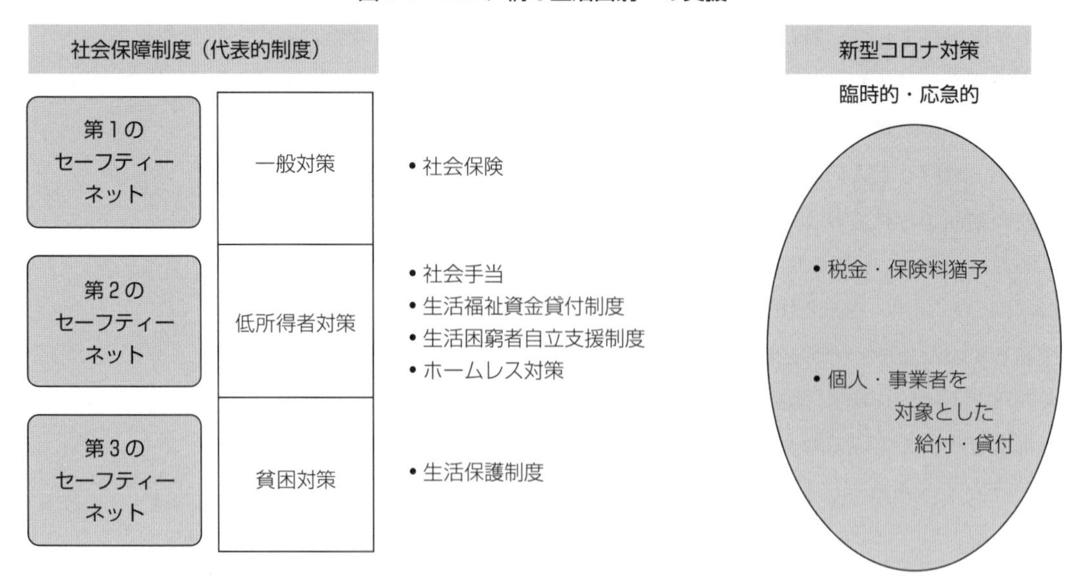

出典）岡部卓「コロナ禍の生活困窮への支援（視点・論点）」NHK 解説委員室ウェブサイト，2021.

コロナ禍によって、「低所得対策の生活困窮者自立支援制度の中で、自立相談支援件数が急増し、これはコロナ前とコロナ下と比較して全国で3.2 倍（R1 相談件数／R2 決定件数）、また住居確保給付金については全国で約 34 倍（R1 決定件数／R2 決定件数）、また、東京では緊急小口等の貸付けは 1,009.5 倍（R1 決定件数／R2 決定件数）、総合支援貸付金が 17,146 倍（R1 決定件数／R2 決定件数　※延長決定分を除く）と驚くべき数字とな」り、「第 2 のセーフティーネットに生活困窮者が集中し貸付制度等で対応し、また最終的なセーフティーネットである生活保護制度が出動しているとはいえない状況」(15) となったという事実がある。

共助
介護保険に代表される社会保険制度およびサービス。

互助
費用負担が制度的に裏づけられていない自発的なボランティア活動や住民組織の活動。

公助
一般財源による高齢者福祉事業等や生活保護など税による公の負担。

自助
自らの健康管理（セルフケア）や市場サービスの購入。

[3] 地域福祉課題への対応

コロナ禍での一般的な地域福祉課題への対応については、社会福祉協議会の活動を調査した研究によると、影響の大きかった事業として「地域の見守り活動」があり、ふれあい・いきいきサロン活動、子育てサロン活動世代間交流活動、集合型食事サービス活動、子ども食堂の活動が挙げられている。影響が少なかった事業としては、送迎・移送サービス活動や配食サービス活動が挙げられている。

そして、「地域のつながりや助け合いに基づく『**共助**』（や『**互助**』）が一時的に縮小せざるを得ず、行政等による『**公助**』と世帯単位あるいは個人単位の『**自助**』の役割が一時的に高まっている。さらにコロナ禍では、災害時同様、福祉の支援対象範囲が拡大し、新たなニーズが発生している」「また『**自助**』の比重が高まることで、家族の中でDVや虐待等の問題が増加していることも懸念され、行政や関係機関とも連携して、それらをどのように把握していくかも重要である」としている[16]。

コロナ禍の期間を通じて、社会的孤立は深刻化したが、その一方でさまざまな公的・民間の支援が広がった[17]ことを、私たちはどのように理解したらよいのだろうか。

C. 分野、領域を横断する支援

[1] 地域共生社会の実現に向けての重層的支援体制整備事業

厚生労働省は、地域包括ケアの深化・地域共生社会の実現に向けて、2016（平成28）年より「我が事・丸ごとの地域づくり」と「サービス・専門人材の丸ごと化」を軸に「多機関の協働による包括的支援体制構築事業」[18]に着手した。

2020（令和2）年には、地域共生社会の実現に向けて、市町村の相談体制を強化する社会福祉法などの一括改正法が成立し、新事業として市町村が任意で行う**重層的支援体制整備事業**が設けられた[19]。これは既存制度の国の補助金を再編して交付金を創設し、孤立した人が社会とのつながりを取り戻せるよう、専門職が継続して伴走できるようにしたものであり、運用に当たっては、事業や制度と孤立した人を結ぶソーシャルワークが重視されている[20]。

日本の社会福祉制度・政策は、「子ども・障がい者・高齢者といった対象者の属性や要介護・虐待・生活困窮といったリスクごとに制度を設け、現金・現物給付の提供や専門的支援体制の構築を進め」てきた。しかし現在は「既存の制度の対象となりにくいケースや、いわゆる『8050』やダブルケアなど個人・世帯が複数の生活上の課題を抱えており、課題ごとの対応に加えてこれらの課題全体を捉えて関わっていくことが必要なケース」が増えてきている。

そのため、重層的支援体制整備事業では、すべての人のための仕組みとすることにし、実践において創意工夫が生まれやすい環境を整えるために、それまで制度ごと・対象者ごとに支給していた交付金の一体的交付を行った。また、これまで培ってきた専門性や政策資源を活かすことができるように、市町村において、すべての地域住民を対象とする包括的支援の体制整備を行う事業として、社会福祉法に位置づけられている。

[2] 地域共生社会実現のための伴走型支援

地域共生社会実現を目指す包括的支援では、伴走型支援が求められている。

伴走型支援は、今までの支援のように、相談に来る人を待っているだけでは、支援の届かない人が取り残されてしまうため、積極的な**アウトリーチ**を行い、「支援を届ける姿勢」を取る。

アウトリーチ
outreach
支援を必要としているのに届いていない人に対し、行政や支援機関などが積極的に働きかけて情報・支援を届けるプロセス。

また、今までの支援は「**課題解決型支援**」であり、課題の解決を目的にしていたのに対して、伴走型支援は課題が解決してもしなくても、相談者に寄り添い、つながり続けることを目的にして、深刻化する社会的孤立への支援を行っている。そして、「専門職が時間をかけてアセスメントを行い、課題を解きほぐすとともに、本人と世帯の状態の変化に寄り添う継続的な支援」（専門職による伴走型支援）と「地域の居場所などにおける様々な活動等を通じて日常の暮らしの中で行われる、地域住民同士の支え合いや緩やかな見守り」を行う。伴走型支援は、継続的な支援のため、支援対象のニーズに合わせた分野や領域を限定しない横断的な支援となる(21)。

伴走型支援の一翼を担うのが、**コミュニティソーシャルワーカー**である。コミュニティソーシャルワーカーは都道府県の政策としては、大阪府で2004（平成16）年にはじめて制度化されている。コミュニティソーシャルワーカーには、分野、領域を横断する支援が求められるが、今後は他のソーシャルワーカーもその視点と手法から学んでいかなくてはならないであろう。

注）

ネット検索によるデータ取得日は，いずれも2022年9月28日.

(1) これからの地域福祉のあり方に関する研究会「地域における『新たな支え合い』を求めて―住民と行政の協働による新しい福祉」厚生労働省ウェブサイト，2008，p. 7.

(2) 高橋淳「『コロナ貧困』は明日の私かも…いま支援に回る想像力を」朝日新聞デジタル，2020年10月24日.

(3) 内閣府ウェブサイト「特集２長期化するひきこもりの実態」『令和元年版　子供・若者白書（全体版)』.

(4) 東京都福祉保健局ウェブサイト「ひきこもりに関する支援状況等調査結果（令和3年4月)」.

(5) 神宮司実玲・太田泉生・斎藤茂洋「自立促す手紙、ビリビリに　容疑者が反発か　川崎殺傷」朝日新聞デジタル，2019年6月27日.

(6) 福岡市社会福祉協議会ウェブサイト「コロナによる生活問題」.

(7) 内閣府男女共同参画局ウェブサイト「第2節　コロナ下で顕在化した男女共同参画の課題―生活面」『男女共同参画白書　令和3年版』.

(8) 建石剛・小池和樹「児童虐待最多の10万8050人、コロナで潜在化の恐れ…『家にいるしかなく親の暴力ひどくなった』」読売新聞オンライン，2022年2月3日.

(9) KDDI株式会社・株式会社KDDI総合研究所・株式会社国際電気通信基礎技術研究所（ATR）「コロナ禍でスマートフォン利用時間が増加し、ゲーム障害、ネット依存傾向の割合は1.5倍以上増加」KDDI株式会社ウェブサイト，2021年10月12日．
(10) 髙橋済・高橋尚吾「コロナショックと教育・経済格差についての考察」『ファイナンス』56巻10号，財務省，2021，pp. 67–78.
(11) 東京都社会福祉協議会「コロナ禍で顕在化した地域課題―重層的支援体制整備事業にかかわる取組みおよびコロナ禍における地域課題に関する状況　区市町村社協アンケート結果報告書」東京都福祉保健局ウェブサイト，2021.
(12) 読売新聞オンライン「22年の生活保護申請件数、3年連続増加の23万6935件　コロナ禍・物価高影響か」2023年3月1日．
(13) 厚生労働省「資料3生活保護との関係について」生活困窮者自立支援のあり方等に関する論点整理のための検討会ワーキンググループ　事業の在り方検討班（第1回），厚生労働省ウェブサイト，2021.
(14) 厚生労働省ウェブサイト「ホームレスの実態に関する全国調査（概数調査）結果について」2022.
(15) 岡部卓「コロナ禍の生活困窮への支援（視点・論点）」NHK解説委員室ウェブサイト，2021.
(16) 吉田守実「『コロナ禍における地域福祉活動の現状』―北東北3県の市町村社会福祉協議会へのアンケート調査からの報告」『八戸学院大学紀要』62号，2021，pp. 119–144（括弧内は筆者による補足）．
(17) 内閣官房ウェブサイト「新型コロナウイルス感染症に伴う各種支援のご案内」．
(18) 厚生労働省ウェブサイト「第1回『我が事・丸ごと』地域共生社会実現本部　資料」2016.
(19) 厚生労働省ウェブサイト「重層的支援体制整備事業」．
(20) 福祉新聞編集部「専門職による伴走支援で孤立解消　改正社会福祉法のポイントは」福祉新聞web，2020年6月16日．
(21) 特定非営利活動法人ホームレス支援全国ネットワーク「伴走型支援って何？―地域共生社会におけるキーワード『伴走型支援』について」2020.

理解を深めるための参考文献

●奥田知志・原田正樹編『伴走型支援―新しい支援と社会のカタチ』有斐閣，2021.
深まる社会的孤立に対して、孤立させない、つながる支援としての伴走型支援について10名のパイオニアたちが論じている。新たな支援の理念と実践から、多くの示唆が与えられる。

●特定非営利活動法人 KHJ全国ひきこもり家族会連合会「地域包括支援センターにおける『8050』事例への対応に関する調査報告書」2018.
地域包括支援センターに対して行った調査から、8050問題の現状と多数の具体的事例を知ることができ、またモデル事例を通して支援についても学ぶことができる。下記のURLよりダウンロード可能。
https://www.mhlw.go.jp/content/12200000/000525388.pdf

2. 家族支援の実際

A. 家族支援のための生活課題の理解

[1] 家族が抱える複合的な生活課題

高齢者・障害児者・難病などを抱えた家族のための支援は、介護やそれに伴う経済的・精神的な負担を軽減することが目的とされるが、複合的な生活課題を抱える家族も少なくない。前節では典型的な例として8050問題を解説した。80歳代の介護が必要となってくる年代の親と50歳代のひきこもりの家族の直面する問題である。近年注目されているものに**ヤングケアラー**の問題もある。ヤングケアラーの家族も、医療・福祉的ニーズをもった親などの家族とその世話をし、生活困窮で働かなければならないために、教育や就労の機会を制限されてしまう子ども・若者がいる、複合的な生活課題のある家族と捉えることができる。さらに老老介護や介護と育児のダブルケアを行う家族、精神障害と虐待と生活困窮の重なった家族も複合的な生活課題をもっていると言える。

ヤングケアラー
young carer

そして、こうした複合的な生活課題をもつ家族には、社会や近隣からも孤立していて、家族の外に助けを求めず、外からの働きかけにも応じないものもある。ゴミ屋敷状態になっていたり、ペットの多頭飼育が問題になっていたりする場合もある。援助を受け入れない家族の状態は、**セルフネグレクト**とも言える。セルフネグレクトには、一人暮らしの高齢者で認知症であったり、認知症が疑われる場合が多いのであるが、支援を求めない家族も含まれる。

セルフネグレクト
self-neglect

[2] 家族機能の低下の背景

複合的な生活課題を抱える家族が福祉の分野で関心をもたれるようになった背景には、それまで家族が担ってきた育児・家事・介護・病人の世話などの機能の低下がある。

たとえば、家族の形態の変化を見てみよう。1986（昭和61）年と2017年（平成29）年の家族では次のように変化していることがわかる。三世代世帯44.8％→11.0％、夫婦のみ世帯18.2％→32.5％、単独世帯13.1％→26.2％。約30年の間に三世代世帯は1/3以下に減少し、夫婦のみの世帯は約2倍に、そして単独世帯も約2倍に増加している。

家族機能の低下は、社会全体の高齢化、少子化、未婚者の増加、結婚年齢の上昇などさまざまな要因によるものがあり、今後もこうした傾向は続くことが予想され、家族の諸問題を担うことがますます困難になることは避けられない。

［3］8050問題の諸事例から見えてくるもの

複合的な生活課題を抱える家族に対する支援の仕組みについてはどのような困難があるのだろうか。典型的な例として**8050問題**といわれる問題を前節に引き続き、今度は事例として取り上げてみよう。80歳代の介護が必要になってきた母親と50歳代で20年以上ひきこもる息子の事例である。

(1) 相談に踏み出せない家族

母親が自分の介護について相談しようと思っても、仕事をせずにひきこもっている息子のことを恥じて（それだけでなく、母親は自分の子育ての失敗でこんな息子になったと責任を感じている場合もある）、相談に行けば息子のことを聞かれ、責められると躊躇する場合がある。さらに、ひきこもっている人の中には、家族が自分のことを外で話す（相談する）ことに対して過敏な人がおり、それを気にして家族が相談に行けない場合もある。母親が長年自分の病気でかかりつけ医に通院していても、息子のことは全く話さない事例もあった。

親切な近所の人や**民生委員**が、母親の状態を心配して介護の相談を勧める場合もあるが、介護保険は申請主義のため、動く必要のある母親が動かないこともある。

(2) 家庭内へ他人が入ることの抵抗

母親が介護の相談に地域包括支援センターに行ったり、申請の手続きを始めたりすれば認定調査や実際のサービス開始となるが、ひきこもりの人たちは他人が家に来ることについて過敏である。猛反発や介護への妨害が生じるかもしれない。もちろん、介護の必要な状態の母親が介護を受けられない場合には高齢者虐待も視野に入れなくてはならないが、母親が介護サービスを取り下げてしまうかもしれない。

(3) 働きかけへの薄い反応

ひきこもる人たちには、自室から出て来ないおとなしい人たちも多い。母親の介護サービスが導入されても何の反応も示さない場合もある。この場合、**ケアマネジャー**が介護の相談の過程や家での介護サービス開始に伴い、息子の存在に気づく場合がある。このようなケースでは、母親がどうしたいのか、ケアマネジャーがどう考えるかによって対応が異なる。介護サービスとは無関係と割り切る場合、母親にひきこもりの相談を勧める場

ケアマネジャー
care manager
介護支援専門員。

合（以前はどこにひきこもりの相談をすればよいのかわからなかったことも多かった）、ケアマネジャー自らが積極的に息子にかかわる場合などである。ただし多くの場合、働きかけを行っても、息子の反応は薄く、すぐに相談に動き出す可能性は少ないだろう。

(4) 相談のハードルの高さ

母親やケアマネジャーが関係機関に相談しても、うまくいかないこともある。精神科病院やクリニックに相談しても「本人を連れてきてください」という返事が返ってくる。**地域若者サポートステーション**に相談しても「相談年齢の対象は49歳までです」と断られる。保健所に訪問の依頼を相談すると「息子さんの了解を取っていただければ訪問します」と言われてしまうかもしれない。

地域若者サポートステーション
働くことに悩みを抱えている15～49歳までの若年無業者を対象に、就労に向けたサポートを行う機関。通称「サポステ」。

このような複合的な生活課題を抱える家族に出会うと、支援が八方ふさがりで途方に暮れてしまうかもしれないが、決して珍しい事例ではないので、その理解と支援について十分な学びが必要とされる。

[4] 既存の支援の枠組みの限界

複合的な生活課題をもつ家族の存在は、既存の支援の枠組みの限界を示す場合が多い。

まず、児童、障害児者、生活困窮者、高齢者といったように、対象者を分けた支援においては、家族全体を包括した支援を行うことが難しい。また、支援の開始には、申請主義の原則があるため、支援者は待ちの姿勢を取るのであるが、さまざまな事情で助けを求める第一歩が踏み出せない家族に対しては、支援が届けられないことになる。そのため、**コミュニティソーシャルワーカー**などによる**アウトリーチ**と**伴走型支援**が大切になってくる。次に、今後求められる支援の形を、近年注目されているヤングケアラーを中心に考察してみたい。

[5] ヤングケアラー

ヤングケアラーとは、一般社団法人日本ケアラー連盟によれば、「家族にケアを要する人がいる場合に、大人が担うようなケア責任を引き受け、家事や家族の世話、介護、感情面のサポートなどを行っている、18歳未満の子どものこと」と定義されている[(1)]。マスメディアで注目されるようになったのは次のような経緯による。

1989年子ども法
Children Act 1989

そもそもは、イギリスにおいて「1989年子ども法」の「要支援児童」にはヤングケアラーが含められるかが議論され、その後の調査研究によって、家族のケアを担う子どもが「ケアの受け手」の役割を優先して自分の心身の健康や教育や余暇やプライバシーを確保できなくなることが明らかになった。その後「2014年子どもと家族に関する法律」という子どもを対象とした法律が制定され、そこに「ヤングケアラー」の項目が立てられた。

2014年子どもと家族に関する法律
Children and Families Act 2014

家族全体を考えたアプローチ
whole family approach

この法律では、**家族全体を考えたアプローチ**が取られ、家族全体の満足度が上がる支援が行われている。そこには今までの福祉サービスが、ケアを必要とする個人にのみ目を向け、家族全体を見なかった歴史への反省が込められていた。また、行政がヤングケアラーを発見するための積極的な行動を取ることが義務づけられ、18歳未満のヤングケアラーは、自分やケアを必要とする親が申し出なくても支援のためのアセスメントが受けられるようになっており、これは申請主義を超えて、助けを求めにくいヤングケアラーへのアプローチとして画期的なものであった[(2)]。

日本のヤングケアラーの実態については、近年調査が始められている。全国の要保護児童対策地域協議会に対するアンケートでは、要保護児童・要支援児童・特定妊婦登録件数のうち「ヤングケアラー」と思われる子どもが1人以上いると回答したのは923自治体中341自治体で、その合計は2,174件となっている。それに対して、「ヤングケアラー」と思われる子どもが「0人」と回答したのは半数を超える509自治体であった。この調査結果は、ヤングケアラーという存在自体に対する認識不足への課題を示しているのかもしれない。

中学校・高校におけるヤングケアラーへの対応に関するアンケート調査では、「世話をしている家族がいる」と答えた割合は、中学2年生では5.7%、全日制高校2年生では4.1%であった。平日1日あたりの世話に費やす時間は、中学2年生では平均4.0時間、全日制高校2年生は平均3.8時間であったが、7時間以上費やす生徒もそれぞれ11.6%と10.7%となっており、長時間の家事が不登校など学校生活や健康状態に影響を及ぼすことも確認されている[(3)]。

日本のヤングケアラーの現状は、先述のイギリスの動きと比べて、まだ課題は大きいが、今後の取組みが必要な状況にある。

B. 家族支援の目的・方法・留意点

[1] 家族支援の目的と方法―気持ちを受けとめ、ともに考える

家族支援の目的は、究極的には家族が相談する課題の解決にある。家族のメンバーは、専門職への相談で解決を期待し、解決方法を知りたいと願っている。しかし、現代の多様化・複雑化した生活課題は、先ほどの8050問題の例にもある通り、すぐには解決困難である場合も少なくない。

家族支援の目的は、現実的には、家族の気持ちを受けとめ、課題についてともに考えることのできる支援関係を作り、継続した相談を行っていくことではないだろうか。短期間での解決が困難な場合には、このような伴走型の支援が必要となるだろう。

ファースト・クライエント
first client

ファースト・クライエントという言い方がある。それまで外部に相談をしない孤立した家族の状況から飛び出して、「最初に相談した人」という意味であり、大切にすべき人である。孤立した家族、外部に相談することができなかったり、禁じられたりしていた家族が、相談に踏み出すには大変な勇気がいる。課題を抱えているが、それまで相談ができなかった家族と何らかの接点をもつことが可能な関係者は、そのチャンスを最大限に生かすべきである。医療機関であれ、福祉サービスの窓口であれ、高齢・児童・障害・生活困窮といったさまざまな生活課題と触れ合う機会のある関係者は、そこで扱う課題のクライエントだけに関心を限定するのではなく、家族がいるクライエントであるなら「家族全体を考えたアプローチ」が必要であり、可能であれば、家族とともに家族全体のアセスメントを行うことが望ましい。

家族システム理論
家族を家族内メンバー同士の相互関係で成立している生きたシステムだとみなす考え方。家族の1人に生じた問題であっても、問題の本源はその個人だけではなく家族というシステム全体にあるとみなす。

家族のアセスメントを行う場合、**家族システム理論**による理解が大変に有益である。家族システム理論では「家族を社会や個人とつながり、双方向に影響し合うシステムである」と捉え、「家族は変化に対応しながら安定状態を維持しようとする」「家族メンバー１人の変化は家族全体に影響を与える」とされている(4)。複合的な生活課題を抱えた家族からの相談では、家族一人ひとりの行動が家族全体に影響を与えるという視点で臨むことが大切である。ひきこもりの子どもについての親の相談によって、親の子どもへのかかわり方が変化し、ひきこもりの状態が改善方向へと変化を起こすという例は少なくないことが知られている(5)。

[2] 家族支援の留意点

外部に相談しにくい家族のためには、アウトリーチが必要で有効な手段であると言えるが、「利用者にとってもプライバシーに踏み込まれる不安」(6)があり、支援者が「同意していない情報を得て、その者と接触すると、『どこで自分の情報を仕入れたのか』、『なぜ自分のことを知っているのか』など不信感を抱かれ」(7)ることもあるため、プライバシーの保護や個人情報の尊重には十分留意する必要がある。生活困窮者へのアウトリーチでは、「水道料金滞納者に対しては、自立相談支援機関が直接行うと不信感を抱かれると考え、情報提供元である水道関係部署から働きかけを行っている。こうした接触でこれまで自立相談支援機関に相談に行くことを拒否されたことはないとしている」[7]。

複合的な生活課題を抱えている家族は、他の家族の問題に捉われ、過干渉になり、自分の生活や健康までも犠牲にすることもある。そうした家族が問題を抱え込まずに、外部の専門家である地域包括支援センターやケアマネジャーなどに相談をし、介護保険などの福祉サービスを利用できるようにする。また、家族同士が境界線（バウンダリー）を守り、疲弊して**介護うつ**等に陥らないように、**レスパイトケア**等を利用した**セルフケア**支援も必要とされる。支援者にも、複合的な生活課題への介入時には、ヤングケアラーなどを含んだ家族全体を考えたアプローチの視点や幅広い知識とネットワークが必要とされる。

レスパイトケア
respite care
「レスパイト」とは休息を意味し、高齢者や障害者を介護する家族の負担を軽くするため、一時的に施設が高齢者や障害者を預かるサービス。

注）

ネット検索によるデータ取得日は，いずれも2022年10月4日.

(1) 一般社団法人日本ケアラー連盟ウェブサイト「ヤングケアラーとは」.
(2) 澁谷智子「ヤングケアラーを支える法律―イギリスにおける展開と日本での応用可能性」『成蹊大学文学部紀要』第52号，2017，pp. 1-21.
(3) 三菱UFJリサーチ＆コンサルティング「ヤングケアラーの実態に関する調査研究報告書（令和3年3月）」2021.
(4) 遊佐安一郎『家族療法入門―システムズ・アプローチの理論と実際』星和書房，1984.
(5) 厚生労働省「10代・20代を中心とした『ひきこもり』をめぐる地域精神保健活動のガイドライン―精神保健福祉センター・保健所・市町村でどのように対応するか・援助するか」2007.
(6) 鈴木奈穂美「自立支援施策におけるアウトリーチ・サービス・モデルの理論的枠組み」『社会科学年報』第53号，2019，pp. 71-97.
(7) 総務省ウェブサイト「『生活困窮者の自立支援対策に関する行政評価・監視』の結果に基づく勧告（概要）」.

理解を深めるための参考文献

- **澁谷智子『ヤングケアラー―介護を担う子ども・若者の現実』中央公論新社，2018.**
  イギリスから始まったヤングケアラーに対する支援の歴史、当事者や関係者へのインタビューを通して、実情に触れ、ヤングケアラーへの支援の理解だけでなく、家族全体を考えるアプローチの必要性も教えてくれる。
- **遊佐安一郎『家族療法入門―システムズ・アプローチの理論と実際』星和書房，1984.**
  家族療法入門とあるが、家族システム理論についてわかりやすく解説してあるので、家族支援を考えていく際に知っておくべき理論を学ぶことができる。

3. 地域支援の実際

A. 地域が抱える課題と地域アセスメント

[1] 地域と圏域

地域には、辞書によると「(1) 区切られたある範囲の土地。(2) 政治・経済・文化の上で、一定の特徴をもった空間の領域」(1) の2つの意味がある。社会福祉分野では、単なる空間（area）ではなく、(2) の意味（community）で用いられる。また、地域が、施設への入所や病院への入院とは対立する生活空間として想定されていることは、「地域移行」という言葉で表されている点から見て明らかである。

地域の捉え方としては、**図 8-2** の**圏域**についての理解が大切である(2)。

図 8-2　圏域の考え方

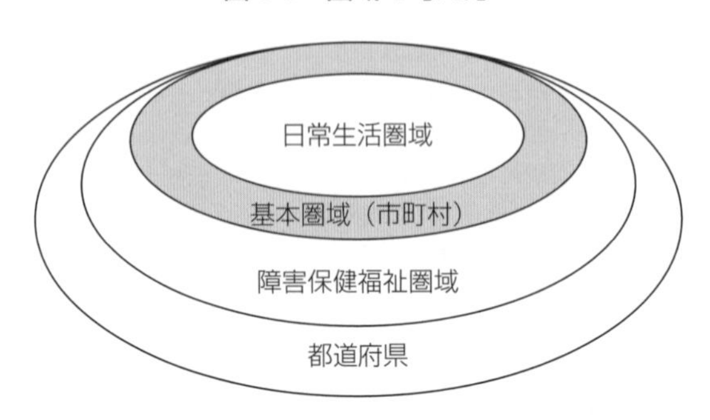

出典）厚生労働省ウェブサイト「精神障害にも対応した地域包括ケアシステムの構築について」の図の一部を加筆修正.

日常生活圏域とは、**市町村介護保険計画**において、地理的条件、人口、交通事情などを勘案して定める区域であり、おおむね30分以内に必要なサービスが提供される。具体的には中学校区と重なる場合が多い。

市町村は、基本圏域として介護保険や障害福祉のサービスの支給決定を行う主体となり、また保健・医療・福祉関係者による協議の場を設けて、日常生活圏域をバックアップする役割を果たす。

障害保健福祉圏域は、市町村だけでは対応困難な各種のサービスを面的・計画的に整備することにより、広域的なサービス提供網を築くため、都道府県の医療計画における二次医療圏や老人保健福祉圏域を参考に、広域市町村圏、福祉事務所、保健所等の都道府県の行政機関の管轄区域等を勘案しつつ、複数市町村を含む広域圏域として設定されている[3]。

都道府県は、保健・医療・福祉関係者による協議の場を設けて、障害保健福祉圏域をバックアップする。

市町村よりも小さな圏域については、**図8-3**のようなイメージも提示されている[4]。

図8-3　重層的な圏域設定のイメージ

（ある自治体を参考に作成したものであり、地域により多様な設定がありうる）

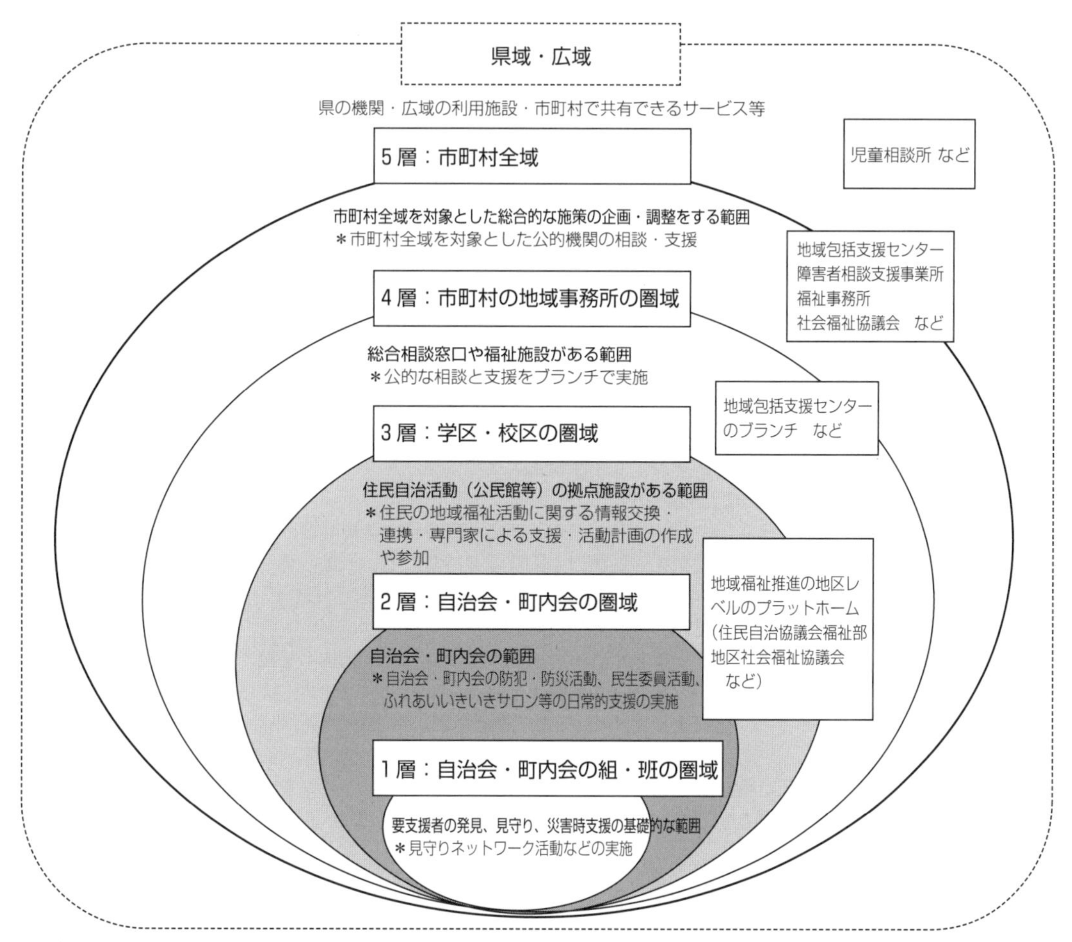

出典）厚生労働省社会援護局地域福祉課「フォーラム2008　地域における『新たな支え合い』を求めて―これからの地域福祉のあり方に関する研究会報告書より」『ノーマライゼーション　障害者福祉』第28巻，2008，pp. 43–45.

[2] 地域社会の課題

地域社会の課題としては、**地域共生社会推進検討会**において「福祉、介護、保健医療、住まい、就労及び教育に関する課題や地域社会からの孤立など様々な課題」が挙げられており[5]、さらに「複合的な課題を有している事例については、個別性が高いことに加え、その背景にひきこもりなど本人や家族の社会的孤立、精神面の不調の問題、教育問題など福祉領域以外の課題」もあるとしている[5]。こうした課題は「多様化・複雑化」の様相を帯びることが多く、「高齢化の中での人口減少の進行」と人材確保も求められている[6]。

地域社会の課題は広範で多様であるので、その全体像を把握するためには、地域アセスメントによって、それぞれの地域社会の課題を明らかにしていく必要がある。

その一方で「『一人の課題』からつながる地域づくり」という視点から、地域社会の課題を捉えていくことも大切である。その一例として、「地域における住民主体の課題解決力強化・相談支援体制の在り方に関する検討会最終とりまとめ」には次のような事例が紹介されている[6]。

> 自治会の会合で、近隣のごみ屋敷の悪臭や衛生上の問題が指摘され、その住人は問題行動をとる困った人として批判された。自治会長は、民生委員・児童委員に相談し、社会福祉協議会に連絡し、社会福祉協議会のソーシャルワーカーが関わるようになり、本人には家族や知人がおらず、孤立した状態であり、認知機能も低下していることが分かった。
>
> そこで、自治会と共催で、ゴミ屋敷に至る背景や要因について、講師を招いて学習会をした結果、住民の中に理解者が増えていった。ソーシャルワーカーの働きかけにより、住民が共に清掃を行うことで、本人と地域住民の間につながりが生まれ、緩やかな見守りの機能が形成される。
>
> また、ソーシャルワーカーは、ボランティア団体にも働きかけ、本人の話し相手としてボランティアが訪問するようになる。徐々に本人の生活が落ち着き、地域のイベントにスタッフとして参加するなど、支え手としても活動を始める。
>
> このような経過を経て、自治会の会合において、ゴミ屋敷の課題は、「地域における社会的孤立の課題」として位置づけられるようになり、自治会としてどのように支援をしていくかについて関心が持たれるようになる。

当初は問題行動として批判された「個別課題」を社会福祉協議会のソーシャルワーカーが中心となり、地域社会の住民や関係者と連携して、「地域課題」として位置づけて支援した事例である。

[3] 地域アセスメント

地域アセスメントの目的は、支援するために必要となる地域の情報の把握と分析である。地域の情報とは、①地域住民の「生活支援ニーズの把握」と②「その地域の社会資源の把握」に大きく整理することができる(7)。

新潟県と島根県の社会福祉協議会では、地域アセスメントに用いることのできるガイドラインを作成している(8)(9)。

新潟県のガイドラインの地域アセスメントの項目は**表8-1**の通りである。

また、地域アセスメントの方法としては**表8-2**のような項目が挙げられており、留意点や実例によって詳しく解説されている。

表8-1　地域アセスメントの項目

①地域内の人々の生活状況
②地域内の人々の生活ニーズ
③地域内の人々の生活を支える社会資源
④地域内の人々の意識

表8-2　地域アセスメントの方法

(1) アンケート調査（①計画策定時に行うアンケート調査、②社会資源の改善・開発検討時に行うアンケート調査、③活動の担い手を掘り起こすアンケート調査）
(2) ヒアリング調査（①ニーズを持つ人々へのヒアリング、②活動者へのヒアリング）
(3) 既存調査分析
(4) 住民座談会（①住民が開催する住民座談会、②専門職が開催する住民座談会）
(5) 地域踏査（踏査とは実際にその地域を歩いて状況を把握する調査法）
(6) 行事参加
(7) 会議参加
(8) 戸別訪問・電話訪問

島根県のガイドラインには、モデル地域アセスメントシートが掲載されており、**表8-3**の項目で構成されている。

社会福祉の隣接領域である地域看護の分野ではアメリカの**アンダーソン**と**マクファーレン**が、システム理論をもとに開発したモデルである「**コミュニティ・アズ・パートナーモデル（CAPモデル）**」が広く用いられている。このモデルでは、地域社会全体を包括的な視点で捉え、分析から介入、評価までを実践的な過程で示し、アセスメントでは地域社会を構成する人びとと、地域社会の情報を以下の8つの要素で整理している(10)（**表8-4**）。

アンダーソン
Anderson, Elizabeth T.

マクファーレン
McFarlane, Judith M.

コミュニティ・アズ・パートナーモデル（CAPモデル）
community as partner model

表 8-3　モデル地域アセスメントシートの項目

1. 地域の状況
   （1）基礎データ
   （2）社会資源リスト
   （3）インフォーマルな資源・活動
   （4）将来の人口動態等
   （5）地域の特徴（歴史・気候条件・地理的条件・産業構造・住民意識等）について
2. アセスメントからの気付き・ワーカーの認識
   （1）地域の強みや良いところについて
   （2）地域の課題や生活福祉課題（地域の困りごと・心配事）
3. アセスメントからの気づき・ワーカーの認識
   （1）今後の展開、望まれる支援・方策について

表 8-4　コミュニティ・アズ・パートナー（CPA）モデルの 8 つの要素

地域を構成する人々（人口動態、世帯構成、就業状況など）
- 物理的環境（地理的条件や住環境など）
- 経済（基幹産業、地場産業、流通システムなど）
- 政治と行政（行政組織、政策、財政力、住民参加など）
- 教育（学校教育機関、社会教育機関など）
- 交通と安全（治安、災害時の安全、ライフライン、交通など）
- コミュニケーション・情報（地区組織、通信手段、近隣関係など）
- レクリエーション（レクリエーション施設と利用状況など）
- 保健医療と社会福祉（医療システム、保健システム、福祉システムなど）

B. 多機関協働

多機関協働については、2019（令和元）年 12 月の「地域共生社会推進検討会の最終とりまとめ（概要）」において、「市町村における包括的な支援体制の構築を推進するため、『**断らない相談支援**』『参加支援』『地域づくりに向けた支援』の 3 つの支援を一体的に行う市町村の新たな事業を創設すべき」という整備のあり方が示された。現行の仕組みである高齢・障害・子ども・困窮分野の相談を「属性や世代を問わない相談」「多機関協働の中核」「専門職による伴走支援」を行う「断らない相談支援」の事業として、「各制度の補助等について一体的に執行することにより、市町村における属性を超えた相談支援を促進する」としている[11]。

多機関協働については、こうした新たな事業を立ち上げるかどうかは、各自治体の判断により、今後の成り行きが注目されるのだが、新たな事業が開始されるかどうかにかかわらず、既存の組織や団体に所属する関係者が多機関協働の意識や理念を十分に会得しておくことが望まれる。

そして、多機関協働の広がりは、「保健医療、労働、教育、住まい及び

地域再生に関する施策その他の関連施策との連携に配慮するよう努めなければならない」と社会福祉法6条2項にある通り、福祉や保健・医療といった従来から連携の深かった分野に留まらず、雇用や就労、教育、住居、そして「商業・サービス業、農林水産業、防犯・防災、環境、まちおこし、交通、都市計画等」の地域再生に関する施策までを含んでいる点にも留意したい。

財源についても、「企業の社会貢献活動等と協働していく観点も必要であり、財源等を必要としている主体と資源を保有する企業等とのマッチングが必要となる」として、企業との連携を説いている(12)。

C. 地域住民との協働

地域住民との協働については、社会福祉法106条の3に述べられている（**表8-5**）。まず「地域住民等及び支援関係機関による、地域福祉の推進のための相互の協力」「体制の整備」が掲げられ、1号では「地域住民の参加を促す活動を行う者に対する支援」「拠点の整備」「研修の実施」「環境の整備」、2号では「地域住民等が自ら他の地域住民が抱える地域生活課題に関する相談に応じ……支援関係機関に対し、協力を求めることができる体制の整備」について触れている。重層的支援体制整備事業については本章1節ですでに解説している。

表8-5 包括的な支援体制の整備（社会福祉法106条の3）

市町村は、次条第二項に規定する重層的支援体制整備事業をはじめとする地域の実情に応じた次に掲げる施策の積極的な実施その他の各般の措置を通じ、地域住民等及び支援関係機関による、地域福祉の推進のための相互の協力が円滑に行われ、地域生活課題の解決に資する支援が包括的に提供される体制を整備するよう努めるものとする。
一　地域福祉に関する活動への地域住民の参加を促す活動を行う者に対する支援、地域住民等が相互に交流を図ることができる拠点の整備、地域住民等に対する研修の実施その他の地域住民等が地域福祉を推進するために必要な環境の整備に関する施策
二　地域住民等が自ら他の地域住民が抱える地域生活課題に関する相談に応じ、必要な情報の提供及び助言を行い、必要に応じて、支援関係機関に対し、協力を求めることができる体制の整備に関する施策
（2項は省略）

地域住民等が相互に交流を図ることができる拠点の整備としては、従来の「**いきいきサロン**」や「**認知症カフェ**」「**介護者カフェ**」があるが、ここでは、より広く多機関と地域住民が協働して、まちおこしの拠点となっ

ている「**小さな拠点**」事業を取り上げたい。

小さな拠点とは、主に人口の減少がある地域で「安心して暮らしていく上で必要な生活サービスを受け続けられる環境を維持していくために、地域住民が、自治体や事業者、各種団体と協力・役割分担をしながら、各種生活支援機能を集約・確保したり、地域の資源を活用し、しごと・収入を確保する取組のことです」と説明されている[13]。

この事業は「小学校区や旧村のエリアにおいて、地域の課題に対応した事業の実施」を行い、「自治会、町内会や婦人会、社会福祉協議会、農協など既存の組織・団体と連携」して、**表8-6**の効果を上げるとされている[14]。

表8-6 「小さな拠点」事業の効果

住民に対する効果
1. 住民の暮らしを便利にする効果（生活利便性向上効果） 食料品や燃料などの生活必需品の販売、簡易郵便局・食堂・サロンなど、金融・飲食・交流などの機能
2. 住民に仕事を提供する効果（雇用創出効果）
3. 住民の所得をアップさせる効果（所得向上効果）
地域に対する効果
1. 地域経済を活性化させる効果（地域の経済循環効果） 地域から調達した農産物や加工品などを販売したり、地域から雇用した従業員に人件費を支払うことで、地域の経済循環に貢献
2. 観光客を増やす効果（交流人口の拡大効果）
3. 移住を促す効果（移住促進効果）
4. 子育てを助ける効果（児童の見守り効果）
行政に対する効果
1. 高齢者福祉に役立つ効果（高齢者の外出促進・見守り効果）
2. 介護予防に役立つ効果（高齢者の体力維持効果）
3. 効率的な行政運営に役立つ効果（行政コストの削減効果） 支所の窓口機能を地域運営組織が担うことで行政コストを削減

この小さな拠点のモデルからは、地域生活課題の解決に向けた支援が包括的に提供される場としての、多機関協働や地域住民との協働によるまちおこしへのさまざまな示唆が得られる。

注）

ネット検索によるデータ取得日は，いずれも2021年10月9日.

(1) 松村明編『大辞林（第4版）』三省堂，2019.

(2) 厚生労働省ウェブサイト「精神障害にも対応した地域包括ケアシステムの構築について」.

(3) 身体障害者福祉審議会・中央児童福祉審議会障害福祉部会・公衆衛生審議会精神保健福祉部会合同企画分科会「今後の障害保健福祉施策の在り方について（中間報告）（平成9年12月9日）」1997.

(4) これからの地域福祉のあり方に関する研究会「地域における『新たな支え合い』

を求めて―住民と行政の協働による新しい福祉（平成20年3月31日）」.
(5) 厚生労働省ウェブサイト「地域共生社会に向けた包括的支援と多様な参加・協働の推進に関する検討会（地域共生社会推進検討会）最終とりまとめ（本文）（令和元年12月26日）」2019.
(6) 厚生労働省編『平成28年版　厚生労働白書―人口高齢化を乗り越える社会モデルを考える』日経印刷，2016, p. 209.
(7) 厚生労働省ウェブサイト「平成26年度生活支援コーディネーター（地域支え合い推進員）に係る中央研修」2015.
(8) 社会福祉法人新潟県社会福祉協議会ウェブサイト「地域アセスメントを取り入れた地域福祉活動推進ガイドライン（令和3年1月）」2021，p. 7，pp. 16–30.
(9) 社会福祉法人島根県社会福祉協議会ウェブサイト「地域アセスメントを進めるための視点―地域福祉推進の手掛かりとして（平成31年3月）」2019，pp. 3–7.
(10) 社団法人全国国民健康保険診療施設協議会『実践につながる住民参加型地域診断の手引き―地域包括ケアシステムの推進に向けて』東京リスマチック株式会社，2012，p. 6.
(11) 厚生労働省ウェブサイト「地域共生社会に向けた包括的支援と多様な参加・協働の推進に関する検討会（地域共生社会推進検討会）　最終とりまとめ（概要）（令和元年12月26日）」2019.
(12) 厚生労働省ウェブサイト「『地域共生社会の実現に向けた地域福祉の推進について』の改正について」2021.
(13) 内閣官房まち・ひと・しごと創生本部事務局・内閣府地方創生推進事務局「みんなでつくろう　みんなで守ろう　地域のくらし」2017.
(14) 内閣府 小さな拠点情報サイト「小さな拠点・地域運営組織の形成による効果」.
なお、(14) の資料については、2023（令和5）年3月31日の小さな拠点情報サイト移転に伴い、国立国会図書館インターネット資料収集保存事業（WARP）ホームページより閲覧が可能。

理解を深めるための参考文献

- **厚生労働省ウェブサイト「地域共生社会に向けた包括的支援と多様な参加・協働の推進に関する検討会（地域共生社会推進検討会）最終とりまとめ」2019.**

厚生労働省の検討会の報告書で文章が固いが、同じウェブサイトから閲覧できる「概要版」には図表が多用されていて、わかりやすく地域の包括的支援の基本が把握できる。

- **篠原匡『誰も断らない　こちら神奈川県座間市生活援護課』朝日新聞出版，2022.**

「どんな人も見捨てない」をモットーとして、誰も断らない相談支援の実践を行っている神奈川県座間市生活援護課のドキュメントで、地方自治体の具体的な取組みが描かれている。

4. 非常時・災害時支援の実際

A. 非常時や災害時の生活課題

近年では、東日本大震災や熊本地震を始め、地震や台風、豪雨による災害などが全国各地で発生している。被災地では建物や生活に必要な水道、電気、ガスといったインフラも甚大な被害を受けており、避難所生活を余儀なくされている人びとが多く存在する。被災後は復旧・復興が急務であることから、ボランティアやさまざまな専門職が被災地に出向き支援を行っている。このような状況の中、ソーシャルワーカーに求められていることは、災害が発生した直後のニーズを適切に把握し支援を行うことはもちろんであるが、その後の継続したかかわりによる支援も大切である。その意味でも、ソーシャルワーカーが果たす役割や意義はとても大きい。ここでは東日本大震災による避難者支援の事例を見ていくことにする。

B. 非常時や災害時における支援の目的、方法

[1] 東日本大震災の概要

東日本大震災は、2011（平成 23）年 3 月 11 日に発生した未曾有の大震災であった。この地震による最大震度は宮城県栗原市で震度 7 が観測され、そのほかにも、宮城県、福島県、茨城県、栃木県などでは震度 6 強を観測した。北海道から九州地方にかけて、震度 6 弱から震度 1 の揺れが観測され、その後も何度も強い揺れを伴う余震が多数観測されていた。また、地震だけではなく、大きな津波が岩手県、宮城県、福島県を中心とした太平洋沿岸部で襲いかかり、福島県相馬市で高さ 9.3 m 以上、岩手県宮古市で 8.5 m 以上、大船渡市で 8.0 m 以上などが観測された。総務省消防庁（2023〔令和 5〕年 3 月 9 日現在）によると、この震災による被害は、死亡者 1 万 9,765 人、負傷者 6, 242 人、行方不明者 2,553 人であるとされている[(1)]。

また、この地震により東京電力福島第一原子力発電所では、1 号機から 3 号機の冷却装置が停止した。電源を供給する建物が損傷し、さらには津波によって非常用発電機や配電盤などが使用不能となり、すべての電源が失われた。電源が失われることで冷却装置が作動せず、炉内の温度や圧力が上昇し、数時間後にはメルトダウンと呼ばれる状態に陥った。次々と水

素爆発が起こり建物の屋根が吹き飛ぶとともに、とても強い放射線が大気に放出されてしまった。政府はこの事故直後に、福島第一原子力発電所から 20km 圏内に避難指示を発令し、その後、放射線が年間 20 mSv（シーベルト）以上に達するおそれのある区域については計画的避難区域とした。さらには、半径 20 km 圏内を警戒区域に設定し、原則として立入りを禁止（強制避難）とした。また、半径 20 ～ 30 km 圏内を緊急時避難準備区域とした。

この当時は津波による被害を目の当たりにし、また、放射線に関する恐怖や不安から多くの人がパニック状態に陥っていた。政府の避難指示を待つことなく、自主避難する人も数多くいた。強制避難してきた人、自主避難してきた人など、それぞれの思いや状況が異なることから、避難先のソーシャルワーカーは避難者の心情に寄り添い、状況をよく理解したうえで必要な支援を行っていった。たとえば、居住のこと、経済的なこと、日常生活に必要な物資のこと、子育てのこと、行政に対する手続きのことなど、避難先ではさまざまな課題が存在する。また、災害発生直後の相談や支援の内容については、緊急性が高いことが多い。的確に個別の状況や地域の状況を把握し、迅速な対応が求められる。その後は時間の経過とともにニーズが変化していくため、そのときの状況に応じた対応が必要となる。

[2] 震災直後のソーシャルワーク実践

千葉県市川市にある千葉商科大学では、近隣に避難された人の交流などを目的とした「ままカフェ」という交流会を震災後から定期的に開催してきた。これは福島県から千葉県市川市周辺へ避難してきた人の交流会や支援が少ないことから、NPO 法人を始め、行政やソーシャルワーカーなどの専門職の協力を得て開催したものである。この大学に所属する教員の中には社会福祉士もおり、一人のソーシャルワーカーとして支援活動に取り組んだ。この交流会は主に自主避難者の支援活動として行うものであり、避難された方々のうち、主に子育て中の親子たちを対象として、避難先での困りごとや、子育てに関する悩みなどについての相談を行いながら避難者同士の交流を図ってきた。

交流会を始めた当初からたくさんの親子が参加し、いつでも気軽に相談できる場所となっていた。この「ままカフェ」は学生も運営のサポートを行っているが、単なるお手伝いにとどまることなく、親子との交流を深めながら、学生自身も避難者の気持ちを理解するきっかけになっている。そして参加している親たちには、ゆっくり語り合って交流を深めてもらえるように、学生が大学近くの珈琲店で指導を受けたハンドドリップコーヒーを提供し、子どもたちには遊び相手となってお絵かきをしたり、消しゴムハンコや缶バッジを作ったり、一緒にアニメを見たり、時には大学構内で鬼ごっこをしたりするなどしていた。

参加した親子は、避難先での今後の生活のことや、いつ故郷へ戻れるのかなど、先の見えない不安から葛藤の日々を送っていた。さらには、福島県からの避難者であるということだけで差別や偏見も受けてきた。ソーシャルワーカーは、この交流会を通じて、同じ悩みを抱える人同士の交流や、新たなつながりのきっかけづくりをしていった。

[3] 震災から数年後のソーシャルワーク実践

震災直後は行政を始め、さまざまな団体の支援活動が多かったが、時間の経過とともにその活動も縮小され、徐々に打ち切りになっていった。しかし東日本大震災に限らず、全国各地で災害が不断に発生している現状を踏まえて、避難者自身や地域住民らが自らの手で地域での交流会などを企画して実施している場合もある。ソーシャルワーカーはこれらの活動をコーディネートするとともに、避難者自身が地域社会への定着を図り、その地域社会に溶け込みながら避難者と住民の連携の強化にも取り組んでいった。すなわち避難者自身の**エンパワメント**につなげるものである。そして重要なのは、震災直後とは状況が異なり避難者のニーズも変化していることから、**再アセスメント**を行って支援方法を再考していくことである。

エンパワメント
empowerment

東日本大震災の発生から6年が経過した頃、「ままカフェ」に参加していた親たちの心情やニーズに変化があった。それまでは支援を受ける立場であり、どちらかというと受け身であったが、以降は自分たちが現状や当時のことを発信する立場になっていきたいという声が聞こえてきた。そして福島県の風評被害を払拭するとともに、被災地の復興や地域社会にも貢献していきたいというニーズが明らかになった。これらの思いを表現するために、何らかの形として残るものを作りたいということになり、何度も検討が繰り返された。この検討の過程においても、ソーシャルワーカーは避難者の前向きな気持ちを尊重しながらコーディネートし、エンパワメントを促していった。

この検討過程ではさまざまな案が出されたが、「ままカフェ」でいつも飲んでいたコーヒーが思い出として残っており、「ままカフェ」といえばコーヒーという発想から、オリジナルコーヒーの商品開発に挑戦したいとの意見が出た。その思いを実現させるために、ソーシャルワーカーはネットワークを活かして、大学近くの珈琲店や千葉商科大学の学生、そして、「ままカフェ」の参加者と共同で、オリジナルコーヒーの商品開発に取り組むことになった。

この取組みは2017（平成29）年から始まり、これまでに第4弾までのコーヒーが誕生している。商品の開発に当たっては、地域の珈琲店のアドバイスを受けながら、福島のママと学生が試飲を繰り返してコーヒー豆の選定やブレンド割合の調整を行った。なお、商品開発の目的は、売れる商品をつくるということや、いわゆる一般的なビジネスのような利益の追求ではない。この企画は避難者のニーズから生まれたものであり、東日本大震災による風評被害の払拭や、避難者自身の心のケアといった社会的課題の解決が目的である。

第1弾は2017年7月に商品化し、コンセプトは「ママたちが安心してゆっくりと時間を過ごせるようなコーヒー」とした。ブラジル産の豆をベースとして酸味と苦みが少なくスッキリとした味に仕上げられた。ママたちも学生たちも、自分たちがかかわったものが商品になるという喜びを知り、コーヒーをきっかけに積極的に社会とかかわることや社会に貢献する意識の向上につながった[2]。第2弾は2018（平成30）年2月に商品化し、基本的なコンセプトは第1弾と同様であるが、東ティモール産の豆を採用することになった。これは、コーヒー豆の輸出を基盤としている東ティモールの経済的自立を支援することが、社会的課題の解決という共通の願いとして合致したことによる[3]。第3弾は2019（令和元）年9月に商品化し、東日本大震災のときに多大な支援をしてくれた台湾の人びとへの恩返しをテーマとした。震災直後、台湾では日本の被害が甚大であることが伝えられると、現地のテレビ局はチャリティー番組を放送して、台湾全土から義援金を募った。集まった金額は200億円以上になったといわれている。そのほかにも、被災地に消防自動車などを提供してくれたり、多大な支援をしてくれた。これらへの感謝を表すことや、これからも仲良くしていきたいという親愛の気持ちを込めたものになっている。そしてこの回より商品名をつけることにし、商品名には心を尽くしてくれた台湾の人びとへの感謝の気持ちとその後も友好な関係を継続したいとの思いから「友好珈琲（ユーコーヒー）」と名づけた[4]。第4弾は2021（令和3）年3月に開発を行い、コンセプトはこれまでとは少し異なるが、新型コロナウイルス感染症の最前線で闘う医療・福祉関係者の方々に感謝し、1日も早く平和な日々が訪れることを願うとともに、コーヒーを飲んで心を癒やしてほしいとの思いから取り組んだ。平和と癒やしをテーマとしていることから、商品名を「癒和珈琲（ゆわコーヒー）」とした。東日本大震災のときの放射能による差別や偏見と同様に、この時も新型コロナウイルスによる差別や偏見が生まれている世の中を変えていきたいという気持ちも込められている。この「癒和珈琲」では、これまで開発したオリジナルコーヒーで使用した豆の中から厳選し、新たにコスタリカ産を加えて4種類をブレンドした。コスタリカ産の豆は、コスタリカが「世界幸福度指数」(英国のニュー・エコノミクス財団による基準)で上位にランクインするなど、人権や環境問題に対する意識が高い国と言われていることから選んだ[5]。これらの取組みは東日本大震災の避難者支援からスタートしたものであるが、震災発生から数年が経過しても当事者自身がかかわりながら継続して行っている。

C. 非常時や災害時における支援の留意点

これまで、東日本大震災を事例にしたソーシャルワーク実践について見てきた。それぞれの段階において重要なことは、的確にニーズを把握し、個人だけではなく、社会や地域とかかわりながら実践していくことである。特に災害発生直後はさまざまな情報が錯綜し、正確な状況を把握しにくい。そして被災者は、突然の出来事によって先の見えない不安から心身ともに疲弊していることもある。さらに被害が大きい場合には、支援を求める数が急激に増加するし、対応できるソーシャルワーカーにも限りがあるため、支援の実施が難しいことも予想される。その際には支援団体、他の専門職、ボランティアなどにも頼る必要性も生じてくる。しかし、支援をする側の人数を揃えただけでは、効果的で効率的な支援をすることは難しい。これらをコーディネートして、マネジメントする人材も必要である。

また、時間の経過とともに被災者のニーズにも変化が生じるため、常に状況の把握が必要である。そして一番難しいとされているのは、どの時点で支援を終結させるかということである。今回取り上げた事例でも、震災直後は行政が主導で実施していた支援活動が多かったが、時間の経過とともにその活動も縮小され、徐々に打ち切りになっていった。しかし、被災者自身にとっては、問題が解決したわけではない。むしろ、徐々に風化していくことや、これまで制度としても存在していたものが打ち切りになることに対する新たな問題が発生してくる。個別のニーズをいかに的確に把握し、どのように支援につなげていくのかについて、地域社会との関係も踏まえながら支援してくことが大切である。

そして近年では、新型コロナウイルス感染症によって支援の方法にも変化が生じている。支援をする側、受ける側どちらにも活動制限や、徹底した感染症対策が課せられるなどさまざまな影響が出ている。その結果、支援が遅れるという課題も明らかになっている。新型コロナウイルス感染症は、徐々に実態が明らかになったが、またいつ、新しい感染症が発生するか不明であり、今後の支援の方法について総括・検討しなければならない。

注)

ネット検索によるデータ取得日は，2022年11月16日.

(1) 総務省消防庁ウェブサイト「平成23年（2011年）東北地方太平洋沖地震（東日本大震災）の被害状況（令和5年3月1日現在）」2023.
(2) 千葉商科大学プレスリリース「人間社会学部生×ふくしまのママこだわりの味オリジナルコーヒー『CUCブレンド』新発売」2017年7月13日.
(3) 千葉商科大学プレスリリース「ふくしまのママの声に応えた新商品!!オリジナルコーヒー『CUCブレンド』第2弾」2018年2月21日.
(4) 千葉商科大学プレスリリース「あの時の『ありがとう』の気持ちを込めてオリジナルコーヒー開発　第3弾『友好珈琲（ユーコーヒー）』台湾＆日本国内で販売開始」2019年9月25日.
(5) 千葉商科大学プレスリリース「新型コロナの最前線で闘う医療・福祉関係者へ癒しを　オリジナルコーヒー開発」2021年3月15日.

理解を深めるための参考文献

- **室崎益輝・冨永良喜・兵庫県立大学大学院減災復興政策研究科編『災害に立ち向かう人づくり―減災社会構築と被災地復興の礎』ミネルヴァ書房，2018.**
  「防災から減災へ、防災対策から危機管理へ」をテーマとして、新しい防災への考え方や取組みを実践するための人づくりに注目した本である。
- **戸田典樹編『福島原発事故　取り残される避難者―直面する生活問題の現状とこれからの支援課題』明石書店，2018.**
  東日本大震災後による東京電力福島第一原発事故後の避難者の現状と、支援策の課題を明らかにするとともに、今後の支援策のあり方について提言した本である。

コラム　避難者支援の実践

福島県飯舘村で小林牧場を経営していた小林将男さんは、東日本大震災による東京電力福島第一原発事故の影響により、震災直後に千葉県山武市に避難してきた。小林さんは、震災前は飯舘村でブランド化された黒毛和牛である飯舘牛を育てていたが、村全体が避難区域に指定され避難を余儀なくされた。当時、小林さんが育てている牛は142頭おり、すべての牛と共に避難できる場所を探していた。しかし全国各地を探したがなかなか見つからず、たまたま千葉県山武市で5年間のみという条件があるものの空き牛舎があることを知り、すぐに決断をしてすべての牛と共に避難を開始した。

しかし避難後は、千葉県の厳しい放射線量検査をクリアしたにもかかわらず、福島県出身の牛ということで風評被害を受けていた。さらには規定上、飯舘牛の名称を使うことができないなどの制限もあり、出荷には厳しい状況であった。このような状況を知ったソーシャルワーカーは、本人のニーズを把握するとともに、行政が主催する避難者の交流事業を通じて黒毛和牛の認知度を地域社会に広めることに取り組んだ。これは、本人のエンパワメントを高め、人と環境の交互作用に働きかけることである。

震災から5年が経過した2016（平成28）年には、牛舎の借入れ期限を迎えたため別の場所に移転することになった。幸運にも同じ山武市内に移転することができた。このときには地域住民を始め、大学生などが小林牧場の和牛をPRすることで復興支援につなげようとの思いで、地域で飯舘牛の血統を受け継いでいる黒毛和牛を食材として使用するイベントを実施した。このような活動を続けているうちに小林さんは、かかわってくれた地域社会の方々に対して恩返しがしたいという気持ちが強くなり、他にもさまざまな商品を作って皆さんに喜んでもらいたいという思いになった。そして2017（平成29）年8月には、自身の育てた黒毛和牛を使った「和牛ソーセージ」を開発し、千葉商科大学の学生が商品のパッケージデザイン制作をはじめ、商品開発にかかわった。この商品は、山武市のふるさと納税の返礼品にも採用された[(1)]。

(1) 千葉商科大学プレスリリース「千葉県山武市ふるさと納税特典『山武和牛（100%）ソーセージ』人間社会学部生が商品開発に協力 !!」2017年10月10日.

第9章 ソーシャルワークのこれから

日本におけるソーシャルワークの現状を考察する。日本では、時代の要請に合わせて福祉職は拡大しているが、ソーシャルワークが定着しているとはいえない。その要因として、法制度的な位置づけ、ソーシャルワーカーの自己認識、実践と研究の分断といびつな関係について検討し、ソーシャルワーク定着の道を探る。

1

実践現場のソーシャルワーカーが、専門職としての職業同一性を確立するため、必要な視点と知識を確認する。必要な視点として、「生活」を焦点とすること、利用者とともにあること、個人と環境への二重の責務を検討する。知識としては、人間の発達と社会システムについての知識を検討するとともに、新しい実践の考え方を紹介する。

2

日本のソーシャルワークの課題を確認し、実践現場のソーシャルワーカーが、専門職としての機能を果たしていくための要件について検討するとともに、その中でも、スーパービジョンの重要性について強調する。また、臨床の知を重視し、それを研究の場にも反映させていく必要性と、その方法について考察する。

1. ソーシャルワークの現状

A. 日本のソーシャルワーカーのイメージ

[1] 日本におけるソーシャルワーカー

日本の社会福祉は、ここ30年ばかりの間に大きく変化した。**措置から契約へ**という**社会福祉基礎構造改革**が断行された。社会福祉専門職の国家資格も、20世紀中に社会福祉士、介護福祉士、精神保健福祉士が法制化された。また、高齢者・障害者の分野におけるケアマネジメントが普及した。さらに、教育や司法の領域でも社会福祉支援の必要性が認識され、**スクールソーシャルワーカー**や**社会復帰調整官**が配置された。

スクールソーシャルワーカー
SSW: school social worker

明確な規定はないが、国家資格化された社会福祉士、介護福祉士、精神保健福祉士が日本におけるソーシャルワーカーであるとみなされており、その活動範囲も社会的期待も拡大しているといえる。社会福祉士や精神保健福祉士の養成プログラムにも、2021（令和3）年度施行の新カリキュラム改訂で「**ソーシャルワーク**」という用語が正式に組み入れられた。

ソーシャルワーク
social work
日本における「ソーシャル」という用語は、「社会的」と訳されたり、「社交」と訳され、フォーマルな関係のイメージが強いが、アメリカでは、親子関係や友人関係など、インフォーマルな関係にも、ソーシャルという用語を使う。したがって、ソーシャルワークは、「あらゆる関係に介入する仕事」とイメージすることがぴったりくるのではなかろうか。

[2]「公的サービスを仲介する仕事」という自己認識

ソーシャルワーカーに対する一般の理解は、「公的サービスを紹介し、仲介してくれる人」というイメージが定着している印象が強い。また、ソーシャルワーカー自身の自己イメージもそれに近いかもしれない。つまり、ソーシャルワーカーは、使える公的サービスの紹介をしてくれる人というイメージであり、利用者はそれ以上の期待を抱いていない可能性がある。

窪田は、そのような状況を次のように述べている。「社会資源や使える施設の有無が直線的に検討され、イエスかノーかの結論が出される傾向が圧倒的に多いこと。事例検討に出されるケースもこのようなものが多い」(1)と。もし、現場のソーシャルワーカーがこのような仕事に終始していたのであれば、それは行政窓口の仕事に相当し、法律・制度の知識があれば対応可能な仕事である。そして、ソーシャルワークを活用する必要性はあまりない。このように仮定するならば、日本の社会福祉現場に、ソーシャルワークが定着しなかったのと対照的に、仲介型のケアマネジメントが施策運用の中に定着したことと無関係ではなかろう。

[3] 理解しづらい専門性

ソーシャルワーカーの仕事は、利用者の生活に密着しており、介入そのものは日常的な行為がほとんどである。医療のように、非日常的な空間（病院）で、白衣（社会的地位を表す）を着て、注射や聴診器、最新の高度な検査機器を操っている行為が専門的だとするなら、ソーシャルワーカーの仕事は専門家らしい仕事ではない。ソーシャルワーカーの行う面接も、心理専門職が行う構造化された面接よりも、構造化されない日常場面面接の方が多い。これでは、雑談とどこが違うのかと初心者は悩む。

日常のケアや指導も、ただマニュアル通りに済ますだけではなく、その人にとっての意味を考えながら、「今ここでやってあげるべきか、本人が自分でやるまで待ってあげるか」を瞬時に判断し、利用者に確認しながら行うことで、高度な専門的行為となる。見た目には誰にでもできそうな介助であっても、それが利用者の発展や成長の助けになっていることに専門性があるといえるが、そのような共通認識は乏しい。

B. 日本へのソーシャルワーク導入をめぐって

[1] ソーシャルワークの導入

日本にソーシャルワークが本格的に紹介され始めたのは、主として第二次世界大戦後である。そして、岡本によると[(2)]、北米を中心に出版された主要な著書は、ほとんどが出版と時間差なしに日本において翻訳・出版された。ソーシャルワークの国際的な情報は居ながらにして学習できるという便宜があった。それにもかかわらず、日本では、社会福祉施策そのものの内実が整わず、紹介された諸理論と、日本の施策サービスの水準とソーシャルワークの目指すものとの間には大きな乖離があり、そのような状況が長く続いたという。

それでは、そのような乖離を克服する努力はなされたであろうか。残念ながら、一部の研究者や実務者の努力にもかかわらず、社会福祉現場の未成熟と、実務者と研究者との乖離とが重なり、現場におけるソーシャルワーク理論の検証は充分に行われていない。黒川は、皮肉たっぷりに、「我が国の社会福祉がアメリカのそれと非常に異なる点は、実務家の『非専門性』ということであり、専門研究者の『非実践性』ということである」と述べている[(3)]。

[2] ソーシャルワーク導入をめぐる論争とその影響

また、研究者の間でも、いわゆる「制度論」と「技術論」との論争が繰り広げられた。ソーシャルワークの直輸入に反対する論拠は、社会・文化・経済的背景が異なるアメリカで形成されたソーシャルワークを直訳して導入したとしても、日本ではそのまま適用できない、あるいは、社会福祉問題は、資本主義社会の社会構造に由来するもので、ソーシャルワークのような方法・技術で対処できるものではないというものである。さらに、1970年代のアメリカにおける「ケースワーク批判」が日本にも直輸入され、ケースワークは「心理学的に偏向」した技術であるとされた。

直輸入に反対する論拠
一番ヶ瀬康子『アメリカ社会福祉発達史』(光生館, 1963)、孝橋正一『現代資本主義と社会事業―社会事業の基本問題』(ミネルヴァ書房, 1977) などを参照してほしい。

心理学的偏向
一般化はできないが、1970年代に大学生であった筆者の体験である。「心理学的に偏向したケースワークを克服し、日本的ソーシャルワークを構築しなければいけない」という論調が教科書を埋め尽くした。つまり、当時の学生たちが、論争の的になっているケースワーク理論を受け入れることに躊躇した可能性がある。

社会福祉士や精神保健福祉士の国家資格が成立し、「社会福祉援助技術」がカリキュラムに組み入れられ、何事もなかったかのように、直輸入されたケースワークが教えられるようになったが、それらの内容は、日本の社会福祉現場における厳しい検証を潜り抜けてきたものとは言い難い。

[3] 実務に忙殺される現場

日本における社会福祉実践は、社会福祉施策や制度により細かく規定されている。たとえば、「現場」には、指導員、相談員、介護員、ケアマネジャーなどの名称の職員が配置されており、業務内容が定められている。そこで求められているのは、具体的な業務遂行である。たとえば、日常的な身体介護、制度的サービスの条件認定、就労支援や仲間づくり、不登校への対応などの具体的支援プログラムの運用である。

それぞれの職場では、かなり固定的な仕事マニュアルが定められており、限られた人員でそれらをこなすことに忙殺されている。実践は経験的に積み重ねたとしても、それがソーシャルワークの実践であると認識し、実践を検討し直す場も暇もないというのが現状であろう。

C. 日本にソーシャルワークは定着したか

[1] ソーシャルワーク理論と現場の業務

先にも述べたが、日本では最新のソーシャルワーク理論の翻訳が導入され、居ながらにして世界のソーシャルワーク理論動向が把握できる。一方、社会福祉の現場の一部では、「ソーシャルワークは、ほとんど常識の問題だ」という言説がかなりの説得力をもっている。「学生時代の教科書や講義ノートはそれほど役立たない。法律・制度の解説書は、それなりに有効である」(1)という現場の声も事実である。

常識の問題だという言説
「ソーシャルワークは、ほとんど常識の問題だ」という文言は、実習巡回指導で、筆者が何回も福祉現場の実習指導者から聞いた言葉である。福祉現場だけではなく、某大学の教員からも聞いたことがある。筆者も、まともな反論はできなかった。

これは、理論と実践、教育の場と実践の場の乖離という深刻な状況が常態化していることを意味している。この乖離現象は、ソーシャルワーク研究のあり方、制度の中での専門職の位置づけ、実務者のアイデンティティの問題など、さまざまな要因が絡み合った複雑な難問を形成している。日本の社会福祉の領域では、一方には、最新のソーシャルワーク研究が存在しているが、他方では、それとは無関係な現場の業務が存在するという、分断されたいびつな構図が存在している。

[2] ソーシャルワーカーとしての職業アイデンティティ

実務に携わる者は、それぞれの分野で利用者のために奮闘しているが、「自分たちの仕事がソーシャルワークである」と胸を張って宣言できるであろうか。社会福祉という仕事に携わっていても、国家資格の取得者でなければ、介護員、指導員、ケアマネジャーであっても、ソーシャルワーカーという自覚を最初からもっていないかもしれない。たとえ、国家資格を所持していても、日常の業務がソーシャルワークとかけ離れていれば、専門職としてのアイデンティティは保てないものである。

制度的に、ソーシャルワーカーとしての独占業務でも存在すればわかりやすいのであるが、ソーシャルワークは、日常生活への介入技術であるため、独占業務をもつような性質ではない。日常の業務は、多肢にわたり、他職種との協働の場面も多い。その中で、アイデンティティを保つには、ソーシャルワーカーが一貫して貫ける専門性が必要である。

[3] 日本の社会福祉現場におけるソーシャルワークの現状

結論から言うと、今まで述べてきたような理由が重なって、日本には、福祉職の拡充にもかかわらず、ソーシャルワークが定着していないという現実がある。しかし、ソーシャルワークは、次々に生起する社会問題への対処や、人間の福祉の向上にとって必要であり、重要な仕事である。

これまでの暗黙の了解として、日本の社会福祉現場にソーシャルワークを普及し、定着させる責任をもつのは、研究者であると思われてきた。しかし、ソーシャルワークの理論は、包括的、統合的にあらゆる領域に対処する方向で抽象化され、研究的な論議はその土俵の上で行われている。抽象化された論議は、専門分化した社会福祉現場の実感と合致しない。

社会福祉現場のソーシャルワーカーのうち、研究熱心な者は、それぞれの領域で役に立つと思えるさまざまな技法を近接領域から取り入れて（**SST**、**家族療法**、**ラップ**、**ユマニチュード**など）悪戦苦闘している。ある程度の成果が得られたとしても、自分のやってきたことが「果たしてソーシャルワークであろうか」と疑念をもつ者も少なくない。あるいは、制度的サービスの認定と当てはめの仕事をしている者も、自分の仕事が専門職に値するという実感をもてているだろうか。社会福祉現場のソーシャル

SST
social skills training
「生活技能訓練」または「社会生活技能訓練」と訳される。なお、一般社団法人SST普及協会では「社会生活スキルトレーニング」の和語を用いることを提唱している。

ラップ
WRAP
「元気回復行動プラン」と訳される。

ユマニチュード
humanitude

ワーカーは、専門職としての制度的位置づけ、研究職との分断、職業のアイデンティティの問題などが複雑に絡み合い、研究の力を剥奪されているのではないだろうか。

研究の力を剥奪されている
日本では、社会福祉職は拡大しているが、制度的に、専門職としてのソーシャルワーカーの役割を積極的に認めているとは言い難い。また、研究職と社会福祉現場の職員の社会的地位の差も大きい。いわば、社会的に分断されている状況に近いのではないかと思われる。筆者の私見ではあるが、そのような状況が実践現場のソーシャルワーカーの研究力を奪っているという実感がある。医師の世界であれば、研究者のほとんどが臨床も行っている。基礎研究のみで臨床を離れた医師は、年収がかなり減ってしまう。

2. ソーシャルワークの基本的考え方

A. 人間と社会についての考え方

[1] 生活を焦点とする活動

ソーシャルワークは、人間と社会の狭間で起きる問題に取り組んできた。それらは、貧困や不平等、差別、戦争や災害、個人が生まれてから死ぬまでの間に直面する社会関係の問題など、広い範囲の問題である。

それらの問題は、社会福祉だけではなく、政治や経済、医療、教育、司法などのさまざまな分野が対応しているが、人間と社会が直接やり取りする接合面である「**生活**」に焦点を当て、人間の側から取り組んできたのがソーシャルワークである。この点が、他のヒューマンサービスと異なるソーシャルワークの独自性である。

生活
life
「生活」は、生命活動、人生、日々の生活などを含む幅広い概念である。

生活は、日常の具体的な行為と選択によって成り立っており、非常に個別的で複雑な現象である。生活は、ほとんど社会・文化的に制度化された枠組み（生活のリズム・時間の区分、育児の方法、学校制度、結婚制度、刑罰、市場経済など）の中で営まれていながら、その一方で、すべての出来事や行為に個人的・主観的意味づけがなされているという特徴をもっている。つまり、個人は、独自の「**生活世界**」をもっており、個人はその世界の中で生きているのである。

生活世界
現代社会は、社会的分業によって、一人の個人が複数の生活世界をもたざるを得ない（たとえば、職場の顔、家庭の顔）状況がある。それはそれで大きな精神保健福祉問題だが、ここで検討する紙面はない。

生活の中で、社会・文化的に制度化された枠組みは、法律や習慣、流行に至るまでの、いわゆる「規範」として人間を規制している。一方、人間にとって、生活の個人的・主観的意味づけは、その人の人格統合（アイデンティティ）の要となっている。そのため、「規範」との間に葛藤があれば、自分自身が崩壊するか、規範に対抗して自分の「生活世界」を死守するかのどちらかである。歴史的に、完全な人間も社会も存在しないため、いつの時代にも、人間と社会の間に葛藤は存在しており、不公平や偏見、差別、種々の不適応問題が生まれている。ソーシャルワークが、具体的で日常的な行為にかかわりながら、「常識の範囲の仕事」ではなく、専門的な知識と技術を必要とするのは、以上のような理由からである。

[2] ともにあることを大切にする

ソーシャルワークの大原則は、「人間の内在的価値と尊厳を尊重」することである。つまり、利用者の個別的で主観的な生活世界を理解し、それを尊重し、発展させていくことを手伝うことである。それは、利用者が生活の主体であり、自由で自律しているという自尊感情を支えることでもある。個人の生活世界は、周囲の人びととの**相互作用**によって支えられているともに、その相互作用のあり方によって変化する。ソーシャルワーカーは、利用者との間に対等な関係を築き、利用者の主観的な世界に関与することによって、彼らの自尊心と主体性を支える役割をもっている。さらに、利用者の主観的現実を通して社会制度の不備や矛盾を捉え、それらが彼らの生活にどのような影響を与えているかについての認識を共有し、環境に働きかけるとともに、彼らがそれに対処していくことを手伝う仕事をする。

内在的価値と尊厳の尊重
2014年7月の国際ソーシャルワーカー連盟総会および国際ソーシャルワーク学校連盟総会において採択された「ソーシャルワーク専門職のグローバル定義」の「原則」を参照。

ソーシャルワークは、一人の人間としての利用者の生活世界から目を背けずそれを尊重する。そして、利用者とともにあるという**臨床的態度**が専門性の基本である。支援者や介護者が、自分たちの知識や技術を用いて一方的に何かを指導し、やってあげるという従来のやり方は、利用者の生活世界を無視し、利用者を無力化させると認識されるようになった。

臨床的態度
本章では、利用者の内的現実に向き合い、共感しながらともにある態度を指す。

[3] 人間および社会の変化に対する責務

ソーシャルワーカーは、人間と社会との狭間に立っている。また、ソーシャルワーカーは、通常、社会福祉、医療、教育、司法などの社会制度が用意したヒューマンサービスのための機関に雇われている職員であるため、専門職であることと職員であることの狭間に立っている。専門職としてのソーシャルワーカーは、豊かな感受性をもって利用者の声に耳を傾け、彼らの生活世界を理解していかなくてはいけないが、職員としての仕事は、合理性と効率性に基づいて事案を処理していかなくてはならない。

ここに、古くからソーシャルワーカーに熟知されている陥穽が存在する。それは、社会の側が提供しようとしているサービスを、利用者に一方的に押し付けてしまいたいという誘惑でもある。ここに陥ると、利用者にとっては、一人の人間としてではなく、一方的に指示され、機械的に処理される物のように扱われたという体験になってしまう。それは、「自分は価値のない、ただの厄介者だ」と思わされてしまう体験に近い。

ソーシャルワーカーは、専門職と職員との狭間に立っていることを明確に自覚（あまり意識化していないことが多い）し、困難を伴うが、専門職としての職務を優先させ、利用者が変化していく過程に関与することを選ぶ存在である。また、利用者の生活世界を理解し、そこに現れている社会的脈絡を明確化し、利用者の環境の変化を促していく責務ももっている。

B. 人と状況を理解するために必要な知識

[1] 生活における個人的要素と社会的要素

人間は、自分の人生を充実させていくため、個の確立と共同性の課題を同時に果たしていかなくてはいけない存在である。それらの課題は、個人の生活世界の中で、さまざまな形で現れてくる。朝、何時に起きるか、どの洋服を着るか、主張するか黙っているか、頑張って働くか適当にさぼるか、睡眠は何時間とるかなど、きわめて個人的な現象も、周囲の人との相互関係、役割期待など、社会的脈絡によって日々選択され、決定されている。

また、それらの決定には、情緒や自尊感情、将来展望、自分では自覚しない無意識的感情など、個人的な心理的要素が影響している。さらに、それらの心理的要素も、地位や職業、経済状況、人との関係など、社会的要素が背景に存在している。ソーシャルワーカーには、社会的状況の中にいる人間と、その相互関係を理解するための知識が必要とされる。

[2] 人間を理解するための理論

個人の生活世界を理解するためには、人間の関係様式がどのように成立し発展していくか、情緒や自尊感情は、周囲との相互作用でどのように変化するのかについての知識が役に立つ。ソーシャルワーカーが依拠してきた理論の1つに、**エリクソン**の**ライフサイクル論**がある。この理論は、人生のステージを8つの段階に分け、青年期までのステージでは、基本的信頼、自立性、自主性、勤勉性、自己同一性などが、成人期から死ぬまでの間には、親密性、生育力、人生の統合などの課題が、どのように達成されるのか、どのような危機に直面するのかについて論じたものである。生物学的決定論であり、画一的すぎるとの批判もあるが、生物でもある人間が、生まれてから成長し、衰退から死ぬまでの変化の普遍的な意味を社会的な脈絡も考慮して追求する理論といえる。

エコロジカルソーシャルワークの提唱者である**ジャーメイン**は、ライフサイクル論を批判的に検討し、**ライフコース**の概念を支持しているが、同時に、人と環境との交互作用的な側面を説明する非段階的な発達モデルとして、**ボウルビィ**の「**愛着理論**」と、**スターン**の「自己の感覚」と「自他の関係性」についての4つの領域に関する発達モデルに着目している(4)。

エリクソン
Erikson, Erik Homburger
1902-1994

ライフサイクル
life cycle

ジャーメイン
Germain, Carel Bailey
1916-1995

ライフコース
Lifecourse
同一の歴史的、社会的、文化的生活を共有した人びとが、類似した人生軌道を描くという概念で、環境的、社会的文脈が強調されている。

ボウルビィ
Bowlby, John
1907-1990

愛着理論
「理解を深めるための参考文献」で紹介するが、イギリスでは、ソーシャルワーカー向けに書かれた愛着理論の専門書が出版され、日本でも邦訳されている。その訳書を現場の精神保健福祉士と一緒に読み込んだが、「このような知識が欲しかった」と大盛況であった。逆に、ソーシャルワークの訳書を読んだ時には、参加者が減り、低調だったのは皮肉である。

スターン
Stern, Daniel
1934-2012

「愛着」の絆、「自己の感覚」および「関係性」は、人生のどの段階でも重要な意味をもっており、人間の生活世界を支えているのである。

[3] 社会を理解するための理論

社会システムとは、その社会に属する人びとが、「生活」を維持・存続させるための、相互に作用し合っている行為とコミュニケーションの体系である。具体的には、家族、地域社会、行政、学校や会社などの組織、物流、ソーシャルサポート、社会福祉など、人を取り巻く環境はあらゆるものが重層的にシステム化されている。

ソーシャルワーカーも利用者も、このシステムの中で生きなくてはならないが、肝心な点は、人間が機械の部品のように、単にシステムの一部として存在しているわけではないということである。人間は、生まれる前から存在する周囲の人たち（主に家族）との相互作用を通して自己を形成（**自己組織化**）するが、やがて環境の一部を作り変えて、自分なりの環境（自分を主人公として環境と交互作用する範囲）を形成することにより自立する。人間は、「**主体的環境形成者**」[5]なのである。

また、社会を変革することは、行為とコミュニケーションによる相互作用を通して、周囲のシステムを変化させることである。より大きなシステムの変革は、相互作用ができる範囲のサブシステムに働きかけることから始めなくてはならないのである。そのサブシステムとは、個人であり、家族であり、仲間であり、自助グループであり、地域社会である。

C. 相互作用のための新しいスキル

[1] 利用者主体の考え方

ソーシャルワークの理論では、古くから利用者の「**自己決定**」の重要性が認識されていたが、「支援過程に利用者の参画が重要」という控えめな表現にとどまっており、サービス提供者主体の考え方が長く続いていた。しかし、提供者主体のシステムの下では、支援者と利用者との関係は対等なものではなく、パターナリズムが利用者の主体性を剥奪し、彼らの力を弱めていたと認識されるようになった。

2006年に成立した「**障害者の権利に関する条約**」など、人権思想の高まりと、精神保健福祉の領域で、**リカバリー**の概念や**ストレングス**理論が注目されるようになり、人と人との対等な相互関係と、そこで育まれる「自己決定」が、人間の生きる力の決定的要因であることが再確認された。そして、日本においても、社会福祉施策に「利用者主体の福祉サービス」

社会福祉システム
ソーシャルワーカーも社会システムの一部であることを自覚する必要がある。ソーシャルワーカーは、政策的に制度化された社会福祉サービスシステムの中で働いているが、「サービスシステム」はケアやサービスを提供すると同時に、「システム自体」を守るため、必ず利用者をコントロールしようとする。ソーシャルワーカーは、無自覚にサービスシステムを運用することにより、システムのコントロールに加担し、利用者を「物」として扱ってしまう危険性をもっている。

自己組織化
self-organization

主体的環境形成者
仮説ではあるが、先に述べた個別の「生活世界」は、この「自分なりの環境」を基盤としており、既存の諸システムの中に形成されたサブシステムとして機能している可能性がある。つまり、既存のシステムと相互に作用することで、既存のシステムを変容させていく力をもっているということであるが、筆者の知る限りでは、それを説明する理論は存在しない。

自己決定
self-ditermination

パターナリズム
paternalism
「父権主義」「温情主義」とも訳される。当事者のためといいながら、判断や選択を押し付けてしまう行為。

障害者の権利に関する条約
日本国政府の公定訳は「障害者の権利に関する条約」であるが「障害者権利条約」とも訳される。国連総会により2006年に決議され、日本も2014（平成26）年に批准した。

が標榜されるようになっている。

パートナーシップ
pertnership

[2] パートナーシップの原理

パートナーシップは、利用者主体の考え方に基づいたソーシャルワーカーと利用者との対等な関係のあり方である。これは、ソーシャルワーカーが利用者に何かをやってあげるのではなく、利用者とともに仕事を進めることを意味している。パートナーシップは、ソーシャルワーカーがともに働く他職種や市民など、関係者との間にも必要である。また、マクロなレベルでは、政策の立案や遂行にも利用者に参加してもらうということである。パートナーシップは、伝統的なソーシャルワーク理論で言われてきたことと合致する見解であるが、**ストレングス**視点の登場で新たに加わった関係の特徴は、「親密性」と「自然さ」「対等性」である。

ストレングス
strengths
個人および環境の強さに焦点を当てる。

周知のように、サービス提供者主体の考え方は、**施設病**、パターナリズム、不適切な保護による権利侵害、虐待等々を生む副作用をもっていた。パートナーシップは、その副作用の防止以上の意味をもっており、利用者の**エンパワメント**に有用であることが実証されている。したがって、パートナーシップはエンパワメントと同様、ソーシャルワークの主要な価値であり、実践の基本原理と考えられるようになった[6]。

施設病
hospitalism
長期の施設入所や入院により、地域生活から隔離され、無気力、自発性の低下などの情況が出現すること。

エンパワメント
empowerment
社会的に不利な状況に置かれた人びと、あるいは集団が、その問題状況に立ち向かうパワーを高めること、あるいはその過程。

[3] オーセンティシティ

パートナーシップが教えてくれるのは、ソーシャルワーカーと利用者との、新たな専門的関係のあり方である。ソーシャルワーカーに必要とされていることは、表層的で操作的な技術よりも、人間としての「真実性」であるといえる。それは、「**オーセンティシティ**」という用語ですでにソーシャルワーク技術の中に組み入れられている。オーセンティシティとは、「自然で正直な、自発的で率直な、そして純粋な語り方で自己を分かち合うこと」[7]と定義されているが、信頼がおけることであり、非防衛的に、利用者にもそこで起きている出来事にも開かれた態度であるといえる。

オーセンティシティ
authenticity

親密で自然な関係のあり方は、友人関係や家族関係のあり方と混同されがちだが、逆に高度な専門性が要求されるものである。ソーシャルワーカーが示す相互交流、共感や温かさは、社交的意味や性的誘惑の意味が込められているわけではない。それらは、利用者の利益という目的のための手段であり、ソーシャルワーカーには、意識的にも無意識的にも「自分の欲求充足のために支援関係を利用しない」という、明確な**専門性境界**を保持する必要があるといえる。

専門性境界
professional boundary
専門家と利用者との間の役割の境界線。

3. ソーシャルワークのこれから

A. 日本のソーシャルワークの課題

[1] 研究と実践の好循環

研究と実践とが相互にやり取りをし、好循環をもたらすためには、社会福祉現場のソーシャルワーカーが、日常的に遂行している業務がソーシャルワークであるということを発見（新しく特別なことをやれというのではなく）し、専門職としての誇りをもつことが出発点になると確信する。

出発点（リカバリーの出発点）
精神障害者分野のリカバリーのアイデアを拝借している。精神障害者の現状と同様、日本のソーシャルワーカーの現状は、種々の社会的要因により専門職としての誇りをもてず、研究の力を剥奪されていると思われる。

ソーシャルワーク理論の発展的展開のために必要な言明について、ジャーメインは、以下の通り指摘する。環境が人間に与える影響についてはかなりの研究があるが、「人間」が「環境」をいかに体験するか、また、「人間」が「環境」をいかに活用するかというものについては、これからの展開が期待される、と(7)。このような言明は、かなり個別的で主観的要素を含んでいるため、実践現場のソーシャルワーカーによるデータの蓄積によって解明されていく性質のものであろう。

実践現場のソーシャルワーカーは、仕事上の発見や工夫を記録し、それを報告し、積み重ねることによって、確固たる職業アイデンティティをもつに至り、ひいては日本のソーシャルワークの発展に結びつけることができるようになるであろう。

[2]「臨床の知」の活用

神学者であり宗教哲学者である**ティリッヒ**は、相手を知ることがソーシャルワークの前提であるとしたうえで、ソーシャルワーカーが利用者を知る方法を2つに区別している。1つは、「ものとして人を知ること」であり、もう1つは「人間として人間を知ること」である。前者は、「人間を外面的事実として認知すること」であり、後者は「人間が他者に参与できる限りにおいて、彼の内面的自己に参与すること」としている(8)。

ティリッヒ
Tillich, Paul Johannes
1886-1965

既存の心理学、精神医学、社会学を含め、ほとんどの科学（主義）的アプローチは、人間を客体化し、一般化して理解するため、前者の範疇に含まれる。後者は、ソーシャルワーカーが、利用者と共感的関係を結ぶことによって、主体的存在としてのお互いを理解し合うことである。共感し、理解し合えた瞬間に、お互いの尊敬と変化が生じることは、臨床の中でしばしば経験することである。実践現場のソーシャルワーカーは、大なり小なり同じような体験をしているのではないだろうか。それらの体験の記録の集積を、ソーシャルワーク論の中に位置づけていくことが必要である。

B. 日本のソーシャルワーカーの課題

[1] ソーシャルワーカーの人間観の確立

ブトゥリム
Butrym, Zofia T.
1927-2017

ソーシャルワークには、人間の変化、成長、向上の可能性についての信念がある。**ブトゥリム**が挙げたソーシャルワークの価値前提は、①人間の尊厳、②人間の社会性、③変化の可能性であるが、これらは、人間は、人として尊重されれば、人と人との相互関係の中で、成長し向上しあえることができるという人間観が背景にある(9)。

これらは、大きな逆境に苦しんでいる人びとであっても、適切な他者の支えがあれば、自分の人生を再建できるという信念を示すものであり、人間への信頼に満ちている。すべての人に適用できるわけではないので、科学的に因果関係を証明できるわけではないが、一定の条件があれば、「復活の神話」ともいえる物語は、臨床の場に確実に存在する。

復活の神話
たとえば、精神保健福祉分野の「リカバリー」の手記は、当事者だけではなく、関係者すべてに「希望」と「勇気」を与える神話のような物語である。

[2] 専門職としての自覚

社会福祉現場のほとんどの仕事は、目の前の利用者と、態度や情緒の相互関係を形成し、個別的で主観的な「生活世界」に向き合うミクロレベルの活動である。そして、利用者との相互関係の中で実感したことを頼りに、利用者と利用者にとっての環境の意味を了解し、洞察していくことがソーシャルワーク技術の核心である。そのような了解と洞察に基づいて、利用者の潜在的可能性に働きかけると同時に、環境との交互作用に介入し、利用者とともに環境にも働きかけていくという二重の責務をソーシャルワーカーは負っているのである。

このような実践は、筆者の実施しているケース検討会などの報告から判断すると、ほとんどのソーシャルワーカーがすでに経験済みのものである。しかし、相互関係の中で起きている現象が複雑であるため、利用者の微妙な変化や、自分の仕事の意義に気づけないことが多い。実践現場のソーシャルワーカーは、自分の実践を言葉にして検討していくことで、専門職としての自覚を育てていくことができる。

[3] 実践を言葉にすること

目に見える変化や数値化できる業績が少ないことも、ソーシャルワークの仕事の特徴である。ソーシャルワーカーが、処理件数や効率化に囚われた途端に、利用者にとって有害な影響を与えることが多い。したがって、実践現場のソーシャルワーカーが実践を言葉にする場合、因果関係のはっきりしない、混沌としたケース記録になることが多く、報告自体を躊躇してしまうことがある。また、「ソーシャルワークの科学化」という標語も、実践家の口を閉ざす一因となっている可能性がある。今まで述べてきたように、ソーシャルワーカーの仕事の核心は、利用者の個別的で主観的な現実に向き合うという、数値化できず見えない仕事にあるといえるのである。

したがって、実践を言葉にするとすれば、リカバリーの手記のような、物語のような形になると思われる。そして、そのような実践記録が正当に評価される必要がある。なぜならば、実践現場で起きていることは、主観的世界の交流という物語にほかならないからである。その中に、揺るがない原則を見出し、共有する作業は、実践者と研究者との共同作業（パートナーシップ）においてにほかならない。

有害な影響
利用者にとっては、事務的に扱われた体験となることが多い。あるいは、ソーシャルワーカーの都合に振り回された体験となることもある。いずれの場合も、利用者の主体的参加は得られない。

C. スーパービジョンの定着に向けて

スーパービジョン
supervision

ソーシャルワーカーの教育と実務にとって、スーパービジョンは必須の要件である。日本では、半世紀以上前から、スーパービジョンの普及が「緊急の課題」と言われ続けてきた。各職能団体は、スーパーバイザーの養成に苦慮しているが、現在に至っても、ソーシャルワーカーが、スーパービジョンを受ける機会は少ない。日本においてスーパービジョンが普及しなかった要因の１つは、**スーパーバイザー**の不足とも関係しているが、スーパーバイザーが職業として成立しないことにある。管理職待遇でスーパーバイザーを雇っている機関や施設はほとんどない。したがって、日本において実施されているスーパービジョンは、所属機関の外で、有志が集まる研究会方式においてである。スーパーバイザーは、高い志をもっていなければ、何年も継続すること自体が困難であろう。

スーパービジョンが制度的に位置づけられ、スーパーバイザーが職業として成り立つことが必要なのだが、現状においてはその見込みは薄い。しかし、スーパービジョンは、実践現場のソーシャルワーカーにとって死活問題である。有害な実践を避け（管理的機能）、実践と理論とを結びつけ（教育的機能）、ソーシャルワーカーとしての自信とプライドを保ち（支持的機能）続け、さらに実践を言葉にしていくためには、有能なスーパーバイザーのスーパービジョンを受け続ける必要がある。実践現場のソーシャルワーカーは、スーパーバイザーを見つけ出し、自分たちで雇うほどの覚悟が必要ではないだろうか。

注)

(1) 窪田曉子「はしがき」久保紘章『ソーシャルワーク—利用者へのまなざし』相川書房, 2004, pp. Ⅳ−Ⅴ.

(2) 岡本民夫監修／平塚良子・小山隆・加藤博史編『ソーシャルワークの理論と実践—その循環的発展を目指して』中央法規出版, 2016, pp.4–5.

(3) 黒川昭登『福祉はいかにあるべきか—市民福祉の現状と課題』誠信書房, 1983, p.123.

(4) ジャーメイン, C. B. ほか著／小島蓉子編訳『エコロジカルソーシャルワーク—カレル・ジャーメイン名論文集』学苑社, 1992, pp.151–181, p.86.

(5) 岡田真『ヒューマンエコロジー—人と環境の一般理論』春秋社, 1972, pp.125–126.

(6) ソンプソン, N. 著／杉本敏夫訳『ソーシャルワークとは何か—基礎と展望』晃洋書房, 2004, p.166.

(7) ヘプワース, D. H. ほか著／武田信子監修・北島英治ほか監訳『ダイレクト・ソーシャルワークハンドブック—対人支援の理論と技術』明石書店, 2015, p.189.

(8) 久保紘章『ソーシャルワーク—利用者へのまなざし』相川書房, 2004, p.113.

(9) ブトゥリム, Z. T. 著／川田誉音訳『ソーシャルワークとは何か—その本質と機能』川島書店, 1986, pp.59–61.

理解を深めるための参考文献

以下の文献は、専門分化する社会福祉現場で大変有用と思われる文献である。現場では、既存のソーシャルワーク理論にそれらを組み入れることによって、新しい技術が創造されている。

- **ハウ, D. 著／平田美智子・向田久美子訳『ソーシャルワーカーのためのアタッチメント理論—対人関係理解の「カギ」』筒井書房, 2001.**

  人生早初期のアタッチメント形成とその形成不全が、その後の人生にどれほど大きな影響を与えるかについて、わかりやすく解説している。それだけではなく、どのように修復できるかのヒントが盛り込まれている。

- **ジネスト, Y. & 本田美和子『ユマニチュードへの道—イヴ・ジネストのユマニチュード集中講義』誠文堂新光社, 2022.**

  認知症の医療や介護の現場で、頑なにケアを拒否する利用者が劇的に変化する事例が報告されている。この哲学と技法を、本書はわかりやすく紹介している。それらは、人間が生涯を通して、周囲から多くの視線や言葉、接触を受けることで、人としての尊厳と社会性を維持し続けることができるという哲学であり、介護者が人間対人間の社会的絆を結び直すことによって変化をもたらすという、臨床から生まれた技法である。

コラム　現場で有用だったケースワーク理論

(1) 大学では教えてくれなかった

個人的な体験に触れる。1970年代に大学で社会福祉を学んだ筆者は、精神分析の影響を受けたアメリカのケースワーク理論が「心理学的に偏向」していると刷り込まれてしまった。それらは、日本では役に立たないものであり、「日本的なソーシャルワーク」を確立することが責務だと純粋に信じ込んでいた。しかし、「日本的なソーシャルワーク」がどのようなものであるかについてのイメージは全くなかった。

大学を卒業し、精神科の病院にソーシャルワーカーとして就職してみると、目の前の利用者にどう接してよいのか全くわからずに困惑した。そのため、リハビリテーションプログラムの運営や障害年金受給資格者の洗い直しなど、目に見えるわかりやすい仕事をしながら、下積みの期間を送った。ケースワーク理論の有用性に気づき、必死に学ぶようになったのは、精神保健福祉の現場に出てから10年あまり経過した30歳中盤になってからである。

(2) ソーシャルワークを学ぶほどソーシャルワーカーでなくなる体験

精神保健福祉の領域で、個人的に最も役に立つと感じたのは、**ホリス**の著書『ケースワーク—心理社会療法』(岩崎学術出版，1966) であるが、ソーシャルワークの理論を学べば学ぶほど、利用者の困難やニーズがわかるようになり、自分の実践に自信がもてるようになった。

ホリス
Hollis, Florence
1907-1987

しかし、皮肉なことに、ソーシャルワークを学ぶほど、周囲のソーシャルワーカー仲間と話が合わなくなってくることに気づいた。そして、「どうもあいつは最近心理に転向したようだ」という陰口も聞こえてきた。私自身、少し知識がついて天狗になっていたのかもしれない。それを差し引いたとしても、「日本では、ソーシャルワークが定着していない」と実感した出来事だった。

(3) ソーシャルワークの定着のために

そのような問題意識から、筆者は、仲間を募って「ソーシャルワークの古典を読む会」を開催し、皆で定期的に文献を読みながら、日頃の実務について検討するようになった。日本にソーシャルワークを定着させたいとの願いで始めた勉強会であるが、この活動が筆者の実践を支えてくれていたように思う。

キーワード集

アイスブレイキング
〔ice breaking〕
利用者間の緊張を解き、リラックスを促す技法。氷のように硬い雰囲気を和らげ、気軽に発言できる環境を創造することをねらいとする。特にグループワークの開始期において用いられる。

アイビイ
〔Ivey, Allen E. 1933– 〕
マイクロ技法（マイクロカウンセリング）を開発した人物。多くのカウンセリングに共通してみられる技法を「マイクロ技法」として整理・分類した。その基礎となっているのは「基本的かかわり技法」であり、「かかわり行動」「クライエント観察技法」「開かれた質問、閉ざされた質問」「はげまし、いいかえ、要約」「感情の反映」「意味の反映」などが含まれる。

アウトリーチ
〔out reach〕
接触困難な者に対し、援助者の責任において行われる積極的な介入のことをいう。援助を受けることに対して消極的な者や拒否的な感情を抱く者のニーズを発見したり、潜在的ニーズを掘り起こすことに有効な技法である。「訪問」の形態を取る場合が多い。

アグレッシブ・ケースワーク
〔aggressive casework〕
社会福祉の援助が必要な状況にありながら、援助を受けることに消極的な者に対して、援助者側が積極的に働きかけることによって、問題の解決を図ろうとする個別援助活動をいう。

アセスメント
〔assessment〕
ソーシャルワークの過程の1つであり「事前評価」と訳される。利用者が抱える問題の解決やニーズの充足のために、どのような方法を用いて援助していくことが最適なのかを考えるための情報収集・分析・整理の段階をいう。利用者や家族、地域社会などについてのさまざまな情報を収集し、問題の所在や背景、利用者のもつ長所や強さなどを評価することで、利用者の置かれている状況の全体像を理解する。

アフターケア
〔after care〕
ソーシャルワークの過程の1つであり、援助の終結後に行われる社会生活への適応に対する支援や問題再発の予防などをいう。効果的なアフターケアを実施するためには、他の専門職との連携や地域におけるネットワークの形成が不可欠である。

アプテカー
〔Aptekar, Herbert H. 1906–1974〕
アメリカのソーシャルワーク研究者。機能主義の立場に立ちながらも、診断主義の理論を取り入れ、両者の統合を図った。ケースワークとカウンセリングの関係について、『ケースワークとカウンセリング』（1964）において比較分析している。

医学（医療）モデル／生活モデル
〔medical model/life model〕
「医学モデル」では、障害や病気を個人的な問題として捉え、疾病・外傷から直接的に生じるものとしている。一方、「生活モデル」では、障害や病気を個人の心身状況と環境状況が相互に影響し合って生じるものとしている。ソーシャルワーカーは、診断や問題の原因に重点を置く「医学モデル」を参考にしつつ、「生活モデル」の視点に立って援助する。

意図的な感情の表出（いとてきなかんじょうのひょうしゅつ）

〔purposeful expression of feelings〕
バイステック（Biestek, F. P.）の示したケースワークの原則の1つであり、感情を表現し解放したいという利用者のニーズから導き出される。援助者の意図的な働きかけによって利用者の感情を引き出し、共感的理解を通じて利用者自身の機能を高めるよう努めることをいう。利用者が自由に感情を表現することは、自らの心理的な混乱を解き、問題の軽減につながる。

インターベンション

〔intervention〕
ソーシャルワークの過程の1つであり「介入」と訳される。立案された援助計画を実行に移す段階をいう。援助活動には大きく2つの働きかけがある。1つは利用者のパーソナリティに直接働きかけ、問題の解決を図ろうとするものであり、もう1つは利用者を取り巻く環境に働きかけ、有効な社会資源を活用するといった間接的なものである。通常、両者は効果的に組み合わされながら展開される。

インテーク

〔intake〕
ソーシャルワークの過程における最初の段階をいう。インテークは一般的には、「受付」「初回面接」という意味になるが、単なる事務的な受付ではなく、利用者の不安や緊張の緩和、援助機関の説明などを行う初期の面接を指し、その目的は「問題の把握」と「援助関係の形成」とに大別される。万が一、利用者の意思が確認できなかったり、当該機関で援助を受けることが適切でないと判断された場合には、他機関への紹介や引継ぎが行われる。

インフォームド・コンセント

〔informed consent〕
「説明に基づく同意」「知らされた上での同意」などと訳される。サービス提供の最終決定権は利用者にあるという考えに基づく。利用者の知る権利と、援助者の説明義務の遂行を前提とした、利用者と援助者間の十分な説明と同意のことをいう。

ヴァルネラビリティ

〔vulnerability〕
脆弱性、傷つきやすさ。弱いあるいは小さいがゆえに攻撃を受けやすかったり、傷つきやすかったりすること。社会福祉サービスの利用者の不利や弱さを検討する際に有効性をもつ概念であると考えられる。

ヴィンター

〔Vinter, Robert D.〕
アメリカのグループワーク研究者であり、「治療モデル」の主唱者。グループ活動を通して、個々のメンバーが望ましい方向に変化することを目的とし、グループワークの実践原則を処遇目標との関連で指摘した。

エゴグラム

〔egogram〕
交流分析理論に基づいて、人間のパーソナリティを「5つの心」で分析・解説するもの。5つの心とは、①CP（批判的な親心）、②NP（養育的な親心）、③A（理想的な大人心）、④FC（自由な子ども心）、⑤AC（従順な子ども心）をいう。それぞれの心に特徴があり、有効な関係と有効でない関係を見ることができる。

エコマップ

〔ecomap〕
ソーシャルワークにおける図表式の記録（マッピング技法）の1つであり、「支援形成図」や「社会関係地図」と訳される。利用者とその周りの人びとや社会資源との間に存在する問題状況を平易なかたちで描き出すもの。1975年にハートマン（Hartman, A.）によって考案された。

エコロジカル・アプローチ

〔ecological approach〕
有機体と環境との関係を研究する生態学の考え方を取り入れたソーシャルワーク実践。利用者の抱える問題を個人のものとしてではなく、環境との相互関係の中で統合的・全体的に捉える援助方法をいう。

代表的な研究者として、ジャーメイン（Germain, C. B.）やギッターマン（Gitterman, A.）らが挙げられる。

エバリュエーション
〔evaluation〕
ソーシャルワークの過程の１つであり、「事後評価」と訳される。援助の終結に向けての評価を行う段階をいう。援助全体を振り返ることによって、援助の有効性や効率性、利用者の援助に対する満足度、ニーズの充足度などを測定する。

エビデンス・ベースド・プラクティス
〔evidence-based practice〕
「科学的根拠に基づく実践」と訳される。科学的根拠に基づく医療の考え方と実践の影響を受け、科学的根拠に基づくソーシャルワークを確立する取組みがなされている。援助者は適切な効果測定を行い、援助の内容とその効果について説明できなければならない。

エプスタイン
〔Epstein, Laura〕
アメリカの社会福祉研究者。利用者が自覚・意識している具体的な課題を中心に、短期的・集中的な援助を展開する実践モデル「課題中心アプローチ」を提唱した。

MCO モデル（エムシーオー）
〔MCO model〕
パールマン（Perlman, H. H.）によって示されたワーカビリティの要素。動機づけ（motivation）、能力（capacity）、機会（opportunity）を指す。

MDS（エムディーエス）
〔minimum data set〕
ケアプラン作成のためのアセスメント方式の１つ。利用者のニーズや能力などを把握し、ケアプランの作成、評価、修正を行い適切なケアの提供につなげるツールのことをいう。現在では、これまでのMDSを改訂・再構築したインターライ方式が採用されている。

エンカウンター・グループ
〔encounter group〕
ロジャーズ（Rogers, C. R.）によって開発された集団心理療法。グループのメンバーが本音を表現しあうことにより、お互いの理解を深めると同時に、自分自身の受容と成長、対人関係の改善など目指す。

エンゲージメント
〔engagement〕
ソーシャルワークの過程における初期のプロセスであり「援助契約」と訳される。インテークとほぼ同義ではあるが、インテークが「受理」という意味合いにおいて援助者中心に語られるのに対し、エンゲージメントは「契約」という意味合いにおいて利用者と援助者の対等な立場を強調する（協働過程）。したがって、利用者と援助者が対等なパートナーシップを形成していく過程と捉えることができる。

援助過程（えんじょかてい）
ソーシャルワークにおける開始から終結に至る一連の時間的な流れ、それらを考慮した科学的な方法や手法のことをいう。援助過程は、その対象や方法によって多少異なることが考えられるが、おおむね「問題発見の局面」「情報収集の局面」「情報分析の局面」「援助計画立案の局面」「援助計画実行の局面」「評価の局面」「終結の局面」からなる。

エンパワメント
〔empowerment〕
利用者が有する潜在的な力を引き出すことによって、問題の解決を図るように支援すること。

エンパワメント・アプローチ
〔empowerment approach〕
何らかの問題を抱え無力状態にある者であっても、内的な力を有しているという視点に立ち、その力を引き出し強化することによって、自ら問題の解決が行えるように援助を展開する方法をいう。そのためには、利用者の内面への働きかけや社会的障壁の除去が必要となる。

解決志向アプローチ
〔solution-focused approach〕
1980 年代にドゥ・シェイザー（de Shazer, S.）とバーグ（Berg, I. K.）らが中心になって示したブリーフセラピー（短期療法）の1つ。「利用者が解決のエキスパートである」という考えのもと、問題の解明ではなく、直接的に解決を目指し、解決の状態を発展させることに焦点を合わせる心理療法をいう。

介護支援専門員（ケアマネジャー）
〔care manager〕
介護保険制度において、①介護サービスを利用する際に必要なケアプランを作成する、②介護給付費を管理する（給付管理）、③サービス事業者と利用者との間を調整する、などの役割を担う専門職。

カウンセリング
〔counseling〕
関連援助技術の1つ。心理的な問題を抱えている利用者に対して、専門職による言語的・非言語的コミュニケーションを通じて問題の解決を図る過程をいう。ケースワークと似ているが、社会資源を利用しないことや心理的問題の解決に焦点が当てられることなどにおいて区別される。

家族システムアプローチ
〔family systems approach〕
家族を1つのシステムとして捉える「家族システム理論」を基盤にしたアプローチ。問題をめぐるシステムに働きかけることで、解決に向かうという前提に立ち、最も身近なシステムとしての家族に働きかける方法をいう。

課題中心アプローチ
〔task-centered approach〕
具体的な課題の設定と契約に基づいて、短期間かつ計画的に援助を行う実践方法をいう。リード（Reid, W. J.）やエプスタイン（Epstein, L.）らによって体系化された。

カプラン
〔Caplan, Gerald 1917–2008〕
社会福祉、精神医療、急性期医療、ターミナルケアなどの場面で活用される危機理論を構築した人物。カプランは危機状態を「人生の重要な目標に向かうとき、障害に直面し一時的、習慣的な解決方法を用いてもそれを克服できないときに発生する状態」と定義した。「キャプラン」とも記される。

貨幣的ニーズ
人間がもつさまざまなニーズのうち、金銭の給付によって充たされるものを指す。したがって、その充足は、貧困や低所得に起因する生存のために必要な生活基盤をつくることを目指すものとなる。

カンファレンス
〔conference〕
日本語では「会議」「協議会」「事例検討会」などの意味。利用者に関するさまざま情報を共有する場をいう。利用者の現状や課題などを担当者が報告し、メンバー間で協議・検討しながら、よりよい援助につなげていくことが目的となる。

管理的機能
スーパービジョンの機能の1つであり、①所属する組織の目的に沿って効果的なサービスを提供できるようにすること、②その組織に所属するスタッフが自身の能力を発揮できるように体制づくりを行うこと、③それぞれのスタッフの力量に応じたケースの配分を考えること、などに焦点が当てられる。

危機介入モデル
〔crisis intervention model〕
これまでに獲得した対処方法では乗り越えられない困難に直面し、不安定な状態（危機状態）に陥った利用者に対し、積極的・集中的な援助を行い、危機状態から抜け出すことを目的とする援助モデルをいう。

ギッターマン
〔Gitterman, Alex 1938– 〕
生態学的視座からソーシャルワーク論を展開し、ジャーメイン（Germain, C. B.）とともに「生活モデル」を提唱した。

逆転移

〔counter-transference〕
「逆感情転移」とも呼ばれる。援助場面において、利用者が援助者に特別な感情を抱くことを「転移（感情転移）」というのに対し、援助者が自身の葛藤や愛情などを利用者に抱くことをいう。この場合、援助者が自由さを失い、適切なかかわりができなくなることが考えられる。

教育的機能

スーパービジョンの機能の1つ。スーパーバイジーの援助技能を高め、専門職として効果的なサービスが提供できるように、具体的・実践的な指導や助言を行うことに焦点が当てられる。特に、①より高度な知識・技術を学びそれを実践する能力を培うこと、②自己覚知の機会を創造すること、③学習意欲を持続すること、などが目的とされる。

共感

〔empathy〕
面接技法の1つ。利用者の感じている事柄について、援助者が利用者の立場に近づき理解を深めることをいう。共感的理解は、利用者に落ち着きや情緒的な安定をもたらす。

共感的理解

ロジャーズ（Rogers, C. R.）が示したカウンセリングにおける基本原則の1つ。相手の立場に立って物事を見たり、感じたりすることをいう。「いま、ここで」あたかも自分自身のことのように感じ、理解することを指す。

グループ・スーパービジョン

〔group supervision〕
スーパービジョンの一形態であり、1人のスーパーバイザーが複数のスーパーバイジーに対して行う事例検討会や研修会など、グループ・ダイナミクスを活かした形式のものをいう。メンバー間で議論することにより学習効果の高まりが期待できるが、スーパーバイザーがメンバー一人ひとりの課題を把握し、目標を達成することには困難がある。

グループ・ダイナミクス

〔group dynamics〕
「集団力学」と訳され、複雑な相互関係によって成立するグループに生じる事象を明らかにしようとする学問をいう。具体的には、グループの発達、グループの種類、グループの問題解決、リーダーシップなどを対象とする。代表的な論者として、レヴィン（Lewin, K.）が挙げられる。

グループの凝集性

グループ活動におけるグループのまとまり。グループ内にメンバーを引きとめるように作用する力をいう。

グループワーク

〔social group work〕
直接援助技術の1つであり「集団援助技術」と訳される。意図的なグループ活動の中で生まれるメンバー間の相互作用とプログラム活動を通して、メンバーの成長やグループの発達を促すことによってニーズを充足させるソーシャルワーク実践をいう。

ケアマネジメント

〔care management〕
関連援助技術の1つ。利用者の必要とするケアを調整する機能をもち、利用者にとって最適なサービスを迅速に、かつ効果的に提供するための技法をいう。多くの利用者は複数のニーズを抱えている。それらのニーズを充足するためには、さまざまな社会資源と利用者とを結びつけることが必要となる。それを可能にし、また日常生活は横断的に成り立っているという視点から再考し、従来の縦割りのサービスを利用者の立場から再構成する。さらに、サービス提供の窓口をケアマネジャー（介護支援専門員）に一元化することで、容易に社会資源を得ることができる点が特徴といえる。

傾聴

〔active listening〕
面接技法の1つ。サービス提供場面において、利用者の発する言葉に積極的に耳を傾ける姿勢をいう。援助者には、利用者に関心をもっていることを示す態度や、利用者が話したいことを自由に表現できる機会を創造する姿勢が求められる。

契約（けいやく）

〔contract/engagement〕
ソーシャルワークの過程において、利用者と援助者が目標達成に向けての合意をなすことをいう。契約は、「誰」と「何」を「どのような方法」で「いかにしていくか」を明らかにしていく過程であり、それぞれの利用者への援助を個別化するものである。

KJ法（ケージェーほう）

川喜田二郎によって開発され、彼の頭文字をとって命名された情報整理の方法をいう。まず、収集したデータをカード等に記入し、内容が本質的に似ているものをグルーピングし見出しをつける。次に、それぞれのグループがどのような論理的関連をもっているのかを考え文章化していく。そうすることで、個々バラバラであった意見や要望が整理される。たとえば、社会福祉関連の計画策定の過程においては、特に「構想計画」の段階で用いられる。

ケースカンファレンス／ケアカンファレンス

〔case conference/care conference〕
適切なサービスが提供できるように援助者が集まり、連絡調整や情報交換、討議などを行う会議のことをいう。また、スーパーバイザーからの指導・助言が行われることもある。

ケースワーク

〔social casework〕
直接援助技術の１つであり「個別援助技術」と訳される。専門的知識・技術をもった援助者による、直接的な対面関係を通して、生活の諸問題を抱え困難な状況にある個人とその個人を取り巻く環境との間に個別的な調整を行い、問題解決や課題達成を図るソーシャルワーク実践をいう。

顕在的ニーズ（けんざいてき）

利用者がニーズの存在を自覚している状態をいう。

ケンプ

〔Kemp, Susan P. 1953– 〕
ウィタカー（Whittaker, J.）、トレーシー（Tracy, E.）とともに『人－環境のソーシャルワーク実践―対人援助の社会生態学』を著した。その著において、環境を①知覚された環境、②自然的・人工的・物理的環境、③社会的・相互作用的環境、④制度的・組織的環境、⑤社会的・政治的・文化的環境に分類し、「環境アセスメント」や「環境介入」に関する基本的な枠組みと実践的な指針について語っている。

コイル

〔Coyle, Grace 1892–1962〕
「グループワークの母」と呼ばれる。アメリカにおいてグループワークの成立に寄与した。セツルメント運動などにおける実践を基盤として、デューイ（Dewey, J.）らの進歩主義教育から影響を受けながら、グループワークにおける教育的過程を強調した。

構成主義アプローチ（こうせいしゅぎ）

社会構成主義の立場から、個人と社会を客観的存在として捉えず、介入の焦点を個人に当てた援助方法をいう。

行動主義モデル（こうどうしゅぎ）

社会的に不適切な行動や習慣など（不適応行動）を、学習理論に基づいて変化させようとする行動療法を導入したソーシャルワークのモデルをいう。

行動変容アプローチ（こうどうへんよう）

〔behavior modification approach〕
学習理論に基づいたソーシャルワークのアプローチ。利用者の抱える問題に焦点を置き、問題行動が除去されたり、修正されたりすることを目標に据えた援助方法をいう。

合理化（ごうりか）

〔rationalization〕
防衛機制の１つであり、自分の行動の本当の動機を無意識のうちに隠し、他のもっともらしい理由をつけて納得したり、正当化したりすることをいう。たとえば、仕事上のミスを周りの人間やパソコンなどの機器の責任にすることなどがこれに当たる。

ゴスチャ

〔Goscha, Richard Joseph〕

アメリカの社会福祉研究者。ラップ（Rapp, C. A.）とともに『ストレングスモデル―精神障害者のためのケースマネジメント』（2006）を著し、ストレングスモデルの原則として、①精神障害者はリカバリーし、生活を改善し高めることができる、②焦点は欠陥ではなく、個人のストレングスである、③地域を資源のオアシスとして捉える、④利用者こそが支援関係の監督者である、⑤ケースマネジャーと利用者との関係性が根本であり本質である、⑥われわれの仕事の主要な場所は地域である、ことを挙げている。

コーディネーション

〔coordination〕

ソーシャルワークにおける連絡・調整の機能を指し、機関や施設、団体などの間に対等な関係を創造し、それぞれが最大限にその特性を発揮できるように調整することをいう。

古典的実験計画法（こてんてきじっけんけいかくほう）

〔classical experimental design〕

「プリテスト－ポストテスト統制群法」とも呼ばれる。福祉サービスを評価するために、利用者を実験群と統制群に無作為割当によって分けて追跡調査を行い、2つの群を比較研究する調査方法をいう。

コノプカ

〔Konopka, Gisela 1910–2003〕

アメリカのグループワーク研究者。集団がもつ力動を活用した治療的グループワークの発展に貢献した。施設入所者、非行少年、情緒障害児などに対するグループワークで有名。

コーピング・クエスチョン

〔coping question〕

解決志向アプローチにおける質問法の1つであり、困難を乗り越えるために、利用者が用いることができる力や有効な対処法などを評価するものをいう。自分の強さや資源を見出せるよう援助することで問題解決に向かわせる。なお、過去の対処方法に焦点を合わせて、「そのときはどのような方法で乗り越えてきたのですか（生き延びてきたのですか）」という際には、サバイバル・クエスチョンと呼ばれることもある。

個別化（こべつか）

〔individualization〕

バイステック（Biestek, F. P.）の示したケースワークの原則の1つであり、1人の個人として迎えられたいという利用者のニーズから導き出される。利用者の人格や抱える問題、取り巻く環境などを的確に理解し援助を展開することをいう。たとえ同じようなケースであっても、個別性や独自性をもった個人として対応し、またその立場を尊重するべきであるといったケースワークの基本的な原理である。

個別スーパービジョン（こべつ）

スーパービジョンの一形態であり、スーパーバイザーとスーパーバイジーの1対1の関係を通して面接形式で行われるものをいう。信頼関係が育ちやすく、課題に対して深く掘り下げることができるが、一方で限定的な指導・助言になることも考えられる。

コミュニケーション

〔communication〕

社会生活を営む中で、互いに意思や感情、思考などを伝達しあうことをいう。言語や音声を用いて伝達・受容する「言語的コミュニケーション」と、言語以外の表現（身振り・表情・態度等）を用いて伝達・受容する「非言語的コミュニケーション」とがある。

コンサルテーション

〔consultation〕

関連援助技術の1つ。援助者が関連する他分野の機関や専門家から、対等な立場で、助言・指導を受ける活動のことをいう。スーパービジョンと似ているが、助言を求める対象が他の領域であることや管理的機能をもたないことなどの点で区別される。

サービス担当者会議（たんとうしゃかいぎ）

介護保険制度において居宅介護支援事業者が行う会

議。居宅サービス計画作成のために、関係者間で利用者の情報を共有し、専門的な見地から意見を求めて調整を図ることを主な目的とする。

サリービー

〔Saleebey, Dennis 1936–2014〕

「サリーベイ」とも記される。ソーシャルワーク実践におけるストレングス視点を提唱した人物。ストレングスを「人間は困難でショッキングな人生経験を軽視したり、人生の苦悩を無視したりせず、むしろこのような試練を教訓にし、耐えていく能力である復元力を基本にしている」とした。

ジェネラル・ソーシャルワーク

〔general social work〕

ケースワーク、グループワーク、コミュニティワークなどを統合したソーシャルワークの体系。専門分化した援助方法ではなく、システム論や生態学的視座などを共通基盤として取り入れ、多様な問題に対して総合的な援助を展開するソーシャルワーク実践をいう。「ジェネラリスト・ソーシャルワーク」という用語も存在するが、「ジェネラリスト」がジェネラルな方法を用いるソーシャワーカーを指すのに対し、「ジェネラル」はジェネラルな視点にもとづく方法や過程などの援助の実践体系に焦点を当てるところに特徴がある。

ジェノグラム

〔genogram〕

ソーシャルワークにおける図表式の記録（マッピング技法）の1つであり、「世代関係図」と訳される。三世代以上の家族にわたって見られる関係性の特徴を図式化したもの。

自己開示（じこかいじ）

〔self-disclosure〕

自分に関する情報や考え、価値観などを相手に伝えることをいう。たとえば、援助者が自身の経験や感情などの個人的な情報を利用者に示すことによって、話の質が高められたり、信頼関係が深められたりする。

自己覚知（じこかくち）

〔self-awareness〕

援助者が自己の価値観や感情などを深い次元で理解することをいう。ありのままの利用者を理解するためには、援助者自身の言動の傾向性を熟知し、先入観などを排除する必要がある。

自己決定（じこけってい）

〔self-determination〕

バイステック（Biestek, F. P.）の示したケースワークの原則の1つであり、問題解決の方向などを自分で選択し、決定したいという利用者のニーズから導き出される。利用者の意思を尊重し、利用者自身で選択・決定できるように促すことをいう。しかしながら、利用者の中には選択や決定の能力に欠けているものも少なくない。そのような場合には、援助者が利用者のニーズを明らかにするとともに、選択・決定の代弁を行い、利用者の権利擁護に努めることが重要となる（アドボカシー）。

支持的機能（しじてききのう）

スーパービジョンの機能の1つ。スーパーバイジーの援助実践をスーパーバイザーが精神的にサポートすることをいう。スーパーバイザーとスーパーバイジーとが課題を共有し、受容と共感を通じて、援助活動の中で生じるジレンマや葛藤の調整を行う、自己覚知の促進とバーンアウトの防止を含めた機能といえる。

持続的支持（じぞくてきしじ）

ホリス（Hollis, F.）が示した心理社会的アプローチの介入方法の1つ。援助者が利用者に対して関心や理解を表明し、利用者を信頼し受容することによって支持していくことをいう。傾聴、受容、激励、再保証など。

実践モデル（じっせん）

〔social work practice models〕

ソーシャルワークの目的を達成するために、援助者の行動や方針の枠組みを提供するもの。精神分析学や心理学を基盤とした「医学モデル」、生態学や一般システム論を援用した「生活モデル」、ストレングス・パースペクティブによる援助原理を土台にした「ストレングスモデル」などがある。

実存主義アプローチ（じつぞんしゅぎアプローチ）

〔existential approach〕

実存主義思想による概念を用いて、利用者が自らの存在意味を把握し自己を安定させることで、疎外からの解放を目指すソーシャルワーク実践をいう。「今、ここにいる、自分」の主体的な意思決定や自己選択が重視され、自分の行動と決定によって「生きる意味」を見出そうとする。

質問（しつもん）

面接技法の1つ。利用者の話すきっかけをつくったり、話の内容や感情を明確化したりするために、援助者が利用者に問いかけることをいう。応答の仕方によって「開かれた質問」と「閉じられた質問」とに分けられる。前者は利用者が答える内容を限定せず、自由に述べられる問いかけであり、後者は特定の内容に限定した問いかけを指す。

社会資源（しゃかいしげん）

〔social resource〕

生活ニーズを充足するために活用される人材や物資の総称をいう。具体的には、社会福祉機関・施設、個人・集団、制度、資金、知識・技能などが挙げられ、フォーマルなものとインフォーマルなものとに区分される。なお、援助者には既存の社会資源に関する知識はさることながら、適切な援助を展開するためにも、新たな社会資源を開発する責務がある。

社会診断（しゃかいしんだん）

〔social diagnosis〕

医学モデルに依拠するケースワークの過程の1つ。インテークの後に行われる情報分析、問題の明確化の段階をいう。今日では、「社会診断」に代わって「アセスメント」という用語が使用されている。

社会的目標モデル（しゃかいてきもくひょうモデル）

〔social goals model〕

「社会諸目標モデル」とも呼ばれる。伝統的なグループワークの実践モデルであり、成熟した市民を育成するために、グループ経験を通じて必要な行動様式を育み強化し、社会的責任という価値観を身につけていくことをねらいとしている。

ジャーメイン

〔Germain, Carel Bailey 1916–1995〕

ギッターマン（Gitterman, A.）とともに『ソーシャルワーク実践における生活モデル』（1980）を刊行し、ソーシャルワークに生態学的視点を導入し、実践モデルを体系化した。ジャーメインらによって提唱された人と環境との関係や利用者の生活実態に合わせたソーシャルワークのモデルを「生活モデル」という。

集団思考（しゅうだんしこう）

グループワークの効果の1つ。集団が合議によって意思決定をする際、集団の強い結束力がマイナスに作用し、不合理で危険な決定が容認されることをいう。

集団比較実験計画法（しゅうだんひかくじっけんけいかくほう）

〔group comparison experimental design〕

効果測定における量的方法の1つ。調査の対象となる利用者を、援助を受けるグループ（実験群）と援助を受けないグループ（比較統制群）とに分け、援助活動の後にグループ間の相違を観察し、援助の有効性を測定するものをいう。

受容（じゅよう）

〔acceptance〕

バイステック（Biestek, F. P.）の示したケースワークの原則の1つであり、価値ある人間として受けとめられたいという利用者のニーズから導き出される。利用者の態度、行動、価値観など、あるがままの姿を受け容れることをいう。利用者は、援助者に受容されることによって、安心感や信頼感をもって自らの問題を語るようになる。

シュワルツ

〔Schwartz, William 1916–1982〕

アメリカのソーシャルワーク研究者。グループワークの研究において「相互作用モデル」を提唱し、ソーシャルワーカーの役割をグループとメンバーとの媒介者として規定したところに特徴が見られる。

純粋さ

〔genuineness〕

「自己一致」とも呼ばれる。ロジャーズ（Rogers, C. R.）が示したカウンセリングにおける基本原則の1つ。援助関係において、援助者が自身の内面にある感情や態度に十分に開かれていて、ありのままの自分でいることをいう。

昇華

〔sublimation〕

防衛機制の1つであり、現実の社会では認められない欲求や衝動を社会的・文化的に価値ある行動に置き換えて実現することをいう。たとえば、社会に対する不平や不満を、小説を書くことによって表現し満足感を得ることなどがこれに当たる。

障害受容

自身の障害とそれに伴う生活機能の変化を客観的・現実的に認め、適応していくことをいう。障害受容の過程は、①ショック期、②否認期、③混乱期、④解決への努力期、⑤受容期、とされる。

浄化法

〔catharsis〕

ホリス（Hollis, F.）が示した心理社会的アプローチの介入方法の1つ。利用者や利用者の状況について探索し、感情の解放を行うことをいう。カタルシス。

助言・提案

面接技法の1つ。「情報提供」の技法に関連するものであり、援助者としての意見や提言をすることをいう。意見や提言をする際には、押し付けにならないように注意する必要がある。

叙述体

〔narrative style〕

ソーシャルワークにおける記述式の記録の1つ。事実を日記や物語のように時間的順序に沿って、ありのまま記述する文体をいう。叙述体には、過程を記述する「過程叙述体」と短縮して記述する「圧縮叙述体」とがある。

事例研究

〔case study〕

効果測定における質的方法の1つ。それぞれのケースに関する詳細な記録をもとに、利用者が抱える問題とそれに対する援助者の働きかけを質的に分析し、援助の有効性を測定するものをいう。

シングル・システム・デザイン

〔single system design〕

効果測定における質的方法の1つ。単一事例実験計画法ともいう。1つの事例から援助活動の有効性を測定する方法であり、援助を行う前（ベースライン期）の問題状況と、援助を受けた後（インターベンション期）の問題状況とを時間の流れに沿って繰り返し観察し、問題の変化と援助との因果関係を捉えるものをいう。

心理社会的アプローチ

〔psychosocial approach〕

利用者の抱えている問題を、心理的側面と社会的側面との関係性によって捉え、援助を展開していく方法をいう。ホリス（Hollis, F.）によって体系化された。

スクリーニング

〔screening〕

ケアマネジメントの過程の1つであり「仕分け」「ふるい分け」「選別」などの意味をもつ。受付から予備調査（対象者の属性・主訴等の聞き取り）で明らかになった情報を整理し、ケアマネジメントによる援助が適切であるか否かの判断をするプロセスをいう。

スケーリング・クエスチョン

〔scaling question〕

解決志向アプローチにおける質問法の1つであり、利用者の経験や今後の見通しを数値に置き換えて確認するものをいう。スケーリングとは「測定する」という意味で、その内容の中心は利用者の置かれている状態を自らが測定することにあり、良い状態と悪い状態の具体的な差異を見つけるものである。

ストレス・コーピング理論
〔stress coping〕
ストレッサーに対する何らかの対処行動をストレス・コーピングという。ソーシャルワークの分野では、特に危機介入アプローチと関連がある。

ストレングス視点
〔strengths perspective〕
利用者のもつ弱さや欠陥ではなく、強みや積極的・肯定的側面などに焦点を当て、それらを伸ばしていこうとする考え方をいう。なお、問題解決を行うためのストレングスは、個人や家族のみならず、集団や地域社会にも見いだすことができる。

ストレングスモデル（強み活用モデル）
〔strengths model〕
ラップ（Rapp, C. A.）とゴスチャ（Goscha, R. J.）のストレングスモデルの原則を特徴とし、利用者の病理や欠陥ではなく、個人の強みに焦点を当てた援助展開のあり方を重視する。

スーパービジョン
〔supervision〕
関連援助技術の1つ。社会福祉機関や施設において実施される、スーパーバイザーによるスーパーバイジーへの管理的・教育的・支持的機能を遂行していく過程をいう。スーパーバイジーの援助の質を高め、よりよい実践ができるよう、スーパーバイザーが具体的な事例をもとに適切な指導・助言を行うプロセスのこと。なお、スーパーバイザーとは指導・助言をする側（熟練した援助者）を指し、スーパーバイジーとは指導・助言を受ける側（経験の浅い援助者）をいう。

スモーリー
〔Smalley, Ruth Elizabeth 1903–1979〕
アメリカの社会福祉研究者。ケースワークにおける機能主義論者であったロビンソン（Robinson, V.）やタフト（Taft, J.）らの理論を継承し、発展させた。

生活場面面接（ライフスペース・インタビュー）
〔life space interview〕
レドル（Redl, F.）らによって提唱された面接の技法。面接室などで行われるものではなく、利用者の日常生活が営まれる環境（自宅・ベッドサイド・廊下等）において行われる面接をいう。比較的リラックスした雰囲気の中でなされるため、利用者の率直な訴えなどを把握することができるが、一方でプライバシーに特に配慮する必要がある。

説明体
〔interpretation style〕
ソーシャルワークにおける記述式の記録の1つ。事実に対して援助者の解釈などを説明するための文体をいう。事実と解釈とが織り交ぜられるため、それらを区別して記述することが必要となる。

セルフ・スーパービジョン
〔self supervision〕
スーパービジョンの一形態であり、スーパーバイザーの介入を求めずにソーシャルワーカー自身で行うものをいう。たとえば、自らが担当した面接場面を録画・録音しておき、それを視聴することによって自分の発言や応答の仕方などを確認・評価し、専門職としての成長を図ろうとするものなどが該当する。

セルフ・ヘルプ・グループ
〔self help group〕
「自助グループ」とも呼ばれる。身体的・精神的な障害や疾患、さまざまな依存症など、共通の問題を抱える人たちが、自分の問題を自分で解決するために形成するグループをいう。メンバー同士は対等であり、お互いの支え合いや共感、情報交換などの機能をもつ。

潜在的ニーズ
社会的な判断ではニーズの存在が確認されているが、利用者自身にニーズの存在が自覚されていない状態をいう。

ソシオメトリー
〔sociometry〕
モレノ（Moreno, J. L.）らによって体系化されたグループの分析方法。ソシオメトリックテストによって、グループの構造（人間関係・特性等）を明らかにするもの。

ソーシャルアクション
〔social action〕
地域社会に生じるさまざまな課題に対し、当事者や地域住民が課題の解決や望ましい社会の実現を目的に、環境や法制度の変革を目指すソーシャルワーク実践をいう。

ソーシャル・サポート
〔social support〕
個人の精神状態とストレスとの関連における研究から生まれた概念であり、悩みを抱えながら生活している個人に対して、周囲から与えられる支援のことをいう。ハウス（House, S. J.）はソーシャル・サポートを、①情緒による支援、②評価による支援、③情報による支援、④物的手段による支援、に整理した。

ソーシャル・サポート・ネットワーク
〔social support networks〕
何らかの問題を抱える個人を取り巻く家族、友人、ボランティアなどによるインフォーマルな援助と、公的機関や専門職などによるフォーマルな援助が行われる総体をいう。人びとの集まりの間に生じる相互的な援助関係。

SOAP方式（ソープほうしき）
〔Subjective Objective Assessment Plan〕
ソーシャルワークや診療などの際に用いられる記録方法の1つ。「S」は主観的な情報（利用者から提示された情報）、「O」は客観的な情報（身体状況や精神状況などから得られた情報）、「A」は評価（SとOから考えられること）、「P」は計画（援助方針や内容）を指す。この記録法のメリットとして、①利用者の抱えている課題、援助者の援助に対する考え方や援助のプロセスなどが明確になる点、②記載が整理されるため誰が見てもわかりやすい点、が挙げられる。

ソロモン
〔Solomon, Barbara Bryant〕
エンパワメントをソーシャルワークの分野に取り入れた人物とされる。ソロモンは、エンパワメントを高めていく介入が、①利用者が自分自身を問題を変革していく主体であると見るよう援助する、②利用者が援助者の知識や技術を活用するよう援助する、③利用者が援助者を問題解決に努力していくにあたってパートナーであると認めるよう援助する、④利用者が「無力化」を変化させられるものと認めるよう援助する、のうち少なくとも1つをもっていると示唆した。

ターナー
〔Turner, Francis Joseph〕
カナダの社会福祉研究者。ソーシャルワークの実践において、理論と実践は密接に結びついており、理論は実践にとって決定的に重要であるとした。『ソーシャルワーク・トリートメント』（1974）において、多くの理論を相互に取り入れ連結し、整理した。

タフト
〔Taft, Jessie 1882–1960〕
ロビンソン（Robinson, V.）とともに機能的アプローチの礎を築いた人物。彼女は特に援助機関の機能が果たす役割に着目し、利用者が主体的に問題の解決に取り組むことができるという立場をとった。

ターミネーション
〔termination〕
ソーシャルワークの過程の1つであり「終結」と訳される。援助関係を解消するにあっては、利用者と援助者との共通理解が不可欠となる。この段階では、①これまでの問題解決のプロセスを確認・評価すること、②残された問題を確認すること、③将来的に生じると予測される問題に対処できるよう助言すること、④終結後においても援助の再開が可能であることを伝え安心感をもたせること、などが重要である。

チーム・スーパービジョン

〔team supervision〕

スーパービジョンの一形態であり、さまざまな専門職が共通の利用者に対して、チームとしてどのようなサービスを提供することが望ましいのか、またチームのメンバーがどのように役割や機能を果たすことが望ましいのかという点に着目して行われる形式のものをいう。

直視

面接技法の1つである「焦点化」の一種。焦点化とは、利用者との関係の形成や面接の進展に合わせて適切な判断の上で行われる介入の技法であり、問題の解決のためにより深く状況を「解釈」したり、利用者の言動に含まれる矛盾や不一致を指摘して「対決」したり、問題の解決に向けて避ける傾向にある話題について「直視」するよう導くことをいう。

直接援助技術

利用者に対して、援助者が直接かかわることによって問題解決や課題達成を図ろうとする援助技術をいう。ケースワーク（個別援助技術）とグループワーク（集団援助技術）とで構成される。

直接的指示

ホリス（Hollis, F.）が示した心理社会的アプローチの介入方法の1つ。援助者の意見や態度を表明することによって、利用者の行動に対して直接的に影響を与えることをいう。賛意、強調、助言、介入など。

直面化

〔confrontation〕

面接技法の1つ。利用者が否認し目を背けている心的現実や葛藤によって生じている話の矛盾点などを指摘することをいう。直面化することにより、利用者が自らの葛藤や矛盾に気づいたり、話しやすくなったりすることにつながる。ただし、利用者が責められていると感じるケースもあるため、共感的・支持的な態度で臨み、限定的に用いる必要がある。

DCM

〔Dementia Care Mapping〕

「認知症ケアマッピング」とも呼ばれる観察式評価方法。イギリスの臨床心理学者であったキットウッド（Kitwood, T.）らによって「パーソン・センタード・ケア」を実践するために開発された。DCMでは、共有スペースにいる認知症高齢者の連続した行動を6時間以上観察し、5分ごとに記録を行う（マッピング）。マッピングでは、①どのような行動をしているか、②よい状態かよくない状態か、③本人とケアスタッフとのかかわりはどうか、などが記録される。

転移

〔transference〕

「感情転移」とも呼ばれる。過去の特定の者に対して抱いていた感情を別の人に置き換えることをいう。援助場面においても、利用者が援助者に対して好意的な感情を抱いたり（陽性転移）、否定的な感情を抱いたり（陰性転移）するケースがある。

同一視

〔identification〕

防衛機制の1つであり、他者が所持する優れた能力や実績などを、自分のものであるかのように見なしたり、感じたりすることをいう。他者と自己とを同一とみなす場合と、他者の属する性質や態度を自分の中に取り入れて同一化する場合とがある。たとえば、自分の尊敬する人と同じ洋服を着たり、同じ髪型にしたりすることなどがこれに当たる。

統合アプローチ

ケースワークやグループワーク、コミュニティワークなどの専門分化された機能を統合化した援助方法をいう。具体的には、①時と場所によってそれぞれの方法を使い分ける「コンビネーション・アプローチ」、②それぞれの共通点を探し出して一般化し、問題状況に応じて特別な知識や技術を付加し現実問題に対応する「マルチメソッド・アプローチ」、③それぞれ分化した方法を新たな包括的原理・理論で統合し、その方法で対応する「ジェネラリスト・アプローチ」が挙げられる。

統制された情緒的関与

〔controlled emotional involvement〕

バイステック（Biestek, F. P.）の示したケースワークの原則の１つであり、共感的な反応を得たいという利用者のニーズから導き出される。援助者が自らの感情を自覚し、適切にコントロールして利用者に関わることをいう。援助者は個人的な感情や自己満足を援助の中にもち込むことを避け、専門的な立場から冷静に関わることができるように自らの感情を統制する。

ドナベディアン
〔Donabedian, Avedis 1919–2000〕
アメリカの医療経済学者。医療サービスの品質評価において、① structure（構造）、② process（過程）、③ outcome（結果）の観点からのアプローチが有効であるとした。

トーマス
〔Thomas, D. N.〕
社会資源は住民に対し、財政的、社会的、近隣扶助的な価値を有するとし、①物質（産業や学校等）、②商業的サービス（商店や映画館等）、③組織的サポート（教会や福祉機関等）、④内的なサポート（家族や友人等）、の４つに分類した。

ドラッカー
〔Drucker, Peter Ferdinand 1909–2005〕
「マネジメントの父」と呼ばれる。現代のマネジメント思想において、多くの概念や用語を創出した。彼の示した概念は、社会福祉の運営管理（経営管理）においても有効に活用される。

トール
〔Towle, Charlotte 1896–1966〕
アメリカの社会福祉研究者。1945 年に『コモン・ヒューマン・ニーズ』を著し、利用者が人間として共通の欲求を抱いているという視点から利用者理解と援助原則を考察し、ソーシャルワークの発展に貢献した。

トレッカー
〔Trecker, Harleigh Bradley 1911–1986〕
アメリカのグループワーク研究者。グループワークの実践の場を社会福祉施設などに限定せず、青少年の健全育成を図るために、社会教育の場にも適用した。

ナラティブ・アプローチ
〔narrative approach〕
社会構成主義の立場から、利用者の語るストーリーを通して援助を展開する方法をいう。援助者は利用者が語る物語を聴き、その人らしい解決法をともに見つけていく。その方法は、①利用者の語る物語（ドミナント・ストーリー）を聴く、②問題を外在化する、③反省的質問をする、④ユニークな結果を見つける、⑤新しいストーリー（オルタナティブ・ストーリー）を構築していく、といったプロセスで進められる。

ニーズ推計（すいけい）
サービス資源の整備目標を設定する際に用いられる手法。ニーズを一定の基準でカテゴリーに分類し、それぞれの出現率の推計に基づいてサービスの種類や必要量を算出する。

ニューステッター
〔Newstetter, Wilber 1896–1972〕
グループワーク教育と実践に大きく貢献した。コミュニティ・オーガニゼーションの定義として「インターグループワーク説」を提唱したことでも知られている。

ネゴシエーション
〔negotiation〕
日本語では「交渉」「折衝」などの意味。社会福祉士には、対話によってお互いの合意を目指し、お互いが満足できるように交渉する技術が求められる。

ネットワーク
〔network〕
関連援助技術の１つ。連帯と協力を基調にともに生きる社会の実現を目指して、個人・集団・機関などを組織化していく活動をいう。問題を抱えている利用者を取り巻く環境を再編成し、より重層的な地域福祉の展開を期待するものである。

PIE

〔person-in-environment〕
社会福祉実践におけるアセスメントのツール。利用者が訴える社会生活機能の問題を、記述し、分類し、記録するための道具をいう。社会生活機能とは、利用者が日常生活に必要な活動を行うことのできる能力や、利用者の属する集団の文化や地域社会にとって重要な社会的役割を果たすことのできる能力を指す。

バイステック

〔Biestek, Felix Paul 1912–1994〕
アメリカの社会福祉研究者。利用者と援助者との間に望ましい援助関係を形成するために、①個別化、②意図的な感情の表出、③統制された情緒的関与、④受容、⑤非審判的態度、⑥利用者の自己決定、⑦秘密保持、のケースワーク７原則を示した。

パターナリズム

〔paternalism〕
「父権的温情主義」と訳され、本人の意思にかかわりなく、本人の利益のために、本人に代わって意思決定をすることをいう。社会福祉の分野では、専門職的権威による配慮と利用者による従順で依存的な関係が考えられる。

パターン力動的反省

ホリス（Hollis, F.）が示した心理社会的アプローチの介入方法の１つ。利用者の応答の仕方や行動の傾向についての反省的な話し合いのことをいう。行動パターンを明確化し、出来事に対する行動や感情を特定化する。

8050問題

80代の親が50代の子どもの生活を支えるために大きな負担を負う社会問題をいう。問題の背景には、ひきこもりの長期高齢化があるとされる。

波長合わせ

〔tuning-in〕
グループ活動を開始するに当たり、メンバーのグループ参加への不安や緊張などの気持ちを察知し受けとめ、対処していくことをいう。特にグループワークの準備期において行われる。

発達的な反省

ホリス（Hollis, F.）が示した心理社会的アプローチの介入方法の１つ。利用者の応答の仕方や行動の傾向に関する発生的・発達的要因についての反省的な話し合いのことをいう。幼少期の生活や経験について反省的に考察する。

ハートマン

〔Hartman, Ann〕
「ハルトマン」とも記される。エコロジカル・ソーシャルワークの視点から、家族とその周りの人びとや社会資源の間に見られる問題状況を図解と文字で示す「エコマップ」を考案した。

バートレット

〔Bartlett, Harriett M. 1897–1987〕
アメリカの社会福祉研究者。『社会福祉実践の共通基盤』（1970）を刊行し、「価値」「知識」「介入」を社会福祉実践の共通基盤に不可欠な要素として位置づけた。

ハミルトン

〔Hamilton, Gordon 1892–1967〕
ケースワークにおける診断主義の代表的論者。「インテーク－社会調査－社会治療」といった過程に基づく方法を確立した。

パラレルプロセス

〔parallel process〕
パラレルとは、平行なこと、２つの物事の状態や傾向などが同じような関係にあることをいう。スーパービジョン関係と専門的援助関係とには、同じような感情や状況が現れることを示す概念。

パールマン

〔Perlman, Helen Harris 1905–2004〕
アメリカの社会福祉研究者。『ケースワーク―問題解決の過程』（1957）を刊行し、ケースワークの核となる要素として４つのＰ（人、問題、場所、過程）を明らかにした。従来の診断主義的ケースワークのアプローチを踏まえながら、機能主義的方法の長所を積極的に取り入れ、問題解決アプローチの体系化に努めた人物で、折衷派と呼ばれる代表格である。

バワーズ
〔Bowers, Swithun 1908–1992〕
カナダの社会福祉研究者。さまざまなケースワークの定義を分析し、「利用者の内的能力の活発化」「社会資源の活用」を特徴とした自らの定義を示した。援助活動は創造的であるとし「アート（art）」と呼んだ。

バーンアウトシンドローム（燃え尽き症候群）
〔burnout syndrome〕
労働者が身体的、精神的、感情的に枯渇してしまう状態。心身ともに疲れ果てたという感覚（情緒的消耗感）、人を人と思わなくなる気持ち（非人格化）、仕事のやりがいの低下（個人的達成感の減退）という3要素で測定する方法が提唱されている。

反映（はんえい）
面接技法の1つ。利用者の話す事柄や感情を、援助者が利用者に返していくことをいう。事実だけではなく、感情にも焦点を当て応答することによって、利用者が自らの感情に気づき、理解することにつながる。

反動形成（はんどうけいせい）
〔reaction formation〕
防衛機制の1つであり、抑圧している欲望や考えと正反対の態度、行動をとることをいう。たとえば、嫌いな上司に対するネガティブな感情を抑え、極端に丁寧に接したり、不自然に尊敬しようとしたりすることなどがこれに当たる。

ピア・カウンセリング
〔peer counseling〕
ピアとは「仲間」という意味。同じ課題や背景をもつ者同士が、対等な立場で話し合うものをいう。「当事者こそが1番の理解者」という視点をもつ。

ピア・スーパービジョン
〔peer supervision〕
スーパービジョンの一形態であり、援助にかかわる援助者同士や学生同士などが同じ課題を抱える仲間（ピア）として行う事例検討会などを指す。上下関係が生じにくく自由な発言が可能となるが、一方で話の方向性が定まらなかったり、内容が深まらなかったりすることが考えられる。

非貨幣的ニーズ（ひかへいてき）
金銭のみで解決される貨幣的ニーズに対して、対人福祉サービスの給付（現物給付）によって充足が可能となるものを指す。わが国ではその充足のために社会福祉施設が多く活用されてきた経緯がある。

ひきこもり
家族以外との人間関係がなく、社会参加をしていない状態をいう。原則的には6ヵ月以上にわたって家庭にとどまり続けている状態のことを指す。

非審判的態度（ひしんぱんてきたいど）
〔non-judgmental attitude〕
バイステック（Biestek, F. P.）の示したケースワークの原則の1つであり、一方的に非難されたくないという利用者のニーズから導き出される。利用者の言動や態度などに対して援助者の価値観や倫理観のみに基づく判断は避け、またそのような価値観や倫理観を利用者に強制しないことをいう。

秘密保持（ひみつほじ）
〔confidentiality〕
バイステック（Biestek, F. P.）の示したケースワークの原則の1つであり、自身の秘密をしっかり守りたいという利用者のニーズから導き出される。援助を展開する中で知り得た情報は公にせず、利用者のプライバシーや秘密を守り、信頼感を保つことをいう。それにより利用者は自らの問題について語ることが可能となる。

ヒヤリ・ハット
援助場面における事故につながりかねない危険な体験のこと。「ヒヤリ」としたり「ハット」したりするような事故寸前の危険な事態をいう。援助者がヒヤリ・ハットの情報を蓄積し共有することは、事故を未然に防ぐために有効とされる。

ヒューマンニーズの階層（かいそう）

マズロー（Maslow, A. H.）による欲求の段階説。第一段階を「生理的欲求」、第二段階を「安全と安定の欲求」、第三段階を「所属と愛情の欲求」、第四段階を「承認の欲求」、第五段階を「自己実現の欲求」とした。

費用・効果分析（ひよう・こうかぶんせき）

計画されたサービスを実施するために必要となる費用と、それによって達成された効果を相互に関連させて、効率性という視点から分析し、評価する方法をいう。

表明（ひょうめい）されたニーズ

利用者によってニーズが自覚され、そのニーズを表明した状態をいう。

表明（ひょうめい）されないニーズ

利用者によってニーズが自覚されてはいるが、そのニーズを表明しない状態、あるいは何らかの理由によって表明できない状態をいう。

ピンカス

〔Pincus, Allen〕

ミナハン（Minahan, A.）とともに、ソーシャルワークを１つのシステムと捉え、そのシステムを構成する、①クライエント・システム（サービスを利用し問題解決に取り組もうとする個人や家族）、②ワーカー・システム（サービスを利用し問題解決に取り組んでいくことができるように援助する者や機関・施設）、③ターゲット・システム（利用者の問題解決のために標的として対応すべき者や組織体）、④アクション・システム（問題解決に取り組んでいくために参加・協力する者や資源）、の４つのサブシステムを示した。なお、ワーカー・システムは「チェンジ・エージェント・システム」と表現されることもある。

ファシリテーション

〔facilitation〕

日本語では「促進する」「容易にする」「円滑にする」などの意味。会議やミーティングを円滑に進めながら、メンバーの対話を促進し、よりよい結論に導く技術をいう。

ファミリーマップ

〔family map〕

ソーシャルワークにおける図表式の記録（マッピング技法）の１つであり、「家族図」と訳される。家族成員の相互交流における力関係、それを反映したコミュニケーション状況や情緒的交流を図式化し、家族の問題状況を表現するもの。

フェイスシート

〔face sheet〕

ソーシャルワークの記録において、利用者の属性（氏名・年齢・性別・職業等）がまとめられたシートをいう。また、社会福祉調査において、調査対象者の属性に関する質問を指すこともあり、属性別のクロス集計の際に用いられる。回答への抵抗感を軽減するために調査票の最後に載せることが一般的である。

フェミニストアプローチ

フェミニズムの視点から行うソーシャルワーク実践であり、ジェンダー概念を取り入れることやエンパワメントを促すことなどにその特徴がある。フェミニズムは女性拡張主義や女性解放思想などと訳され、性差別を廃止し、抑圧された女性の権利を拡張しようとする思想や運動などの総称である。

福祉（ふくし）ニーズ

「要援護性」「援助の必要性」をいう。個人の欲求を充たすといった恣意的なものではなく、その時代の社会情勢や文化的背景などの視点をもった、社会生活を営むうえで必要とされるものの充足を示す概念であり、単なる欲求や要求とは異なる。

ブトゥリム

〔Butrym, Zofia T. 1927–2017〕

イギリスのソーシャルワーク研究者。人間に内在する普遍的価値から引き出されるソーシャルワークにおける価値前提として、①人間尊重、②人間の社会性、③変化の可能性、を挙げた。

普遍化（ふへんか）
グループワークの効果の１つ。自分の苦悩と類似な体験を聞くことによってその共通性に気づき、自分が特異であるという認識を改めることをいう。これにより自己開示を促すことにつながる。

ブラッドショウ
〔Bradshaw, Jonathan 1944– 〕
1972年の論文「ソーシャルニードの分類法」において、ソーシャルニードを、①ノーマティブ・ニード（規範的ニード）、②フェルト・ニード（感得されたニード）、③エクスプレスト・ニード（表明されたニード）、④コンパラティブ・ニード（比較ニード）に整理・分類した。

プランニング
〔planning〕
ソーシャルワークの過程の１つであり「計画策定」と訳される。アセスメントの結果を踏まえ、援助計画の立案を行う段階をいう。まずは援助目標の設定がなされ、次いで目標を達成するための具体的な方法（援助計画）が選定される。なお、このプロセスにおいては、利用者自身の問題解決の主体者としての意識を高めることが重要である。

プレゼンテーション
〔presentation〕
日本語では「提示する」「示す」「差し出す」などの意味。当事者や関係者に対して、情報や考えなどを適切に言語化し伝える（説明できる）技術をいう。

ブレーンストーミング
〔brain storming〕
アイデア創出のための基本的な技法。集まった人びとが自由に意見を出し合い、連想の働きを促すことによって、より創造性を高めていくことを目的とする。そのルールとして、①批判厳禁、②自由奔放、③質より量、④結合改善、が挙げられる。

ベルタランフィ
〔Bertalanffy, Ludwig von 1901–1972〕
オーストリア出身の理論生物学者。システムによって自然や社会を考える一般システム理論を示した。一般システム理論は、世の中のシステム全般に適応できる（一般化できる）ものであると捉えることができる。

ヘルパーセラピー原則（げんそく）
〔helper therapy principle〕
「援助する者が最も援助を受ける」という意味をもつ。他者を援助する過程において、本来、援助を受ける者が得ると考えられる能力や技術を、援助する者のほうがより多く獲得できるという考え方。リースマン（Riessman, F.）によって示された。セルフヘルプグループの中で多く見られる現象である。

ホリス
〔Hollis, Florence 1907–1987〕
アメリカの社会福祉研究者。『ケースワーク―心理社会療法』（1964）を刊行し、「状況の中にある人間」をケースワークの中心概念に位置づけ、心理社会的アプローチを提唱した。

マイヤー
〔Meyer, Carol H. 1924–1996〕
「メイヤー」とも記される、アメリカの社会福祉研究者。利用者の生活を環境との有機的循環作用の中から把握し、対応を統合的に考察しようとする視点を示した（エコシステムズ・パースペクティブ）。エコシステムという視座は、システム思考と生態学的視点の理論的特性を折衷・具備したものであるといえる。

ミナハン
〔Minahan, Anne 1925–2005〕
ピンカス（Pincus, A.）とともに、ソーシャルワークを１つのシステムと捉え、そのシステムを構成する、①クライエント・システム（サービスを利用し問題解決に取り組もうとする個人や家族）、②ワーカー・システム（サービスを利用し問題解決に取り組んでいくことができるように援助する者や機関・

施設)、③ターゲット・システム(利用者の問題解決のために標的として対応すべき者や組織体)、④アクション・システム(問題解決に取り組んでいくために参加・協力する者や資源)、の4つのサブシステムを示した。なお、ワーカー・システムは「チェンジ・エージェント・システム」と表現されることもある。

ミラクル・クエスチョン

〔miracle question〕

解決志向アプローチにおける質問法の1つであり、利用者に問題解決後の状況を具体的にイメージさせるものをいう。空想や想像を通して、①理想の状態をイメージする、②理想と現状との違いを明確にする、③周囲への影響を理解する、ことにより問題の原因ではなく、問題が解決した状態を描かせることにつながる。

無条件の積極的関心

〔unconditional positive regard〕

ロジャーズ(Rogers, C. R.)が示したカウンセリングにおける基本原則の1つ。利用者が語る内容や感情などを、援助者の価値観を交えず、評価することなく、無条件に受けとめるこという。利用者を尊重し、ありのままを受け入れることによって、利用者は自らを語ることができるようになる。

メタ・アナリシス法

〔meta analysis design〕

効果測定における量的方法の1つ。特定の援助効果について行われた調査結果を総合し、整理することで援助の有効性を測定するものをいう。

メルロ-ポンティ

〔Merleau-Ponty, Maurice 1908-1961〕

フランスの哲学者。現象学的哲学を切り開いた人物。著書に『知覚の現象学』(1945)、『意味と無意味』(1948)、『弁証法の冒険』(1955)、『シーニュ』(1960)などがある。

面接技法

利用者との面接の場面で用いられる技法のこと。面接の目的はおおむね、①利用者を理解すること、②利用者との関係を構築すること、③利用者を援助することと、である。その目的を達成するために、援助者はさまざまな技法を駆使する。代表的なものとして、「傾聴の技法」「質問の技法」「反映の技法」などが挙げられる。

モニタリング

〔monitoring〕

ソーシャルワークの過程の1つであり「経過観察」と訳される。一連の援助内容を振り返り、計画に沿ったかたちで援助が行われているか、計画された援助が効果を上げているかを実践的に評価する段階をいう。万が一、援助効果が得られていない場合には再検討され、援助目標や援助計画の見直しが図られる。

問題解決アプローチ

〔problem-solving approach〕

パールマン(Perlman, H. H.)によって示された、ケースワークを問題解決の過程であると捉えるアプローチ。利用者が問題解決に向けての動機づけや対処能力を高め、そのための機会を積極的に活用することを中心に据え、利用者自身の問題解決に対する主体性を考慮した援助方法をいう。

ヤングケアラー

〔young carer〕

本来であれば大人が担うと想定される家事や家族の世話などを日常的に行っている子どもをいう。年齢や成長の度合いに見合わない重い責任や負担を抱えている18歳未満の者を指す。

要約

面接技法の1つ。話の内容やそれが意図していることの意味、感情などをまとめ(要約)、利用者に伝えることをいう。話の流れが混乱したり、複数の考えを整理したりする場面に有効である。

要約体

〔summary style〕

ソーシャルワークにおける記述式の記録の1つ。事実やその解釈などの要点を整理して記述する文体をいう。

抑圧（よくあつ）

〔repression〕

防衛機制の1つであり、自分自身が受け入れられない考え方や感情などを否定し、それらをなかったことにしたり、強引に忘れようとしたりすることをいう。たとえば、親から虐待を受けている子どもが、親に対するネガティブな気持ちを抑え込み、日常では感じないようにすることなどがこれに当たる。

4つのP（よっつのピー）

パールマン（Perlman, H. H.）が示したケースワークを構成する4つの要素であり、①人（person）、②問題（problem）、③場所（place）、④過程（process）を指す。なお、パールマンは後に、専門職ワーカー（profession）と制度・政策（provision）の2つを加えている。

ライブ・スーパービジョン

〔live supervision〕

スーパービジョンの一形態であり、スーパーバイザーとスーパーバイジーとが一緒に利用者の援助に当たりながら行う形式のものをいう。他のスーパービジョンの形態とは異なり、記録上では理解できない部分が明確化され、即応した指導・助言を行うことが可能となる。ただし、スーパーバイザーの同席・同行に対する利用者の同意が必要である。

ラップ

〔Rapp, Charles Anthony〕

アメリカの社会福祉研究者。『精神障害者のためのケースマネージメント』（1998）において、精神障害者と彼を取り巻く環境の強みに着目し、それに基づくケースマネジメントが有効であるとした（ストレングスモデル）。

ラポール

〔rapport〕

利用者と援助者との間に形成される信頼関係をいう。この信頼関係を基盤に専門的援助関係が確立される。

リーダーシップ

〔leadership〕

集団の目標達成、および集団の維持・強化のために成員によってとられる影響力行使の過程。どのようなリーダーあるいはリーダーシップ行動が最も効果的であるかについては、リーダーシップ特性論、リーダーシップスタイル論、コンティンジェンシー理論などから確認できる。

リップナック

〔Lipnack, Jessica〕

スタンプス（Stamps, j.）とともに、著書『ネットワーキング―ヨコ型情報社会への潮流』（1982）において、ネットワークとはわれわれを結びつけ、活動、希望、理想の分かち合いを可能にするリンクであるとし、またネットワーキングを他人とのつながりを形成するプロセスであるとした。ネットワーキングは、目標と価値を共有するものといえる。

リード

〔Reid, William James 1928-2003〕

「ライド」とも記される。効果測定に基づく実証主義的な手法で「課題中心アプローチ」を開発した。

リハビリテーション

〔rehabilitation〕

傷病の後遺症の機能回復、障害児（者）や高齢者の「全人間的復権」を目標にQOLを高めること。WHOにおいてリハビリテーションは、医学・職業・教育・社会の4つに分類されている。援助方法にも分類があり、治療的援助・代償的援助・社会環境改善・心理的援助などが挙げられている。

リファーラル

〔referral〕

他機関の紹介、他機関への送致の意味をもつ。ケアマネジメントの過程において、利用者の意思が確認できない場合や当該機関での援助を受けることが適切でない場合には、他機関への紹介や送致が行われる。なお、援助が望まれると判断された者を、地域の関係機関が援助提供機関などに連絡・紹介することも含まれる。

レスポンシビリティ

〔responsibility〕

「責任」「義務」などと訳される。援助の過程においては、利用者からの多種多様な問題提起や問いかけがある。援助者はそれらに対して真摯に応答していく責任を持たなければならない。

ロジャーズ

〔Rogers, Carl Ransom 1902-1987〕

アメリカの臨床心理学者。来談者中心療法を創始した。援助者の基本姿勢として、①共感的理解、②無条件の積極的関心、③純粋性、を挙げている。

ロビンソン

〔Robinson, Virginia P. 1883-1977〕

アメリカの社会福祉研究者。ランク（Rank, O.）の意志心理学を基盤に、機能的アプローチを発展させた。

ロールプレイング

〔role playing〕

「役割演技」と訳され、主に心理問題の解決や人間関係能力の向上に用いられる心理的技法をいう。現実の自分と異なる役割を演じることは、問題の解決だけではなく、専門職の教育や訓練にも有効とされる。

ワーカビリティ

〔workability〕

利用者の問題解決に取り組む力（問題解決能力）をいう。パールマン（Perlman, H. H.）が示した問題解決アプローチによって強調された。

われわれ感情（かんじょう）

グループワークにおいて、グループ内に連帯感が生まれてくると、自分と他のメンバーを仲間と認識し、「われわれ」「私たち」という呼称を使用するようになる。そのようなグループへの帰属感をいう。

索引

（太字で表示した頁には用語解説があります）

あ～お

IL 運動 ……48
アイコンタクト……90
ICT ……106
アイスブレイキング……82, 84, **168**
愛着理論……160
IP……33
アイビイ
　Ivey, Allen E.……30, **168**
アウトリーチ……34, 130, 134, **168**
アカウンタビリティ……85
アクション・システム……184, 186
アクティブラーニング……81
アグレッシブ・ケースワーク…**168**
アセスメント……**168**, 176
圧縮叙述体……177
アドヒアランス……50
アドボカシー……175
アフターケア……**168**
アプテカー
　Aptekar, Herbert H.……13, **168**
アンダーソン
　Anderson, Elizabeth T.……141
言い直し……91
医学（医療）モデル／生活モデル
　……**168**, 171, 175, 176
いきいきサロン……143
生きられる世界……21
一回性……116
5 つの心……169
意図的な感情の表出……11, **169**
医療介護連携の推進……97
医療ソーシャルワーカー（MSW）
　……104
陰性転移……180
インダイレクトアクション……53
インターグループワーク説……181
インターベンション……**169**
インテーカー……22
インテーク……**169**, 170
インフォーマル・サービス……51
インフォームド・コンセント
　……11, **169**
ヴァルネラビリティ……4, **169**
ウィタカー
　Whittaker, J.……173
ヴィンター
　Vinter, Robert D.……**169**
ウェブ会議……106
エクスプレスト・ニード
　（表明されたニード）……185
エゴグラム……**169**
エコシステムズ・パースペクティブ
　……185
エコマップ……**169**, 182
エコロジカル・アプローチ……**169**
エコロジカル・ソーシャルワーク
　……182
SSW（スクールソーシャル
　ワーカー）……50, 154
SST（社会生活技能訓練／社会生活
　スキルトレーニング）……157
SOS の出し方教室……37
ADA 法（障害を持つアメリカ人法）
　……48
ADL（日常生活動作）……104
エバリュエーション……**170**
エビデンス・ベースド・
　プラクティス……**170**
エプスタイン
　Epstein, Laura……**170**, 171
MSW（医療ソーシャルワーカー）
　……104
MCO モデル……**170**
MDS ……**170**
エリクソン
　Erikson, Erik Homburger……160
演繹的アプローチ……114
エンカウンター・グループ……**170**
エンゲージメント……**170**
援助過程……**170**
エンパワメント
　……48, 148, 162, **170**
エンパワメント・アプローチ…**170**
オズボーン
　Osborn, Alex……84
オーセンティシティ……162

脅し……77
オルタナティブ・ストーリー… 181
オンライン会議…… 106

か～こ

解決志向アプローチ
……**171**, 174, 177, 186
介護うつ…… 137
介護支援専門員（ケアマネジャー）
…… 97, 133, **171**, 172
介護者カフェ…… 143
回復期リハビリテーション病棟
…… 104
カウンセリング…… **171**
拡散のステージ……83
学習性無力感……36
確認のステージ……83
カシオッポ
Cacioppo, John T. ……78
家族システムアプローチ…… **171**
家族システム理論…… 136, 171
家族全体を考えたアプローチ… 135
家族療法…… 157
課題解決型支援…… 130
課題中心アプローチ… 170, **171**, 187
カタルシス…… 177
過程叙述体…… 177
カプラン
Caplan, Gerald …… **171**
貨幣的ニーズ…… **171**, 183
川喜田二郎…… 84, 173
患者…… 6
感得されたニード（フェルト・
ニード）…… 185
カンファレンス…… 96, **171**
管理栄養士……97
管理的機能…… **171**
関連援助技術
……171, 172, 174, 178, 181
危機介入モデル…… **171**
義肢装具士……97
記述…… 113
ギッターマン
Gitterman, Alex … 170, **171**, 176
キットウッド
Kitwood, T. …… 180
機能主義…… 168
機能障害……20
機能的アプローチ…… 179, 188
帰納的アプローチ…… 114
機能的生……20
キーパーソン……78
規範的ニード（ノーマティブ・
ニード）…… 185
基本的かかわり技法……30
逆転移…… 11, **172**
CAP モデル（コミュニティ・アズ・
パートナーモデル）…… 141
救急救命士……97
教育的機能…… **172**
共感…… **172**
共感的理解…… 24, **172**
共助…… 128
協働過程…… 170
共有のステージ……83
居住支援協議会……63
居宅訪問面接……28
クライエント…… 6, 23
クライエント・システム… 184, 185
クラウドファンディング……44
クラブハウスモデル…… 6
グループ・スーパービジョン… **172**
グループ・ダイナミクス…… **172**
グループの凝集性…… **172**
グループホーム…… 6
グループワーク（集団援助技術）
…… **172**, 180
ケア会議……98
ケアマネジメント…… 46, **172**, 177
ケアマネジャー（介護支援専門員）
…… 97, 133, **171**, 172
経営管理…… 181
傾聴…… **172**
契約…… **173**
KJ 法 …… 84, **173**
ケースカンファレンス／ケア
カンファレンス…… **173**
ケースワーク（個別援助技術）
…… **173**, 180
『ケースワーク―問題解決の過程』
…… 182
ケースワーク関係の諸原則……10
『ケースワークとカウンセリング』
…… 168
ケースワーク 7 原則…… 182
欠格条項……52
ゲーム障害（ゲーム依存症）… 126
権威……77
圏域…… 138
言語聴覚士……97
言語的コミュニケーション
…… 23, 174
言語表現……89
顕在的ニーズ…… **173**
ケンプ
Kemp, Susan P. …… **173**
コイル
Coyle, Grace…… **173**
好意の返報性……90
効果測定…… 176, 177, 186
公助…… 128
交渉……76
構成主義アプローチ…… **173**
構造化面接……27
行動主義モデル…… **173**
行動変容アプローチ…… **173**
行動療法…… 173
公認心理師……97
合理化…… **173**
交流分析理論…… 169
互助…… 128

ゴスチャ
Goscha, Richard Joseph …… **174**, 178
コーディネーション…… 46, 67, **174**
コーディネーター…… 67
古典的実験計画法…… **174**
コード…… 86
子ども食堂…… 65
断らない相談支援…… 142
コノプカ
Konopka, Gisela …… **174**
コーピング・クエスチョン…… **174**
個別援助技術(ケースワーク)…… **173**, 180
個別化…… 3, 10, **174**
個別スーパービジョン…… **174**
コミュニケーション…… **174**
コミュニティ・アズ・パートナーモデル(CAP モデル)…… 141
コミュニティ・オーガニゼーション…… 181
コミュニティソーシャルワーカー…… 125, 134
コロナ禍…… 126
コンサルテーション…… **174**
コンテキスト…… 86
コンパラティブ・ニード(比較ニード)…… 185
コンビネーション・アプローチ…… 180

さ～そ

再アセスメント…… 148
作業療法士…… 97
サービス担当者会議…… **174**
座間 9 人殺害事件…… 37
サリービー
Saleebey, Dennis…… **175**
ジェネラリスト・アプローチ…… 180
ジェネラル・ソーシャルワーク…… **175**
ジェノグラム…… **175**
支援会議…… 97
自己開示…… 25, **175**
自己覚知…… 26, **175**
自己決定…… 161, **175**
自己実現…… 3
自己組織化…… 161
自殺…… 126
自殺総合対策大綱…… 37
支持的機能…… **175**
自助…… 128, 129
自助グループ(セルフ・ヘルプ・グループ)…… 6, 42, 58, **178**
姿勢…… 90
施設病…… 162
持続的支持…… **175**
市町村介護保険計画…… 138
市町村社会福祉協議会…… 51
実践モデル…… **175**
実存主義アプローチ…… **176**
質問…… **176**
児童虐待防止法(児童虐待の防止等に関する法律)…… 9
視能訓練士…… 97
社会化…… 8
社会構成主義…… 173
社会資源…… 40, **176**, 181
社会診断…… **176**
社会生活技能訓練/社会生活スキルトレーニング(SST)…… 157
社会的孤立…… 126
社会的(社会関係上の)障害…… 21
社会的生…… 21
社会的入院…… 50
社会的偏見…… 36
社会的目標モデル…… **176**
社会福祉基礎構造改革…… 154
社会福祉士と精神保健福祉士の専門性…… 13
社会復帰調整官…… 154
ジャーメイン
Germain, Carel Bailey …… 170, 171, **176**
重層的支援体制整備事業…… 129
収束のステージ…… 83
住宅セーフティネット法(住宅確保要配慮者に対する賃貸住宅の供給の促進に関する法律)…… 63
集団援助技術(グループワーク)…… **172**, 180
集団思考…… **176**
集団比較実験計画法…… **176**
周辺ルート…… 78
主体的環境形成者…… 161
受容…… 10, **176**
受理面接…… 22
手話言語条例…… 54
シュワルツ
Schwartz, William …… **176**
純粋さ…… 25, **177**
昇華…… **177**
障害者就業・生活支援センター…… 50
障害者の権利に関する条約…… 161
障害受容…… **177**
障害保健福祉圏域…… 138
障害を持つアメリカ人法(ADA 法)…… 48
浄化法…… **177**
小地域ネットワーク事業…… 59
消費者…… 6
譲歩案…… 78
情報提供型…… 85
処遇面接…… 27
助言・提案…… **177**
叙述体…… **177**
自立相談支援事業…… 34
事例研究…… **177**
事例性…… 112
シングル・システム・デザイン…… **177**
身体表現…… 90

診断主義…………………… 168, 182
信頼関係（ラポール）…… 24, **187**
心理社会的アプローチ
…………………………**177**, 180, 185
診療報酬…………………………97
診療報酬制度……………………97
スクリーニング………………… **177**
スクールソーシャルワーカー
（SSW） ………………… 50, 154
スケーリング・クエスチョン… **177**
スターン
Stern, Daniel………………… 160
スタンプス
Stamps, Jeffrey ……… 58, 187
ストレス・コーピング理論…… **178**
ストレングス………… 48, 108, 161
ストレングス視点…… 12, 175, **178**
『ストレングスモデル―精神障害者
のためのケースマネジメント』
………………………………… 174
ストレングスモデル（強み活用
モデル）………174, 176, **178**, 187
スーパーバイザー………… 165, 178
スーパーバイジー……………… 178
スーパービジョン…… 26, 165, **178**
スモーリー
Smalley, Ruth Elizabeth…… **178**
生活……………………………… 158
生活課題………………………… 124
生活困窮者自立支援制度…………34
生活困窮者自立支援法……………97
生活支援コーディネーター………67
生活世界…………………… 119, 158
生活場面面接（ライフスペース・
インタビュー）………… 28, **178**
生活モデル／医学（医療）モデル
…………………**168**, 171, 175, 176
精神障害者アウトリーチ推進事業
……………………………………34
精神障害者地域移行支援特別対策
事業………………………………34
『精神障害者のためのケース
マネージメント』…………… 187
精神薄弱児育成会…………………48
精神薄弱者福祉法…………………48
精緻化見込みモデル………………78
制度の狭間…………………………60
生命体としての生…………………20
生理・生物学的な不全・欠損……20
絶対的欠格事由……………………52
説得…………………………………76
説得型………………………………85
説明…………………………… 113
説明体………………………… **178**
セツルメント運動……………… 173
セリグマン
Seligman, Martin E. P. ………36
セルフケア……………………… 137
セルフ・スーパービジョン…… **178**
セルフネグレクト……………… 132
セルフ・ヘルプ・グループ
（自助グループ）…… 6, 42, 58, **178**
全国手をつなぐ育成会連合会……48
潜在的ニーズ……………… 168, **178**
専門性境界……………………… 162
相互作用………………………… 159
相互作用モデル………………… 176
相対的欠格事由……………………52
側面的支援…………………………47
ソシオメトリー………………… **179**
ソシオメトリックテスト……… 179
ソーシャルアクション
………………………… 3, 48, **179**
ソーシャル・サポート………… **179**
ソーシャル・サポート・
ネットワーク…………… 43, **179**
ソーシャルワーク専門職の
グローバル定義………… 48, 159
措置から契約へ……………… 5, 154
SOAP 方式 …………………… **179**
ソロモン
Solomon, Barbara Bryant … **179**

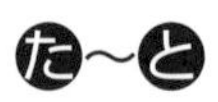

体験的現実…………………………21
態度変容……………………………77
タイムマネジメント………………87
ダイレクトアクション……………53
多機関協働……………………… 142
ターゲット・システム…… 184, 186
他者理解……………………………25
タスク型ファシリテーション……81
ターナー
Turner, Francis Joseph …… **179**
タフト
Taft, Jessie …………… 178, **179**
ダブルケア…………………………63
ターミネーション……………… **179**
地域アセスメント……………… 141
地域活動支援センター……………50
地域共生社会………………………35
地域共生社会推進検討会……… 140
地域ケア会議………………………97
地域ささえあい活動助成金………47
地域住民との協働……………… 143
地域生活課題…………………… 124
地域福祉コーディネーター………67
地域若者サポートステーション
………………………………… 134
小さな拠点……………………… 144
知的障害者福祉法…………………48
チームアプローチ…………………98
チームケア…………………………97
チーム・スーパービジョン…… **180**
チャネル……………………………89
中枢ルート…………………………77
調整…………………………………76
直視…………………………… **180**
直接援助技術………… 172, 173, **180**
直接的指示…………………… **180**
直面化………………………… **180**
治療的グループワーク………… 174
治療面接……………………………27
治療モデル……………………… 169

つなぎ言葉……90
DCM……**180**
TPO……91
DV……126
DV 相談プラス……126
ティリッヒ
Tillich, Paul Johannes……163
適応的生……21
デューイ
Dewey, J.……173
テレビ電話……106
転移……11, **180**
同一視……**180**
統御された情緒的関与……11
統合アプローチ……**180**
ドゥ・シェイザー
de Shazer, S.……171
当事者団体……53
統制された情緒的関与……**180**
導入……88
独自性……116
特定妊婦……98
特別支援教育コーディネーター…67
閉ざされた質問（閉じられた質問）
……30, 176
ドナベディアン
Donabedian, Avedis……**181**
トーマス
Thomas, D. N.……40, **181**
ドミナント・ストーリー……181
ドラッカー
Drucker, Peter Ferdinand……**181**
トール
Towle, Charlotte……**181**
トレーシー
Tracy, E.……173
トレッカー
Trecker, Harleigh Bradley……**181**

な～の

内在的価値と尊厳の尊重……159
ナラティブ・アプローチ……**181**
ニーズ推計……**181**
日常生活圏域……138
日常生活動作（ADL）……104
日本手話……54
ニューステッター
Newstetter, Wilber……**181**
認知症カフェ……143
認知症ケア加算……97
認知症ケアマッピング……180
認知症コーディネーター……67
ネゴシエーション……76, **181**
ネット依存……126
ネットワーキング……46, 58, 187
ネットワーク……58, **181**
望ましい面接室の条件……28
ノーマティブ・ニード
（規範的ニード）……185
ノーマライゼーション……11

は～ほ

PIE……**182**
配偶者暴力相談支援センター…126
バイステック　Biestek, Felix Paul
…169, 174, 175, 176, 181, **182**, 183
バイステックの 7 原則……50
ハウス
House, S. J.……179
バーグ
Berg, I. K.……171
初めて性……116
パーソン・センタード・ケア…180
パターナリズム……52, 104, **182**
パターン力動的反省……**182**
8050 問題……63, 125, 133, **182**
波長合わせ……**182**
発達的な反省……**182**
パートナーシップ……162
ハートマン
Hartman, Ann……169, **182**
バートレット
Bartlett, Harriett M.……**182**
ハミルトン
Hamilton, Gordon……**182**
パラレルプロセス……**182**
パールマン
Perlman, Helen Harris
……170, **182**, 186, 187, 188
バワーズ
Bowers, Swithun……**183**
バーンアウトシンドローム
（燃え尽き症候群）……**183**
反映……**183**
半構造化面接……27
伴走型支援……130, 134
反動形成……**183**
ピア・カウンセリング…6, 58, **183**
ピア・サポート……6
ピア・スーパービジョン……**183**
比較ニード（コンパラティブ・
ニード）……185
東日本大震災……146
非貨幣的ニーズ……**183**
ひきこもり……125, 182, **183**
非言語的コミュニケーション
……23, 174
非言語表現……90
非構造化面接……26
ビジュアルエイド……88, 91
非審判的態度……10, **183**
秘密保持……11, **183**
ヒヤリ・ハット……**183**
比喩……90
ヒューマンニーズの階層……**184**
表現……88
費用・効果分析……**184**
表出……88
表情……90
表明されたニーズ……**184**
表明されたニード（エクスプレスト・
ニード）……185

表明されないニーズ…………… **184**
開かれた質問……………… 30, 176
ピンカス
Pincus, Allen ………………… **184**
ファシリテーション……… 80, **184**
ファシリテーター…………… 81, 96
ファースト・クライエント…… 136
ファミリーマップ……………… **184**
フィードバック……………………86
フェイスシート………………… **184**
フェミニストアプローチ……… **184**
フェミニズム…………………… 184
フェルト・ニード（感得された
ニード）……………………… 185
フォーマル・サービス……………51
福祉サービス…………………… 124
福祉ニーズ……………………… **184**
不適応行動……………………… 173
ブトゥリム
Butrym, Zofia T. …… 2, 164, **184**
普遍化…………………………… **185**
ブラッドショウ
Bradshaw, Jonathan ……… **185**
プランニング…………………… **185**
プレゼンター………………………87
プレゼンテーション……… 85, **185**
プレゼンテーションソフト………91
ブレーンストーミング…… 84, **185**
フロイト
Freud, Sigmund ………………29
分析……………………………… 113
ペティ
Petty, Rechard E. ……………78
ベルタランフィ
Bertalanffy, Ludwig von …… **185**
ヘルパーセラピー原則………… **185**
防衛機制………… 173, 177, 183, 187
防災士……………………………47
方法としての臨床……………… 118
ボウルビィ
Bowlby, John ……………… 160
母子保健コーディネーター………67
ホームレス……………………… 127
ホームレス自立支援法（ホームレスの自立の支援等に関する特別措置法）…………………………… 127
ボランティアコーディネーター…67
ホリス　Hollis, Florence
………167, 175, 177, 180, 182, **185**
本論……………………………………88

ま〜も

マイクロ技法……………… 30, 168
マイヤー
Meyer, Carol H. …………… **185**
マクファーレン
McFarlane, Judith M. ……… 141
マクロレベル・ソーシャル
アクション………………………52
マズロー
Maslow, A. H. ……………… 184
マッピング技法……… 169, 175, 184
マルチメソッド・アプローチ… 180
ミクロ・メゾ・マクロ……………61
ミクロレベル・ソーシャル
アクション………………………49
ミナハン
Minahan, Anne ………… 184, **185**
身ぶり………………………………90
宮台真司……………………………88
ミラクル・クエスチョン……… **186**
民生委員………………………… 133
無条件の積極的関心……… 24, **186**
結び…………………………………88
メゾレベル…………………………59
メゾレベル・ソーシャルアクション
……………………………………50
メタ・アナリシス法…………… **186**
メルロ－ポンティ
Merleau-Ponty, Maurice … 4, **186**
面接技法
………172, 176, 177, 180, 183, **186**
燃え尽き症候群（バーンアウト
シンドローム）……………… **183**
モニタリング…………………… **186**
モレノ
Moreno, J. L. ………………… 179
問題解決アプローチ…………… **186**
問題解決能力…………………… 188

や〜よ

ヤングケアラー……… 132, 134, **186**
ユニークさ……………………… 116
ユマニチュード………………… 157
用語の選択…………………………90
陽性転移………………………… 180
要約……………………………… **186**
要約体…………………………… **186**
抑圧……………………………… **187**
4つのP …………………… 182, **187**

ら〜ろ

来談者中心療法…………… 24, 188
ライフコース…………………… 160
ライフサイクル論……………… 160
ライブ・スーパービジョン…… **187**
ライフスペース・インタビュー
（生活場面面接）………… 28, **178**
ラップ　Rapp, Charles Anthony
………………… 157, 174, 178, **187**
ラーニング型ファシリテーション
……………………………………81
ラポール（信頼関係）…… 24, **187**
ランク
Rank, O. ……………………… 188
理学療法士…………………………97
リカバリー……………………… 161
リースマン
Riessman, F. ………………… 185
リーダーシップ………………… **187**
リップナック
Lipnack, Jessica ……… 58, **187**

リード
Reid, William James … 171, **187**
リハビリテーション…………… **187**
リファーラル…………………… **187**
リフレーミング技法………………50
了解……………………………… 113
利用者（クライエント）の自己決定
………………………………………10
リレーション型ファシリテーション
………………………………………82
臨床からの知…………………… 116
臨床工学技士………………………97
臨床的態度……………………… 159
臨床への知……………………… 118
例示…………………………………90
レヴィン
Lewin, K. …………………… 172
レスパイトケア………………… 137
レスポンシビリティ…………… **187**
レドル
Redl, F. ……………………… 178
ろう文化……………………………54
ロジャーズ　Rogers, Carl Ransom
……24, 80, 170, 172, 177, 186, **188**
ロビンソン　Robinson, Virginia P.
……………………… 178, 179, **188**
ロールプレイング……………… **188**

わ

ワーカー・システム……… 184, 185
ワーカビリティ………………… **188**
ワーキングプア……………………36
ワークショップ……………………80
和辻哲郎……………………………15
われわれ感情…………………… **188**

福祉臨床シリーズ編集委員会

小林光俊　（こばやし　みつとし）　学校法人 敬心学園　理事長、全国専修学校各種学校総連合会　顧問
坂野憲司　（さかの　けんじ）　日本福祉教育専門学校精神保健福祉研究科　スーパーバイザー
原　葉子　（はら　ようこ）　東京通信大学人間福祉学部　教授
東　康祐　（ひがし　やすひろ）　日本福祉教育専門学校社会福祉士養成学科　専任講師
福田幸夫　（ふくだ　さちお）　静岡福祉大学社会福祉学部　教授
福冨　律　（ふくとみ　りつ）　東京家政大学人文学部　准教授
古屋龍太　（ふるや　りゅうた）　日本社会事業大学　名誉教授
増田康弘　（ますだ　やすひろ）　帝京平成大学人文社会学部　専任講師
森山拓也　（もりやま　たくや）　城西国際大学福祉総合学部　准教授
柳澤孝主　（やなぎさわ　たかしゅ）　東京保健医療専門職大学リハビリテーション学部　教授

責任編集

執筆分担

柳澤孝主　（やなぎさわ　たかしゅ）　東京保健医療専門職大学リハビリテーション学部　教授 ……はじめに、第１章、第７章
増田康弘　（ますだ　やすひろ）　帝京平成大学人文社会学部　専任講師……キーワード集

執筆者（五十音順）

執筆分担

大島　武　（おおしま　たけし）　東京工芸大学芸術学部　教授／芸術学部長……第５章
岡﨑直人　（おかざき　なおと）　日本福祉教育専門学校精神保健福祉士養成学科　学科長……第８章１-３節
坂野憲司　（さかの　けんじ）　日本福祉教育専門学校精神保健福祉研究科　スーパーバイザー……第９章
佐藤佳子　（さとう　けいこ）　佐野日本大学短期大学総合キャリア教育学科　准教授……第３章１節
鈴木由美子　（すずき　ゆみこ）　長野大学社会福祉学部　准教授……第６章
勅使河原隆行　（てしがわら　たかゆき）　千葉商科大学人間社会学部　教授……第８章４節、同章コラム
畠山　修　（はたけやま　おさむ）　株式会社プラスヴォイス　コンサルティング事業部 ……第３章２節、同章コラム
幡山久美子　（はたやま　くみこ）　文教大学人間科学部　非常勤講師……第２章
山本美香　（やまもと　みか）　東洋大学福祉社会デザイン学部　教授……第４章

ソーシャルワークの理論と方法（社福専門）
【新・社会福祉士シリーズ9】

2023（令和５）年11月15日　初　版１刷発行

編　者　柳澤孝主・増田康弘
発行者　鯉渕友南
発行所　株式会社　弘文堂　101-0062　東京都千代田区神田駿河台1の7
TEL 03（3294）4801　振替 00120-6-53909
https://www.koubundou.co.jp

装　丁　水木喜美男
印　刷　三美印刷
製　本　井上製本所

ISBN978-4-335-61214-5

新・精神保健福祉士シリーズ　全21巻

福祉臨床シリーズ編集委員会/編

2021年度からスタートした新たな教育カリキュラムに対応！

シリーズの特徴

精神保健福祉士の新カリキュラムに対応した全面改訂版を編むにあたり、①血の通ったテキスト、②実践の哲学を伝えるテキスト、③現状変革・未来志向のテキスト、④現場のリアルを伝えるテキスト、⑤平易で読みやすいテキスト、の5点を基本的な編集方針としました。
精神保健福祉士をめぐる時代状況の変化とともに、本シリーズもまた新陳代謝を図り、新しい価値と哲学を発信していければと願っています。

専門科目　全8巻

1	精神医学と精神医療	高岡健・古屋龍太 編 定価2,900円＋税　ISBN978-4-335-61125-4	2023年3月刊行
2	現代の精神保健の課題と支援	岡﨑直人・長坂和則・山本由紀 編 定価2,900円＋税　ISBN978-4-335-61126-1	2023年1月刊行
3	精神保健福祉の原理	古屋龍太・大塚淳子 編 定価2,900円＋税　ISBN978-4-335-61127-8	2022年12月刊行
4	ソーシャルワークの理論と方法（精神専門）	坂野憲司・福冨律 編 定価2,900円＋税　ISBN978-4-335-61128-5	2023年6月刊行
5	精神障害リハビリテーション論	古屋龍太・森山拓也 編 定価2,700円＋税　ISBN978-4-335-61129-2	2023年3月刊行
6	精神保健福祉制度論	宮﨑まさ江・福冨律 編 定価2,700円＋税　ISBN978-4-335-61130-8	2023年2月刊行
7	ソーシャルワーク演習（精神専門）	坂野憲司・福冨律 編 定価2,900円＋税　ISBN978-4-335-61131-5	2022年12月刊行
8	ソーシャルワーク実習・実習指導（精神専門）	河合美子・淺沼太郎 編 定価2,700円＋税　ISBN978-4-335-61132-2	2023年3月刊行

共通科目　全13巻

新・社会福祉士シリーズとの共通科目となります。

1	医学概論	朝元美利・平山陽示 編 定価2,500円＋税　ISBN978-4-335-61206-0	2021年4月刊行
2	心理学と心理的支援	岡田斉・小山内秀和 編 定価2,500円＋税　ISBN978-4-335-61207-7	2022年2月刊行
3	社会学と社会システム	杉座秀親・石川雅典・菊池真弓 編 定価2,500円＋税　ISBN978-4-335-61208-4	2021年4月刊行
4	社会福祉の原理と政策	福田幸夫・長岩嘉文 編 定価2,500円＋税　ISBN978-4-335-61209-1	2021年8月刊行
5	社会福祉調査の基礎	宮本和彦・梶原隆之・山村豊 編 定価2,500円＋税　ISBN978-4-335-61210-7	2023年3月刊行
6	ソーシャルワークの基盤と専門職	柳澤孝主・増田康弘 編 定価2,500円＋税　ISBN978-4-335-61211-4	2021年3月刊行
8	ソーシャルワークの理論と方法	坂野憲司・増田康弘 編 定価2,500円＋税　ISBN978-4-335-61213-8	2021年4月刊行
10	地域福祉と包括的支援体制	山本美香 編 定価2,500円＋税　ISBN978-4-335-61215-2	2022年3月刊行
12	社会保障	阿部裕二・熊沢由美 編 定価2,500円＋税　ISBN978-4-335-61217-6	2023年3月刊行
14	障害者福祉	峰島厚・木全和巳・児嶋芳郎 編 定価2,500円＋税　ISBN978-4-335-61219-0	2021年8月刊行
18	権利擁護を支える法制度	福田幸夫・森長秀 編 定価2,500円＋税　ISBN978-4-335-61223-7	2021年12月刊行
19	刑事司法と福祉	森長秀・淺沼太郎 編 予価2,500円＋税　ISBN978-4-335-61224-4	2024年1月刊行予定
20	ソーシャルワーク演習（共通）	柳澤孝主・上原正希・森山拓也 編 予価2,500円＋税　ISBN978-4-335-61225-1	2023年12月刊行予定